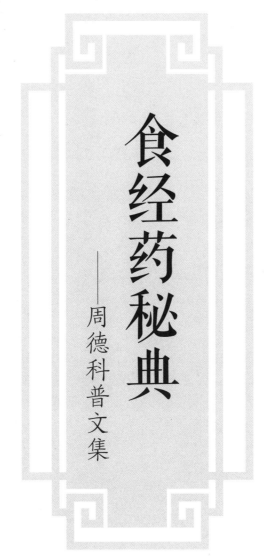

食经药秘典

——周德科普文集

周 德 主编

上海科学普及出版社

编委会名单

主　编　周　德

副主编　龚志平　田鲁怀　于国芳

编　委（按姓名笔画排序）

王建平　王建筠　王春梅　方普儿

邓亚平　田中英治　吕　芳　刘泽培

沈永芳　陈　玺　陈雯钏　罗昌渠

周国勤　郑冰玲　倪　颖　浦晓方

曹竹英　曹向东　曹忠鑫　戚雅苓

龚震震

牛 颂

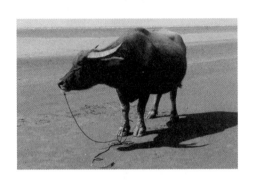

牛，
好帅！
一步一个脚印，
丝毫也不懈怠。

牛，
吃的是草，
挤的是奶。
鲁迅的话，
与山河同在。

我们甘做孺子牛，
紧跟科学春天的节拍。
我们要用自己的笔，
为神州描绘美好的未来。

我们要学红梅笑对白雪皑皑，
我们要学青松傲迎狂风阴霾，
我们要学勤劳的牛为春天播种，
让绿色的波涛响彻云天外。

（原载于 2009 年 3 月 10 日上海科普作协《简讯》）

春 蚕 之 歌

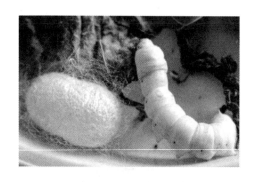

我送走寒冬，
迎来阳春。
我吃的是桑，
吐的是丝。

谁笑我作茧自缚？
谁叹我昙花一现？
我的生命啊，
在人类美的长河中，
永远蔓延……

（原载于 1986 年 5 月 20 日《上海科技大学校报》）

蜜 蜂 之 歌

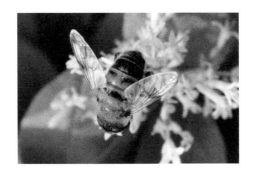

我唱的是嗡嗡之歌，
请勿嫌我啰嗦。

我酿的是甜甜的蜜，
请勿夸我积极。

我以花儿为舞伴，
请勿笑我痴情。

我把奉献当幸福，
请勿赐我荣禄。

（原载于 1986 年总第 167 期《嘉定文艺》）

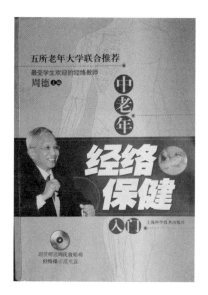

　　五所老年大学联合推荐周德先生主编的《中老年经络保健入门》，被中国老年大学协会评为"中国老年大学优秀教材"。

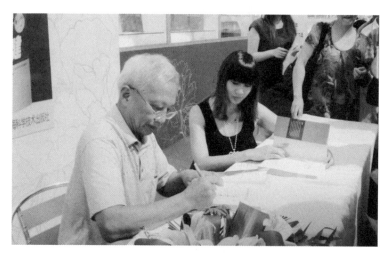

　　2012年在上海展览中心举办的上海书展上，周德先生正在为踊跃购买《中老年经络保健入门》的读者签名。

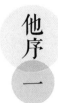

他
序
一

　　周德先生的《食经药秘典——周德科普文集》一书涉及众多的中医学知识领域。

　　1980年周德和汪宗俊两位医学专家从云南省科普创作协会转来上海市科普创作协会(上海市科普作家协会的前身),当时我是经办人。后来他们积极参加协会活动,利用业余时间为医学科普而勤奋耕耘,成为上海科普作家协会医药卫生专业委员会的中坚力量,为繁荣上海的科普创作立下了汗马功劳。1998年周德先生被上海科普作家协会表彰为"优秀科普作家"。

　　周德先生先后主编《中医偏方验方集成》《中老年经络保健入门》(被中国老年大学协会评为"中国老年大学优秀教材")、《经络歌谣图谱》《中老年经络实用手册(精华版)》等书籍,发表科普文章二百多篇。值得一提的是由上海科学技术出版社出版的《中老年经络保健入门》和《中老年食疗养生入门》得到了五所老年大学联合推荐。历年来周德先生是最受学员欢迎的经络养生班教师和食疗养生班教师。

　　2018年12月28日下午,由上海市科普作家协会、上海市楼宇科技研究会共同在上海科学会堂举办了一次"科普与文学"专题学术研讨会。与会的科普作家和文学作家从自己专业的视角就"科普文学"这个新颖的学名,以及科普文学应该具备的特质展开了热烈而有价值的研讨。上海是我国科普创作的重镇,更是我国文学创作的重镇。"科普与文学"相结合作品的创作方法,不仅是上海科普界的一项创新,也是上海文学界的一项创新。其实"科普文学"一词,早在1981年、1982年的《中国百科年鉴》文学艺术部分里就明确无误地载有一条"科普文学"的门类。

可喜的是，周德先生以丹芝为笔名在 2002 年第 12 期《北京文学》杂志刊载的报告文学《捉拿 STD——一位性病医生的工作手记》就是一篇优秀的科普文学作品，当时我拜读这篇科学与文学融合的佳作时就拍案叫绝。周德医生有多年治疗性病的经历，以忧愤的心情和强烈的社会责任感，将自己的所见所闻通过报告文学的笔法娓娓道来，为我们揭开了一个触目惊心的现实，读来令人痛心，掩卷长思。他用 1.9 万多字将性病防治的科学知识、人间百态、反腐倡廉的现实斗争紧密结合起来，以报告文学的形式表达出来，让人读来不能释手。文章最后告诫人们，和 STD 的斗争是一场没有硝烟的战争，是一场捍卫中华民族子孙万代健康体质的战争。后来，我在上海科普作家协会《简讯》上推荐了这篇科普文学长篇。

本科普文集汇编的显著特点就是以诗歌作序，有《牛颂》《春蚕之歌》《蜜蜂之歌》。其中《牛颂》这首诗是周德先生于 2009 年 2 月 6 日下午在上海科普作家协会召开的元宵茶话会上作的激情满怀的朗诵。曾记得，在协会召开的联欢会、迎春会、茶话会上，朗诵科普诗歌是周德先生的必备节目。2008 年 1 月 22 日下午，上海科普作协在科学会堂召开了迎春茶话会，会上周德先生朗诵的《科普迎春曲》成了这部文集《第七章·科普创作篇》的"序诗"。令人难忘的是，他在一次迎春茶话会填写的词——《望江东·迎春》："冬去春来绿神赋，望前面、花铺路。挺胸阔步握金斧，更何惧、荆棘阻！声声炮响春风谱，瑞雪降、红旗舞。耕播比武台高筑，看我等、皆龙虎。"多次被我协会科普作品所引用，憧憬着科普作家协会美好的明天。

明天，在我国科普园地中，但愿涌现出更多的科普体裁，涌现出更多的科普新人，涌现出美不胜收的万紫千红、光彩夺目的奇葩。

李正兴

上海市科普作家协会原秘书长

2019 年 10 月

他序二

周德先生,福建人氏,先后在上海市卫生学校、上海医学专科学校、宝山医学院任教,听者乐道,受益匪浅;教书育人,以勤勉著称,从无敷衍之举。

20世纪70年代初,响应政府号召,周德先生赴云南省楚雄彝族自治州支边,度过了十年激情燃烧的岁月。曾在云南楚雄州卫校、楚雄医专任教,任中医学科针灸推拿教师,开始悬壶济世的人生。

周德先生师从上海市针灸经络研究所吴绍德教授、上海中医药大学李大可教授等中医名家;深受上海市中医学会泌尿男科分会主任委员周智恒教授及上海市科普作家协会资深秘书长李正兴先生精心指点,在传统中医学、男科及科普写作诸方面,深悟"三人行,必有吾师""学而不厌,诲人不倦"之道,殚精竭虑,肝脑涂地,至今仍为众多学生所称道。博涉知病,多诊识脉,屡用达药,用之于实践,并笔耕群刊、论文著作等身,深得后学、同道崇拜,求医者络绎不绝,医德、医术俱佳。

医术的传承重在实用。挖掘、整理彝族医药文献,主编《彝药志》,翻译第一部《明代彝医书》,丰富了祖国民族医药学宝库,是周德先生援滇时期的一大贡献。

2007年始,周德先生投身于老年科普教育事业。在上海多所老年大学任教,教授经络养生、食疗养生课程。其所编著的《中老年经络保健入门》荣获"中国老年大学优秀教材"奖。

周德先生的《食经药秘典——周德科普文集》,汇粹多年心血,从中足可窥见一位中医学者在民族医学杏林中不倦探索的"脉搏"与"呼吸"。读之愈切,思之益远,愿其能够融入历史长河,化为浪花一朵,感染更多同道与后学,则幸甚。

"老骥伏枥　勠力同心"是上海市老科协医学委的工作宗旨,"为老服务"是医学委的工作内容。巴蜀诗家况尘诗云:"蜜蜂不羽气欲尽,春蚕春尽翼方成;莫取光阴论长短,应向蜂蚕不枉生。"周德先生肖牛,常以"牛、蚕、蜂"自况,年逾八旬仍耕耘不辍。

掩卷思之,感慨良多。

人们都希望能到达人生的最高境界,体味那战胜自我、超越极限后一览众山小的成就感,然而在这自我提炼、自我实现的过程中,许多优秀的品质都是不可或缺的。周德先生的"牛、蚕、蜂"境界即是。

正如徐志摩《再别康桥》的人生境界:"悄悄的我走了,正如我悄悄的来,我挥一挥衣袖,不带走一片云彩。"

是为序。

吴国良
教授、主任医师
上海市老科学技术工作者协会医学专业委员会主任委员
2019 年 10 月

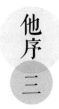

他序
三

　　一本主要面向中老年读者、名为《食经药秘典——周德科普文集》的新书,已由上海科学普及出版社正式出版。这是十分令人尊敬的周德先生在他年届 83 岁高龄时,赤诚奉献给社会及后人的一份厚礼。在此,我们特对周德先生文集的出版表示热烈的祝贺! 同时,向为本文集编辑与出版付出辛勤劳动的各位编委表示衷心的感谢!

　　周德先生早年先后攻读于上海师范大学中文系和上海中医学院医疗系,有着四十多年的中医临床与教学经验,是一位享有盛名的集中医理论、实践与教育于一身的专家。近十年来,他还在上海多所老年大学任教,主要教授《经络养生》与《中医食疗》等课程。由于他爱岗敬业、为人师表、呕心沥血、教学成效卓著,深受广大老年学员的尊敬和爱戴,曾被评为"上海市老年教育优秀教师"。

　　周德先生一生勤奋笔耕,潜心创作,屡屡有新作问世。早在 1998 年就荣获"上海市优秀科普作家"称号。仅近十年中,他先后编写并公开出版了《中老年经络保健入门》《中老年食疗养生入门》《中老年经络保健手册(精华版)》和《经络歌谣图解》等多本学术专著。他曾主动到云南楚雄彝族自治州支边十年,挖掘、整理了彝族医药文献,主编《彝药志》,翻译了第一部《明代彝医书》,为促进少数民族医药事业发展做了卓有成效的工作。

　　这本文集汇集了周德先生 40 余年来发表在《科学生活》《康复》《上海中医药》《开卷有益》《自我保健》《上海卫生影视》和美国《针灸科学》等杂志,以及《新民晚报》和《少年科学画报》等国内外报刊上的近百篇科普文章。全书包括食疗、经络、药物、拍案惊奇、科普创作、老年教育、彝族医药和疾病防治等篇章，涉及教学科研、疾病防治、临床医学、老年教育和科普创作等多领域的内容。全书既具有科学性、先进性与开创性的特色，又具有通俗性、实用性与趣味性的特点。是当下社会十分少见的一本居家养生保健的科普读物，非常适合于有初中以上文化水平、热衷于中医养生之道、渴望健康长寿的广大中老年读者阅读与收藏。可以说，该文集的编辑与出版是笔者对祖国传统医药理论与实践研究的一个贡献，也是中医药从业人员的一份宝贵财富。

在祝愿德高望重的周德先生取得事业成功的同时，我们衷心祝愿他安康长寿，晚年生活更精彩！

上海交大老年大学常务副校长　倪　浩

上海交大老年大学教学主任　周莲英

2019 年 10 月

自序

　　本书是笔者几十年来发表在国内外书报杂志上的科普文集汇编，包括科普文章、科普论文、科普诗歌、科普相声、科普影视、报告文学等作品，是笔者探索健康长寿之道的经验总结。这些书报杂志包括《康复》《科学生活》《开卷有益》《自我保健》《儿童时代》《为了孩子》《青春与健康》《老年文艺》、美国《针灸科学》杂志、《上海中医药杂志》以及《新民晚报》《长沙晚报》《少年科学画报》《上海红十字》报等。

　　本书以食疗篇、经络篇、药物篇为主干，撰配拍案惊奇、科普创作、老年教育、彝族医药、疾病防治等章节。

　　笔者先后在上海市卫生学校、上海医学专科学校、楚雄州卫生学校、楚雄医学专科学校任教，并长期诊治疾病。1970 年初，为了贯彻毛主席的"六二六"指示："把医疗卫生工作的重点放到农村去"，为了支援边疆建设，上海市卫生学校教职员工奔赴云南省楚雄彝族自治州，白手起家，办起了楚雄卫校、楚雄医专、医院，为云南培养几千名搬不走的当地医务人员，又为滇西人民治疗了许多常见病、多发病甚至疑难杂症。

　　笔者的成长离不开恩师的谆谆教诲。例如，上海市针灸经络研究所吴绍德教授教笔者一丝不苟地确定每一个经络穴位；上海中医药大学李大可教授开设全国第一个刺络拔罐专家门诊，教笔者用刺络拔罐方法治疗顽固性腰痛、颈椎病等；金舒白教授教笔者在三伏天用艾灸疗法治疗哮喘病，教笔者用针刺风池等穴治疗甲亢引起的突眼;陈德尊教授教笔者用针刺睛明、承泣、合谷等穴治愈目疾;耳针权威王忠教授教笔者用耳尖放血法退持续性高烧;沈阳军区医院赵普羽医师教笔者用针刺哑门等穴治疗聋哑;谢景安教授教笔者用他首创的导平疗法治疗胃窦炎、视神经萎缩、瘫痪等疑难杂症;山西省稽阳县焦顺发医师教笔者用他首创的头针疗法治疗中风瘫痪患者;岳阳医院徐明光医师教笔者用他首创的经络测平法诊断疾病;上海市中医学会泌尿男科分会主任委员周智恒教授,不仅数年如一日地耐心教给笔者泌尿生殖科的理论知识,而且手把手地指导笔者从事泌尿男科医疗实践,提高了中医院的专科门诊医治水平;上海市科普作家协会资深秘书长李正兴先生谆谆教诲笔者认真进行科普创作,等等。三人行,必有吾师;学而不厌,方能海人不倦,确实是成功之道。

1970年初至1980年初,在云南省楚雄彝族自治州支边,度过了十年激情燃烧的岁月。最难忘的是与上海医科大学汪宗俊教授、楚雄州药品检验所所长袁小波跋山涉水、呕心沥血整理彝族医药,多次举办楚雄彝族自治州民族医药会议,共同主编《彝药志》(四川民族出版社出版),为祖国民族医药宝库填补了空白。1978年,笔者和彝文专家施学生共同翻译第一部用彝文写就的《明代彝医书》。1982年12月上旬,中国药学会在西双版纳傣族自治州景洪县召开全国民族医药学术会议,笔者在大会上作了"发掘并翻译《明代彝医书》"的论文报告。后来在《上海中医药杂志》上,以《一部值得重视的彝医著作》为题作了详细介绍,这又一次丰富了我国民族医药学的宝库。

1971年6月26日,《文汇报》头版头条发表了"毛主席挥手我前进,扎根边疆为人民"的长篇新闻报道,其中提到笔者:"热情地为贫下中农治病,不仅治疗了一些常见病、多发病,还治好了一些疑难杂症。他凭着一根针,走到哪里,医到哪里,受到了广大贫下中农的赞扬。"在楚雄州,笔者曾带领学生针刺哑门、外关、中渚、耳门、听宫、听会、翳风等穴,仅仅花了一个月的时间治愈了由于药物中毒而聋哑了14年的16岁彝族少年。1975年秋,笔者利用休息时间,应用头针、体针、中药方剂等方法,仅仅用两个月的时间治愈了大小便失禁、卧病不起、无法言语的中风瘫痪的老妈妈,使她健康地生活着。

1980年回到上海,笔者在嘉定区中医医院工作。1989年,被选为中国针灸学会器材专业委员会副主任委员,五次主持全国性的针灸学术会议。在嘉定区,笔者于1983年第一个开设经络测平专家门诊,1984年利用寒暑假第一个开设应用导平疗法治疗青少年近视专家门诊,1990—1992年第一个开设应用综合疗法治疗肥胖症的专家门诊,1993年在上海市中医药大学教授、主任医师周智恒的亲自指导下,第一个在嘉定区开设泌尿男科专家门诊。笔者在《北京文学》刊载的报告文学《捉拿STD》,就是恩师周智恒教授的心血浇灌的花朵。1999年,笔者任上海市职工康复医院专家诊疗科主任,带领30多位专家教授开设专家门诊。自2007年起,先后在上海市交大老年大学、上海老龄大学、上海市退休职工大学等多所老年大学以及上海市新健康学院任教,教学经络与食疗。

回顾以往经历,笔者主要做了四件事:(一)教育:讲授中医基础课,特别是经络课、食疗课,荣获"上海市老年教育优秀教师"奖;(二)诊疗疾病:救死扶伤,发扬人道主义精神;(三)发掘并整理彝族医药,丰富祖国民族医药学宝库;(四)科普:发表科普文章,出版科普书籍,荣获"上海市优秀科普作家"奖。《食经药秘典——周德科普文集》记录了笔者的人生轨迹。

翻开本书,您会发现一个显著的特点,那就是以诗歌作序。有兢兢业业、辛勤耕作的老黄牛,有宁愿牺牲自己也要"大庇天下寒士尽开颜"的春蚕,有采花酿蜜、把甘甜撒向人间的蜜蜂。它们体现的大无畏的自我牺牲精神,正是笔者人生的宗旨和原动力。联想笔者的笔名丹芝、竞耕。丹芝,红色的灵芝,白素贞为救许仙而盗的仙草灵芝,有救死扶伤之意;竞耕,"俯首甘为孺子牛",为人类多出好作品,多做好事,为祖国建设添砖加瓦。

本书记载了笔者奋战医疗战线几十年的传承与创新,如在我国首次提出"经络心肺复苏法",首次推介并阐述《明代彝医书》,首次研创了疗疾延年的"周氏放松功""周氏经络操",首次基于中医辨证论治的精髓全新诠释"上工治未病"的深刻含义,首次在《北京文学》发表报告文学《捉拿 STD》,将防治性病的科学知识与揭露人间百态、反腐倡廉的现实斗争巧妙地结合起来,等等。本书归纳了笔者近半个世纪的丰富临床经验,总结了经大量医案体验提炼的单方、验方和秘方,例如,减肥反对单打一、要打立体战、综合治疗;为了廉、便、验、快地抢救昏迷、心肌梗死、脑梗塞的患者而创造出"经络心肺复苏法"、急救歌等;为了让中风瘫痪的患者早日康复,倡导将头针、体针、中药、运动四者紧密结合的有效医治方案;为了治愈牛皮癣,采取体内、体外排毒法同用的强化方案,即体外患处进行针对性的刺络拔罐,与体内服用清热祛湿、解毒化瘀的中药相结合的诊疗方法;利用特殊针灸法治疗耳聋、闭经、腹泻、面瘫、高烧、胆道蛔虫症等患者,取得显著疗效,重症患者获得痊愈;便秘患者服用周氏通便方奏效;巧妙针刺晕听区治疗神经性耳鸣;对顽固性腰痛、颈椎病、失眠等,采取个体对症的精准治疗方案。功夫不负有心人,只要您耐心地阅读和领会,就一定会有所收获。

　　抚今思昔,感慨万千。抗日战争胜利后,笔者全家由四川泸州迁往上海。新中国成立前四年,由于国民党贪污腐败,民不聊生,笔者全家十口人在生死线上挣扎。年幼的笔者食不果腹,丧失了读书的机会,流落在上海大街小巷,靠用磅秤为人称重赚取微薄的生活费;新中国成立后,党和人民把笔者培养成大学生、教师、医生、高级知识分子。笔者由衷地感谢伟大的共产党,感谢伟大的祖国!

　　笔者决心牢记先祖周敦颐的教诲"出淤泥而不染",生命不止,笔耕不歇,让荷花更好地绽放,更好地服务于亿万大众。另外,本书得以顺利出版,笔者对上海科学普及出版社表示由衷地感谢,对辛勤工作的 24 位编委会成员及封面摄影罗明红一并致谢。

　　值此庆祝新中国成立七十华诞之际,笔者谨代表编委会全体同仁,以此书献给伟大的祖国母亲,祝祖国永远繁荣昌盛。

周　德
2019 年 10 月

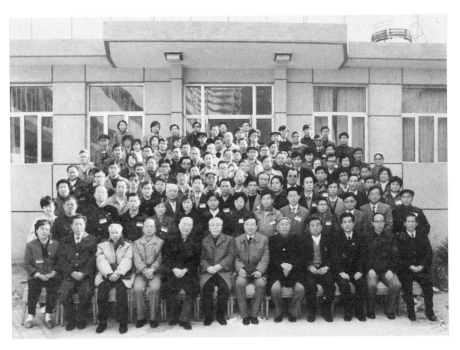

1989年11月于北京,中国针灸学会会长胡熙明主持器材专业委员会成立大会,周德医生被大会代表推选为副主任委员。第二排右二为周德医生。

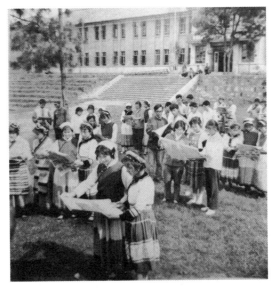

1972年夏天,周德老师与云南省楚雄州卫校、楚雄医专各族学生在教学大楼前合影。他们正在看报上登载的喜讯。

目 录
CONTENTS

第二章 经络篇

第六章 科普创作篇

第七章 彝族医药篇

第八章 疾病防治及其他

第一章
食疗篇

"夫为医者,当须先洞晓病源,知其所犯,以食治之,食疗不愈,然后命药。"

——孙思邈

一、春季食疗

——益肾养肝

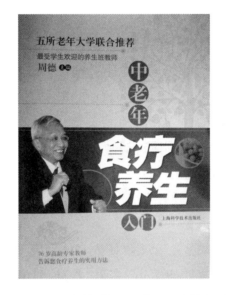

春季,人易上火,出现舌苔黄、口苦咽干等征象,因此饮食宜清淡,忌油腻、生冷及刺激性食物。春季属肝,肝为木,肾为水,水生木,故肾为肝之母。补肝先益肾,因此春季的饮食养生以益肾养肝为大原则。酸入肝,肝气偏亢,则木克土,易伤脾胃,故唐代医家孙思邈说:"春七十二日,省酸增甘,以养脾气。"春季肝旺之时,要少食酸性的食物,多吃甜性的食物,并滋养肾水。

(一) 宜食

1. 少酸,多甜,保脾胃　此时可以多食一些性味甘平的食品,如山药、春笋、豌豆苗、韭菜、香椿叶、扁豆、菠菜、菜花、芫荽、大枣、蜂蜜、豆类、奶制品、禽蛋、瘦肉及水果。

2. 清火治头晕 "春气者诸病在头"，春天的气候变化，容易肝阳上亢，使人血压增高，出现头痛、头晕、失眠等症状。饮食防治的方法是：每天吃香蕉或橙子 250 克；或用香蕉皮 100 克，水煎代茶，频频饮之。因为香蕉含有能降低血压的钾离子。另外，经常食用含钾多的柠檬、梨、绿豆等，对防治高血压也有益处。还可用芹菜 500 克水煎，加白糖适量，代茶饮；或用芹菜 250 克、红枣 10 枚，水煎代茶饮。有明显上火症状的人可以吃一些清火的食物，如绿豆汤、金银花茶、菊花茶、莲子心茶等。

3. 辛甘之品助春阳 稍微有一些辛味的东西，如葱、生姜、韭菜、蒜苗等都是养春气的食物。唐代孙思邈《千金方》言："二三月易食韭。"韭菜味甘辛、性温，生韭菜辛而行血，熟则甘而补中益肝、散滞导瘀。食用韭菜可促进血液循环，疏利关节，灵活百骸。它含有维生素 A 等多种维生素、蛋白质、脂肪、胡萝卜素以及钙、磷、铁等矿物质，能美容护肤、益目和润肺、滑肠通便、抑制细菌、驱寒止咳、降低血脂，对防治冠心病、贫血、动脉硬化都十分有益。阴虚火旺者以及患疮疡、目疾者忌食韭菜。

4. 黄绿蔬菜防春困 "春困"使人身体疲乏，精神不振，应多吃红黄色和深绿色的蔬菜，如胡萝卜、南瓜、番茄、青椒、芹菜等，对恢复精力、消除春困很有好处。

5. 强身抗菌 春季气温逐渐升高后，细菌、病毒等微生物活力增强，容易侵犯人体而致病，所以在饮食上应摄取足够的维生素和矿物质。塔菜、芥蓝、西兰花等新鲜蔬菜和柑橘、柠檬等水果富含维生素 C，具有抗病毒作用；胡萝卜、菠菜等黄绿色蔬菜富含维生素 A，具有保护上呼吸道黏膜和呼吸器官上皮细胞的功能，从而可抵抗各种致病因子的侵袭。

6. 祛痰养肺保平安 老年慢性支气管炎，也易在春季发作，故宜多吃具有祛痰、健脾、补肾、养肺的食物，如枇杷、柑橘、梨、莲子、百合、大枣、核桃、蜂蜜等，有助于减轻症状。

（二）食疗方

1. **荠菜粥** 先将粳米倒入锅内加水煮沸,再加上洗净的荠菜,同煮为粥,粳米与荠菜的比例为1∶1。荠菜有清热利尿、凉血止血的作用。食用荠菜等野菜,有助于提高机体的免疫力。肾虚寒、便溏的人慎用。

2. **韭菜粥** 先将粳米加水煮沸,再加入洗净切碎的韭菜同煮为粥。韭菜自古是美食佳蔬,它富含维生素A、B、C和糖类、蛋白质,有调味杀菌等作用。春日食韭可助阳,促进生发。

3. **芹菜粥** 将芹菜连根洗净,加水熬煮,取汁与粳米同煮为粥。芹菜含有蛋白质、脂肪和维生素A、B、C以及钙、磷、铁等,尤其是钙、磷的含量较高,每一百克芹菜含钙8.5毫克、磷61毫克,颇适宜生长旺盛的儿童食用。

4. **红枣粥** 用红枣、粳米同煮成粥,粳米与红枣比例为2∶1。红枣具有良好的补益作用,其性平和,能养血安神、美容护肤,尤适于久病体虚、脾胃功能不良者食用。

5. **红枣山药排骨汤** 山药200克,羊排200克,红枣50克,食盐10克,鸡精5克,葱5克,生姜5克,枸杞子10克。排骨剁成小块洗净,山药去皮后切成小块,排骨和山药分别煮沸,捞出;锅中放清水烧开后放入排骨、葱、姜,加黄酒少量,煮30分钟,再加入山药、红枣、盐、鸡精,调味再煮10分钟,出锅即放入枸杞子。健脾补血,养肝明目。

6. **山药大枣糯米粥** 糯米250克,山药30克,大枣30克。山药切碎,将枣浸泡去核;糯米浸泡20分钟,用旺火煮开,再用文火熬15分钟,八成熟时放入大枣,然后再将山药放入锅中;搅拌均匀后,继续熬制15分钟。益气补血。

7. **降压茶** 取野菊花、草决明各12~15克,开水浸泡代茶饮,用于降血压和血脂;也可用罗布麻叶3~6克,开水冲泡代茶饮用。

8. **凉拌三丝** 白萝卜150克,海带150克,芹菜150克。洗净后切成大小均匀的细丝,然后在沸水中氽后迅速捞出,三丝混匀,加入适量食盐与调味料即可食用。海带、芹菜、萝卜均有降血压作用,海带还能降血脂,白萝卜助消化、抗衰老。

9. **黑木耳炖瘦肉**　黑木耳 10 克浸泡后洗净,瘦猪肉 50 克切成片,和姜片 3 块、大枣 5 枚一起放入锅内,加水适量,用文火煲,浓缩水量至原来的三分之一左右,再加少许食盐与调味料即可食用。长期食用对血脂、血压有辅助降低作用,对心脑血管有良好的保健作用。

10. **凉拌芹菜**　芹菜 500 克,洗净,在沸水中烫煮 2～3 分钟,取出,其水代茶,芹菜切成寸许长,加入香干丝、榨菜丝、盐、糖、味精、芝麻油拌匀食用。降脂降压。

11. **老公鸡姜椒餐**　老公鸡 1 只(约 1 500 克),高良姜 10 克,草果 10 克,陈皮 4 克,胡椒 4 克。葱、酱油、糖、精盐、味精、醋各适量。将老公鸡洗净剁成块,放入沸水锅内焯水。葱洗净后切段,高良姜切成片,草果用刀拍裂口。炖锅置火上加水适量,大火烧开,把鸡块、高良姜、草果、陈皮、胡椒、酱油、糖、葱、醋放入锅内,烧开后改小火炖 30 分钟,加精盐再炖 10 分钟左右,熟时放味精搅匀即可食用。每日一碗。适合在冬春交替时食用,尤其是倒春寒时节,有健脾益气、散寒温中的功效,对胃痛、大便溏薄、面色无华、畏寒肢冷有效。

12. **参归炖猪心**　党参 50 克,当归 10 克,猪心 1 只,食盐、味精各适量。将猪心去油脂,洗净。选择上好党参(最好用潞党参)、当归(用秦归的归头或归身)。将党参、当归和猪心放入砂锅内,加水适量,用文火炖至猪心烂即可。食用时放食盐和味精少许。益心气,补心血。适用于心血虚、心气不足所致的心悸、失眠多梦等症。

13. **百合蒸丝瓜**　百合 30 克,盐 3 克,丝瓜 500 克,味精 2 克,料酒 10 毫升,鸡精 2 克,生姜 5 克,芝麻油 3 毫升,葱适量,蜂蜜 30 克。将百合去杂质,洗净,用蜂蜜 30 克浸泡 4 小时。丝瓜去皮,切片,将丝瓜放入盆内,加生姜、葱、盐、味精、鸡精、芝麻油浸味 30 分钟后除去生姜、葱,将丝瓜整齐地摆放在蒸盘内,铺上百合,放在蒸笼内武火蒸 7 分钟即可。具有清心安神、润肺止咳、凉血解毒之功效。适用于热病身热烦渴、痰喘咳嗽、痰中带血、虚烦惊悸等症;也用于支气管扩张、肺气肿、更年期综合征、神经官能症、肺结核等病的辅助治疗。不宜与豆腐、韭菜同食。

14. **萝卜天冬汤** 天冬 15 克,萝卜 300 克,火腿 150 克,葱花 5 克,精盐 3 克,味精、胡椒粉各 1 克,鸡汤 500 毫升。将天冬切成 2~3 毫米厚的片,萝卜切丝,锅内放鸡汤 500 毫升,将火腿先下锅煮,煮沸将萝卜丝放入,加精盐调味,再略煮片刻。食前加葱花、胡椒粉、味精调味。天冬是天门冬的块根,能养阴生津、润肺清心。此汤止咳祛痰、消食轻身、抗疲劳,常食能增强呼吸系统功能,增强精力、消除疲劳。

15. **莲子白木耳羹** 白木耳 20 克,莲子肉 30 克。莲子肉、白木耳用水 400 毫升文火煮烂,放冰糖少许即成。每日清晨食之,食后稍事活动。莲子肉善入脾、胃二经,能补脾之虚。白木耳入肺、胃二经,能滋养肺胃之阴。二药相用,能气阴双补,健康人食用益于心脾,温补脾肾。适用于脾肾虚损之阳痿、腰膝冷痛、性欲低下、身体畏寒等症,常服定会收到较好效果。

16. **党参黄米茶** 党参 15~30 克,炒米 30 克。将上两味入锅内,加水 4 碗煎至 1 碗半。代茶饮用,隔日服 1 次。温阳益气,健脾和胃。适用于脾阳虚、食少、怕冷、大便溏泄或完谷不化、肠鸣腹痛、妇女白带清稀、舌淡苔白、脉虚弱或沉迟者。凡属阴虚火旺及身体壮实者不宜服用。

(三) 注意事项

春季食疗,胃肠疾病要当心。胃及十二指肠溃疡等疾病易在春天发作,饮食上应避免摄取含肌酸和嘌呤等物质丰富的肉汤、鸡汤、鱼汤、羊肉、狗肉、鹌鹑、动物内脏和刺激性调味品。因为这些食物有较强的刺激胃液分泌的作用或形成气体产生腹胀,增加胃肠负担。

春季饮食宜清淡,忌食海腥、油腻、刺激性食物(如辣椒、胡椒、葱、蒜等),过咸食物也宜少吃,以免刺激肠胃,加重病情。

春季天气湿气重,易困脾,所以应少吃湿、滞食物。

春季属木,容易肝阳上亢,故心态要平稳,愉快乐观,进食前后更要如此。

(原载于 2018 年第 3 期《科学生活》杂志)

二、夏季食疗

——清字当头

夏季容易中暑,也是肠道疾病的好发季节。夏季饮食一宜清凉,切忌辛辣燥热;二宜清淡,烹调以清蒸、清炖、清炒、凉拌为宜;三宜清补,蛋白质摄入以植物蛋白为主,动物蛋白为辅,荤腻要少;四宜选择一些有杀菌作用的蔬菜,同时要特别重视饮食卫生。

下面介绍一些夏季食疗具体的注意事项:

(一) 瓜类蔬果是首选

夏季正是黄瓜、丝瓜、苦瓜、佛手瓜、南瓜、冬瓜等瓜类蔬菜上市的旺季,它们含水量高,又兼具高钾低钠的特点,适合夏天人们大量出汗后补充水分及流失的无机盐。夏季吃苦瓜能提高免疫力、清热解毒、补肾明目。

西瓜性寒味甘,具有清热解暑、除烦止渴、利小便等功效,是夏季颇受欢迎的水果。吃西瓜时,注意不要吃得过多,否则伤脾胃;感冒初期不要吃西瓜,会使感冒加重或延长治愈时间;肾功能不全者肾脏对水的调节能力大大降低,不要吃西瓜;糖尿病患者要少吃。

(二) 适当补钾

正常人体内含钾总量约150克,主要存在于细胞内。它与细胞外的钠协同维持细胞内外正常渗透压和酸碱平衡,并能维持神经和肌肉的正常功能,特别是心肌的正常运动等。夏季人体大量出汗后,流失了相当数量的钾。如果钾得不到及时补充,往往会食欲不振、疲乏无力、倦怠、心悸等。夏季应多吃富含钾的食品。紫菜、海带等海藻类食品含钾较多，故紫菜汤、紫菜蒸鱼、拌海带丝、海带冬瓜汤等应是夏季菜肴的上品。此外，菠菜、苋菜、青蒜、大葱、蚕豆、毛豆等含钾量亦较高。荞麦面、玉米面、红薯中含钾也较多。香蕉、西瓜中的钾含量最丰富。夏天多喝些茶水，对补钾也有好处。

（三）适当食用一些性凉的蔬菜

这有利于生津止渴、除烦解暑、清热泻水、排毒通便。黄瓜、番茄、芹菜、藕、绿豆芽、空心菜、大白菜、白萝卜、冬瓜、丝瓜、苦瓜、茄子、小白菜、油菜、莴笋、苋菜、茭白、紫菜等都属于偏寒凉的蔬菜，因此久病体弱、身体虚寒者适量食用。

选食含有丰富植物广谱杀菌素的蔬菜，如大蒜、洋葱、韭菜、大葱、香葱、青蒜、蒜苗等，它们杀灭和抑制各种球菌、杆菌、真菌、病毒。

（四）适量喝姜汤

姜汤能预防"空调病"。

（五）适量吃醋

醋不仅是一种调味品，而且是一种保健养生食品，有助于食物中钙、磷、铁等物质的吸收利用，具有杀灭或抑制多种细菌的作用，能降低血压和血清胆固醇。此外还能消除身体疲劳。

夏天煨骨头汤或烧鱼时适当放些醋，可使食物中所含的钙、磷溶解出来，有利于消化吸收。凉拌菜中加点醋，既可杀菌，又能防肠道传染病。遇到打嗝时，用一小杯醋加入适量凉开水，喝下即可止隔。肠燥便秘者，每天喝一杯加醋的凉开水，有缓解排便困难的作用。醋煮花生或黄豆，具有降脂、降压的功效。

（六）适量吃香菇

香菇含不饱和脂肪酸，能增强免疫力，降压降糖防血管硬化。

（七）食疗方

1. **老鸭莲藕汤** 取莲藕一到两节，洗净切块或滚刀块。准备 2 颗红枣。老鸭洗净切块，先入锅大火煮沸，捞出，去血水后，再入锅加藕块、生姜块、红枣、黄酒和葱段，加水没过食材，待再度沸起，改用小火煨焖到藕、鸭皆酥，加盐和鸡精。汤汁青紫，藕糯鸭酥，滋润鲜美。有清肺、解热、滋阴补血之功。

2. **枸杞红焖老鸭** 20 克枸杞子与鸭脯、鸭腿同煮，先大火煮沸，撇去浮沫，再加黄酒、葱段、姜块以及酱油、白糖，待再度沸起，改用小火煨焖至鸭肉见酥，再倒入炒锅翻炒收汁，调准口味后淋芝麻油，放芫荽（香菜）少许即可起锅。此菜清肺解热、滋肾润肺、补肝明目。

3. **老黄瓜云苓煲乌蛇** 老黄瓜 500 克，云苓 50 克，乌蛇 500 克，猪脊骨 500 克，生姜 4 片。老黄瓜洗净，切块状；云苓稍浸泡，洗净；乌蛇宰杀洗净，切段状，置沸水中稍滚片刻；猪脊骨洗净，用刀背敲裂。将所有食材一起放进瓦煲内，加入清水 3 000 毫升，武火煲沸后，改文火煲 2 个半小时，调入适量食盐便可。黄瓜性凉味甘，能除热、利水、解毒，可治疗烦渴、咽喉肿痛、火眼、烫火伤。茯苓含 β-茯苓聚糖、三萜类化合物乙酰茯苓酸等，具有利水渗湿、健脾补中、宁心安神（赤茯苓偏于渗利湿热）的功效，并有抗癌作用。乌蛇性平味甘、咸，尤其具有祛风湿、通经络的作用。三者合而为汤，更具排皮肤湿毒和驱骨肌痹痛风湿之力。

（注）云苓为云南产的茯苓，中医认为云苓为茯苓中的上品。

4. **荷叶粥** 将 250 克粳米放入锅内，加入适量水。将 50 克鲜荷叶洗净，剪去蒂及边缘，盖于粳米上，熬至粳米熟透。揭去荷叶，加入白糖拌匀即可。对暑湿泄泻、眩晕等有较好效果。

5. **三豆汤** 将绿豆、赤豆和黑豆（每种各 10 克为宜）置于锅中，加入清水 600 毫升，用文火熬至 200 毫升左右，冷却后即可连豆带汤一起服用。绿豆性寒味甘，有清热解毒、消暑利水的功效。赤豆味甘酸，可清热利水、散血消肿。黑豆性寒味甘、微苦，解毒、散热、除烦，可治伤风感冒、发热恶寒。黑豆也可用薏米仁代替。薏米仁性微寒味甘淡,可利水渗湿、健脾止泻、消炎排毒。此汤微寒而不伤胃,益脾而不腻人,是一种清补利湿的夏令良方。

6.**乌梅清暑茶**　乌梅 15 克,石斛 10 克,莲心 6 克,竹叶卷心 30 克,西瓜翠衣 30 克,冰糖适量。将石斛下砂锅先煎片刻,然后下诸食材共煎取汁,去渣,调入冰糖即可。代茶频频饮之,可生津止渴、清热祛暑。适用于心热烦躁、消渴欲饮不已、舌红绛、苔黄燥等症。

7.**绿豆粳米汤**　绿豆 50 克,粳米 100 克。先将绿豆用温水浸泡 2 小时,然后与粳米同入砂锅,加水 1 000 毫升,煮至豆烂米开汤稠。每日 2~3 次顿服,夏季可当冷饮频食用。清热解毒,解暑止渴,消肿降脂。适用于中暑、暑热烦渴、食物中毒等,还可以预防动脉硬化。脾胃虚寒腹泻者不宜食用。

8.**马蹄海蜇汤**　海蜇 100 克,马蹄(荸荠)250 克,料酒 5 毫升,精盐 2 克,蒜茸 3 克,姜片 5 克,葱段 5 克,胡椒粉 1 克。将海蜇洗净切成丝,荸荠洗净去皮切薄片备用。锅内注入清水适量,放入海蜇、马蹄、蒜茸、盐、料酒、姜片、葱段煮开,捞尽浮沫,煮至海蜇、马蹄熟,捞起姜、葱,撒上胡椒粉即可。清热化痰,开胃消食,醒酒除湿。对夏日发热、目赤、热咳、口干等症有辅助治疗作用,尤其适宜小儿食用。

9.**苦瓜肉丝汤**　新鲜苦瓜 200 克,料酒 15 毫升,精盐 4 克,葱末 10 克,猪肉 50 克,猪油 10 克,肉清汤 750 毫升。将苦瓜剖开,去尽肉瓤,洗净切条,用盐稍腌,待用。猪肉洗净切丝,下沸水锅烫一下,捞出沥尽水。锅置火上,烧热猪油,放入葱末煸香,再加肉丝煸炒至水干,烹入料酒,加入盐、肉汤,烧煮至肉熟,放入苦瓜条煮熟,盛汤盆即可。清热解毒,祛暑明目。对热病烦渴、中暑目赤等症有作用。

夏季天气炎热,蚊蝇、细菌容易滋生,食用新鲜瓜果蔬菜时应注意饮食卫生,利用冰箱科学地储存食物,防止肠道细菌感染。同时要保持精神愉快,不要恼怒忧郁,劳逸结合,适当运动。

（原载于 2018 年第 4 期《科学生活》杂志）

三、秋季食疗

——润肺固金

秋季属金,凉燥,易于伤肺,诱发喘咳。咳嗽是呼吸系统疾病的主要症状,如咳嗽无痰或痰量很少为干咳,常见于急性咽喉炎、支气管炎的初期;急性骤然发生的咳嗽,多见于支气管内异物;长期慢性咳嗽,多见于慢性支气管炎、肺结核等。在食物选择上应以性平味甘、润肺固金之类为主。

(一) 宜食

秋季食疗,要辨证施食:气虚者,即气短自汗、说话无力、面色苍白、疲乏懒动、食欲不振等气虚表现,可选用人参、党参、白术、灵芝等,还可常吃一些牛肉、兔肉、鸡肉、鸽蛋、山药、莲子、大枣、糯米、栗子粥等。血虚者,即表现为面色萎黄、头晕眼花、口唇与指甲苍白、心悸失眠、妇女月经淡少,多属血虚,可选服当归、阿胶、熟地、枸杞子等中药,亦可吃些葡萄、龙眼肉、桑葚、胡萝卜、鸡蛋、瘦肉、猪肝或鸡肝粥、猪肝、菠菜等。阴虚者,即身体消瘦、面部潮红、干咳盗汗、手足心热、耳鸣遗精、口渴咽干、大便秘结,可选麦冬、天冬、百合、冬虫夏草等,也可吃些梨、藕、黑豆、银耳、豆腐、虫草蒸鸭、蜂王浆、蜂蜜、牛乳、羊乳、豆浆、甲鱼、白鸭肉等。阳虚者,即胃寒肢冷、口淡不渴、腰膝酸软、小便清长、大便稀薄、阳痿早泄,选服人参、鹿茸、冬虫夏草、海狗肾等,也可吃些羊肉、狗肉、羊肾、鹿肉、虾、韭菜、核桃仁。

秋季,是人们抵抗力相对较弱的时候,应多考虑进补秋季八宝:

1. **百合** 含有丰富的蛋白质、脂肪、脱甲秋水仙碱和钙、磷、铁及维生素等,是止血活血、滋阴清热、镇咳平喘、理脾健胃的补药,还可以抑制肿瘤的生长。将百合洗净,煮熟,放冰糖后食用,既可清热润肺,又能滋补益中。

2. **大枣** 性平味甘,入脾胃经,补气益血,可治疗脾胃虚弱、气血不足、失眠等症,有保护肝脏、降低血脂等作用。

3. **红薯** 含有丰富的淀粉、维生素、纤维素等人体必需的营养成分,还含有丰富的镁、磷、钙等矿物元素和亚油酸等。这些物质能保持血管弹性,减肥,防治便秘、高血脂。

4. **枸杞** 具有解热、止咳化痰等疗效。将枸杞根煎煮后饮用能够降血压。枸杞茶有助于治疗体质虚寒、脾胃肝肾疾病、肺结核、便秘、失眠、低血压、贫血、眼疾、脱发、口腔炎等疾病,还具有护肤作用。

5. **山药** 含有淀粉酶、多酚氧化酶等物质,有利于脾胃消化吸收;含有大量的黏液蛋白、维生素及微量元素,能有效阻止血脂在血管壁的沉淀,预防心血管疾病,有延年益寿的功效。蒸着吃、做汤喝、炒菜均可。蒸着吃,营养损失最小。可以和枸杞搭配,熬枸杞山药粥,能更好地发挥滋补效果。

6. **莲藕** 含有大量的碳水化合物,丰富的膳食纤维、蛋白质和各种维生素及矿物质,具有养阴清热、通气健胃、润燥止渴、清心安神、通络开窍之功效。七孔藕淀粉含量较高,水分少,糯而不脆,适宜做汤;九孔藕水分含量高,脆嫩、汁多,凉拌或清炒最为合适。搭配银耳可以滋补肺阴,搭配黑木耳则可以滋补肾阴。

7. **花生** 性平味甘,入脾、肺经。可以醒脾和胃、润肺化痰、滋养调气、清咽止咳。适用于营养不良、食少体弱、燥咳少痰、咯血、皮肤紫斑、大便燥结等病症。新鲜花生最好连壳煮着吃,煮熟后的花生不仅容易消化吸收,而且可以充分利用花生壳和内层红衣的保健作用。花生红衣能抑制纤维蛋白的溶解,促进血小板新生,可治疗血小板减少和防治出血性疾病;花生壳有降低血压、调整胆固醇的作用。搭配红枣,能补脾益血、止血,对脾虚血少、贫血有一定疗效,尤益女性。

8. **梨** 性凉味甘,入肺、胃经,含有丰富的维生素和钙、磷、铁、碘等微量元素,自古就被尊为"百果之宗"。有润肺清燥、生津解渴、止咳化痰、养血生肌之功效。冰糖蒸梨可起到滋阴润肺、止咳祛痰的作用。闻名中外的梨膏糖,就是用梨加蜂蜜熬制的。川贝蜜糖炖雪梨是民间用以调理燥热咳嗽的常用良方。但体质虚寒、寒咳者不宜生吃。

多吃酸味果蔬,如橘子、柠檬、猕猴桃和番茄等,麦冬、荸荠、山药、猪肺、莲子、藕等也可以多吃,也可适当加些滋补中药煮粥,如枸杞粥、黄精粥、玉竹粥等。

(二) 食疗方

1. **杏果饮** 杏仁 10 克,大鸭梨 1 个,冰糖适量。将鸭梨去核,与杏仁同煮,梨熟后加入冰糖少许即可。饮汤食梨,具有清热润肺和止咳的作用。适用于肺燥咳喘、无痰或少痰的患者。

2. **银贝雪梨汤水** 水发银耳 20 克,川贝母 5 克,雪梨 1 个,冰糖 20 克。水发银耳去杂洗净,将银耳、川贝、雪梨、冰糖放入小碗内,隔水炖或上笼蒸半小时即成。具有清热润肺和止咳化痰的作用。适用于肺热咳嗽、阴虚咯血、干咳无痰的患者。

3. **雪梨鸭汤** 雪梨两个去皮、核,切片,荸荠 100 克去皮切片,加鸭块肉 250 克同煮,每周服用 1 次。具有清热、养阴、益肝的作用。适用于慢性肝炎属阴虚内热者。

4. **百合汤** 百合去杂质洗净后加水入锅,煮烂,加入适量白糖,带汤一并食用,可作结核病患者的食疗佳品。

5. **芝麻粥** 芝麻 50 克,粳米 100 克。先将芝麻炒熟研末,待粳米煮熟后,拌入芝麻同食。适于便秘、肺燥咳嗽、头晕目眩者食用。

6. **胡萝卜粥** 将胡萝卜用素油煸炒,加粳米 100 克和水煮粥。因胡萝卜中含有胡萝卜素,人体摄入后可转化为维生素 A。适于皮肤干燥、口唇干裂者食用。

7. **菊花粥** 菊花 60 克,粳米 100 克。先将菊花煎汤,用汤同粳米煮成粥。因其具有散风热、清肝火、明目等功效,对秋季风热型感冒、心烦咽燥、目赤肿痛等有较好的功效。

8. **罗汉果烧兔肉** 罗汉果 1 个,兔肉 300 克,莴苣 100 克,料酒、酱油各 10 毫升,姜、葱各 10 克,盐 4 克,味精 3 克,鲜汤 300 毫升,素油 50 克。将罗汉果洗净,掰开;兔肉洗净,切成 3 厘米见方的块;莴苣去皮,切成 3 厘米的方块;姜切片、葱切段。将炒锅放火上烧热,加入素油,烧至六成热时,下入姜、葱爆香,再下入兔肉、罗汉果、莴苣、料酒、酱油、白糖、盐、鲜汤烧熟即可。兔肉含高达 24% 的全价蛋白,富含铜,低脂肪,多种维生素和 8 种人体所必需的氨基酸。活血护发,止咳润肺,滋补美容。适用于肺热干咳、肌肤不润、面色无华等症。

9. **菊花玄麦饮** 菊花、玄参、麦冬、桔梗共煎水取药汁。将药汁泌出,放入蜂蜜,搅匀即可饮用。不分次数,频频代茶饮。疏风润燥。适用于秋天感受燥热之邪、恶心发热、咽干喉痛、口渴干咳等症。

10. **银耳羹** 银耳 10 克,鸡蛋 1 个,冰糖适量。温水泡发银耳,去除杂质,放锅内加清水,烧开后,文火炖至银耳熟软,加鸡蛋与冰糖,煮熟即可。每日 1 小碗。银耳滋肺益肾为主,鸡蛋养血润燥为辅,冰糖清润肺脏并调味。该羹补肺益肾,润燥止咳。补而不腻,保健强身。适合于肺阴虚、干咳无痰者。银耳也可加红枣、莲心、枸杞子、粳米煮成润肺、补血、养心、益肝的稀粥。

(三) 注意事项

注意调整饮食,不吃或少吃辛辣烧烤之类热性易上火的食品,如辣椒、花椒、桂皮、生姜、葱及酒等,尤其是生姜会加重秋燥对人体的危害。当然,将少量的葱、姜、辣椒作为调味品则无妨。

在注意保暖的同时,进行适当的室外运动,活动筋骨,提高机体耐寒、防感冒的能力。

(原载于 2012 年 9 月《中老年食疗养生入门》)

四、冬季食疗

——温阳补肾

冬季阳气潜伏,阴气极盛,草木凋零,万物闭藏。冬季寒邪凝滞会使血液循环不畅,耗伤阳气,人体没有阳气温煦,就会带来一系列不适反应,如易患感冒、月经不调、胃胀胃痛、心脑血管疾病发作、胸闷、头晕、心肌梗死、中风等。养血活血、益气温阳是冬季养生之道。

中医学认为,冬主封藏。此时进补,能使营养物质转达的能量最大限度地储存于体内,可以为下一年开春乃至全年的身体健康打下良好的基础。冬季进补,以填精补髓、滋补为主,多食抗寒佳品和黑色食物,少吃咸。

下面介绍一些冬季保健食疗方法以飨读者:

1. **当归生姜羊肉汤**　羊肉500克,当归30克,生姜50克。羊肉用生姜爆炒,加入当归后一起煮汤。羊肉能大补气血,而且温中散寒,补而不燥。此汤特别适宜气血亏虚、大病久病及产后的女性食用,对改善痛经、月经不调也有显著效果。高血压患者,阴虚火旺,体质偏热者不宜服用。食用羊肉时不宜喝茶、吃南瓜。

2. **涮羊肉**　羊肉500克,白菜、豆腐各250克,干粉丝50克,芝麻酱、韭菜花、食盐适量。将羊肉切成薄片,白菜切成大片,豆腐切片,干粉丝用温水泡发。用芝麻酱、韭菜花、食盐配好调料。清水烧开后,放入羊肉片,肉色变白,捞出后蘸调料食用。肉片涮完后再放入白菜、豆腐、粉丝等。

3. **高丽参田七炖猪蹄**　高丽参15克,田七10克,猪蹄50克。隔水炖1小时。此汤能补气、活血、通络。适用于高脂血症、高血压、糖尿病、冠心病及骨关节炎患者。

4. **阿胶蜜枣炖鸡** 阿胶 15 克,蜜枣 1 个,鸡肉 50 克。隔水炖 1 小时。补血养血,宁心安神。适用于冬季气血虚弱、头晕、失眠、胃痛者。

5. **党参枸杞红枣炖鸡** 党参 30 克,枸杞子 15 克,红枣 15 克,鸡肉 150 克。隔水炖。此汤既能补气血又比较平和,一周吃两次即可。适宜冬季虚不受补的人。

6. **银耳大米粥** 取银耳 5 克,浸泡后和大米 50 克共煮成粥,熟后加入蜂蜜 25 克,每日服用 2 次。银耳富含碳水化合物、脂肪、蛋白质以及磷、钙、铁、镁等,是冬季一款滋阴、润肺、生津的滋补佳品。

7. **莲藕大米粥** 莲藕 100 克,大米 50 克。共煮成粥,加蜂蜜适量,每日服用 2 次。生藕清热生津、凉血止血、补益脾胃。熟藕味甘,具有补血生津、健脾开胃、除燥润肺的作用。

8. **胡萝卜大米粥** 胡萝卜 150 克,大米 100 克。共煮成粥,每日服用 2 次。胡萝卜性平味甘,下气、利胸膈、补中、安五脏。适合用于治疗便秘、胃肠不适、饱闷气胀、消化不良等症状。

9. **胡桃粥** 胡桃仁 30 克,大米适量。水煮成粥。胡桃粥具有补益身体的作用,适合老人、小孩等体弱者食之。

10. **栗子粥** 粳米 250 克,栗子 50 克。水煮成粥。养胃补肾,壮腰膝,强筋骨。适用于肾虚腰酸、腿足无力以及中老年多尿者服食。

11. **羊肉补中粥** 新鲜羊肉 250 克,山楂 30 克,淮山药 25 克。共煮粥。适用于冬季中气不足、神疲肢倦、少气懒言、饮食无味者。

12. **羊肉扶弱煲** 新鲜羊肉 1000 克,碎扁豆 15 克,当归 9 克,干姜和川椒适量。所有食材入锅,以猛火煮沸,再以文火焖熟后,加盐适量,分 3~5 次食用。主要适用于体质虚弱的老年人,症见平素怕冷、疲惫乏力、小便频多且易患感冒、久病卧床者。

13. **羊肉玉屏汤** 新鲜羊肉 500 克,北芪 30 克,党参 30 克,防风 15 克。加水慢火煮至羊肉烂熟,然后加姜、葱、黄酒、胡椒粉和食盐适量,分 3 次食用,每天 1 次。本品适用平素易患感冒、咳喘者。

14. 羊肉防寒粥　羊肉 300 克,大米 150 克,生姜 50 克,胡椒粉 10 克。加水适量,用猛火煮沸后,再用慢火煲 3 小时,早晚各进食 1 次。本品适用于冬季气血虚寒者,症见形寒肢冷、头晕目眩、脸色苍白或萎黄、心悸失眠。

15. 羊肉补血汤　羊肉 300 克,当归 25 克,红花 15 克,白芍 15 克,熟地黄 25 克。加水适量,慢火煲 2~3 小时,然后加入葱、料酒、食盐适量,每天 1 次,连续食用 3~5 天。本品适用于血虚兼瘀者以及面黄色暗、心悸失眠、经血不尽、产后血虚者。

16. 干果银耳高粱米粥　高粱米 100 克,银耳 20 克,红葡萄干 50 克,核桃 30 克,冰糖适量。银耳、葡萄干和核桃用温水泡开;高粱米洗净后,用清水泡至少 2 个小时,然后放入电饭锅,加水煮熟待用。将所用材料放入砂锅,加足量的水,滚开之后转小火,煮 30 分钟,放入冰糖,溶解弥合之后即可食用。健脾益胃,生津止燥,润肺美肤,乃冬季滋补佳肴。

17. 虫草百合鸭肉汤　冬虫夏草 3 克,百合 25 克,鸭肉 100 克。先将鸭肉炖 30 分钟,加入虫草、百合再煮 15 分钟即可食用。滋阴清热,润肺止咳。对于阴虚火旺、咳嗽气促、口苦咽干、心烦失眠的老年人群有很好的食疗效果。

18. 淮山莲子甲鱼汤　淮山药 30 克,莲子(去心)30 克,甲鱼 500 克。先将甲鱼用热水烫,使其排尿,然后切开,去内脏,放于砂锅中,加清水,放入淮山药、莲子共煮。滋养肝肾,扶脾软坚。对于缓解冬季出现的厌食、神疲乏力、心烦少寐、胁痛腰酸、头晕耳鸣症状有一定作用。

19. 桂圆红枣猪肝汤　桂圆肉 15 克,红枣 6 枚,猪肝 100 克。全部放入锅内加水适量,炖 30 分钟。此汤补血健脾,特别适合血虚体弱、面色无华、神疲乏力、头晕心悸的人群食用。

20. 西洋参瘦肉汤　西洋参 24 克,瘦猪肉 500 克。西洋参用温水泡软,与切片后的瘦猪肉一齐放入锅内,加入泡过西洋参的水及适量的清水,武火煮沸后,转文火煲 2 小时,调味食用。补气健脾,强身开胃。用于热病后期,正气不足之神疲乏力,饮食减少,形疲虚汗;或虚劳烦渴,胃纳欠佳。

21. **参芪乳鸽汤**　党参 60 克,黄芪 30 克,乳鸽 2 只。乳鸽去内脏,切块;党参、黄芪洗净,与鸽肉一齐放入锅内,加清水适量,武火煮沸后,转文火煲 2 小时,调味,饮汤吃肉,补气健脾。用于久病体衰、脾胃虚弱、倦怠乏力、气血不足。

22. **人参炖鸡**　鸡肉 100 克,红参 10 克(或:边条参用 12 克;吉林参用 8 克;高丽参用 6 克)。鸡剖净,取鸡腿肉或鸡胸肉,去皮、骨;人参切片与鸡肉一起放进炖盅内,加清水适量,炖盅加盖,文火隔水炖 3 小时,调味,饮汤食肉。大补元气,复脉固脱,益气摄血。用于元气大亏,身体羸弱,心气虚弱,动则心悸,特别适合冬季进补食用。

冬季进补,以填精补髓、增加热能为主,可适当多摄入富含碳水化合物和蛋白质的食物。对中老年人来说,脂肪摄入量不能过多,以免诱发心脑血管疾病。在寒冷的冬天,生活中要注意保暖;作息有规律,早睡晚起;饮食定时定量,忌食冷饮,忌大吃大喝,忌偏食;保持心情舒畅,才能安心舒服地度过寒冬。

(原载于 2018 年第 12 期《科学生活》杂志)

五、煮饭的科学

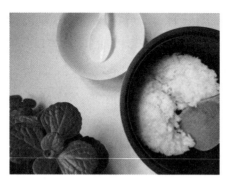

　　煮饭最好用蒸的方法,蒸饭不仅好吃,而且无锅巴,又可做到软硬随意。由于米汤和米一起蒸,营养素能尽可能得到保存。有实验证实,蒸饭比捞饭去米汤的老蒸法多保存蛋白质 5%、维生素 B_1 8.7%。焖饭也有利于保存营养。如果把米汤白白倒掉,其中的营养素就会浪费掉。

　　"食不厌精,脍不厌细"者,容易得脚气病,且容易便秘、消化不良、四肢麻木或疼痛、脚肿,甚至会因心力衰竭而死亡。幼儿缺乏维生素 B_1,可致食欲减退、吐奶、声音嘶哑、手脚痉挛、下肢水肿、心律不齐、血压下降。大量的维生素 B_1 集中在米、麦的外层,若把它们加工去掉,实在可惜。淘米时反复揉搓冲洗,破坏了米的表胚,也会使营养素流失。实验证明,淘米 2~3 次,维生素 B_1 损失 40%~60%,维生素 B_2 损失 20%~25%,无机盐损失 5%,蛋白质损失 20%。为了保存米的营养素,淘米时要求轻淘,不搓,少冲洗。如果米里无砂砾杂质,洗一遍就可以了。

（原载于 1982 年 3 月 5 日《云南科技报》）

六、不要吃生鸡蛋

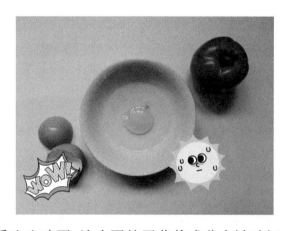

有些人爱吃生鸡蛋，认为蛋熟了营养成分会被破坏。

鸡蛋有较高的营养价值，其主要成分是蛋白质。生鸡蛋的蛋白质结构很紧密，有很大一部分不能被人体消化吸收。而煮熟的鸡蛋，蛋白质结构松散，情况则不同。

其次，生蛋清里含有一种抗生物素蛋白质，这种蛋白质能与生物素结合，把生物素变成人体无法吸收的物质。而生物素是 B 族维生素之一，缺乏生物素，人体可能出现脱毛、体重减轻、皮肤发炎、肌肉疼痛等症状。

此外，生鸡蛋外壳受到各种污染，极不卫生。

（原载于 1986 年 2 月 24 日《新民晚报》）

七、癌症患者的饮食

（科教影视片）

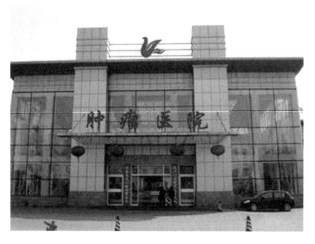

肿瘤医院门诊大楼掩映在风景宜人的花木之中。

肿瘤医院门诊医师为患者诊治。

肿瘤医院住院大楼,幽雅宁静。

肿瘤医院手术室,四个护士护送一名刚动完手术的患者到住院部一间病房。

一位护士对病房的患者说:"上次你们不是问癌症患者要吃些什么,忌些什么吗? 今天,张教授亲自答疑。"

一位患者问:"在哪儿?"

护士答:"在门诊部,癌症饮食咨询站"。

一门诊室门口挂着块牌子,上面写:"癌症饮食咨询站"。

咨询站室内放着一张长方形的写字台,正面坐着一位留着长长白胡须的老中医张教授,侧面坐着中年主治医师李成。围绕着写字台四周,坐着 20 多位癌症患者。

李成看看表,再看看张教授,张教授点点头。

李成环视一下患者,缓缓地说:"我姓李,名成,主治医师。今天,由著名老中医张教授和我负责解答问题。"

一位中年妇女举手提问:"我是一名 40 刚出头的西医内科医生,也是一位癌症患者。今天坐在这里的,有各种癌症患者。是否请教授给我们讲一讲,癌症患者的饮食选择要坚持些什么原则?"

张教授笑着摸了摸胡子,答道:"问题提得好,抓住了纲,纲举才能目张嘛。癌症患者的饮食选择有四个原则。"

字幕显示:"癌症患者的饮食选择:(一) 坚持清热解毒的原则;(二) 坚持活血化瘀的原则;(三) 坚持软坚散积的原则;(四) 坚持辩证论治的原则。"

张教授:"第一,坚持清热解毒的原则。这是因为中医学认为,癌症与'毒'有关。绿豆与绿豆芽能清热解毒,绿豆可煮成汤、粥、饭。"

一盆绿豆,一盆绿豆芽。

绿豆入锅,煮成绿豆汤、绿豆粥、绿豆饭,3 位患者分别服用。

绿豆芽入锅炒菜,装入盘中。

张教授:"丝瓜性凉解毒,可常吃;茄子,既解毒,又消肿止血,直肠癌患者食用更好。"

农民在采摘丝瓜。农民在采摘茄子。

李成:"第二,坚持活血化瘀的原则。因为癌症与血液瘀积有关。螃蟹能活血,并能增进食欲,但螃蟹性寒冷,不宜多食。"

几十只大螃蟹爬行的憨态。

李成:"山楂能活血,助消化,可常吃。"

山楂树上的山楂、山楂片、山楂膏、山楂糖葫芦、山楂糖、山楂酒、山楂饮料。

张教授:"第三,坚持软坚散积的原则。这是因为癌的肿块坚硬如石。"

一位患者问:"哪些食物软坚散积呢?"

李成:"《本草纲目》指出下列食物能'消疝瘕积块,瘿疾,结核'……"

字幕显示:甲鱼、淡菜、鲍鱼、海参、墨鱼、海带、海蜇、萝卜、赤豆、荠菜、绿豆、紫菜……(相应字幕下放一实物以形象化)。

张教授:"海蜇皮凉拌,浇上芝麻油,开胃宜人。海蜇与鸡汤同煮,可软坚化痰。"

海蜇皮凉拌,浇上芝麻油,一主妇尝食,笑着点点头。

鸡汤倒在另一锅中,放入海蜇同煮。煮好倒出。吃汤与海蜇,食者竖起大拇指。

李成:"牡蛎肉味道鲜美,可软坚开胃。海参、鲍鱼营养丰富,且不滋腻,能软坚滋阴。放射治疗后,口唇干燥,咽喉肿痛,可以食用这些食物。"

一盘牡蛎肉。一盘海参。一盘鲍鱼。

张教授:"乌龟、甲鱼性滋腻。在患者发热、胃口不好时,最好不吃。"

乌龟在爬。甲鱼在爬。

李成:"莼菜配鸡丝煮汤,能促进病体康复。荸荠与海蜇同煮,能软坚化痰。"

莼菜和鸡丝入锅。莼菜鸡丝汤端给面黄肌瘦面的患者。

荸荠和海蜇入锅。荸荠海蜇汤烧好,端给咳嗽吐痰的患者。

张教授:"第四,坚持辨证论治的原则。这就要求我们具体情况具体分析。"

一位患者问:"我们胃癌患者应多吃些什么?"

张教授:"水果、大蒜、橘子、苹果、香蕉、生梨……"

一位面色苍白而消瘦的男患者说:"我患胃癌,四肢无力、腹痛、腹泻、怕冷,不想吃饭。饮食要忌些什么?"

李成:"忌食西瓜、蜂蜜、甲鱼等寒凉食品。"

一位中等身材的男患者走近张教授一侧坐下,伸出手让张教授切脉："我呢?"

张教授为他切脉,看舌苔,说:"你脉细弦,舌质红少苔,舌干燥,口干,属胃阴虚的胃癌患者,应忌食胡椒、韭菜、羊肉等香燥辛热的食品。"

充分展现那患者的舌质舌苔。

一位面黄肌瘦、皱纹满额的老妇人问:"我胃癌晚期,动了手术,出了不少血,身体虚弱,该吃些什么?"

李成:"可以吃莲子、薏米仁、红枣、豇豆、粉皮、青鱼等食物。"

展示实物:莲子、薏米仁、红枣、豇豆、粉皮、青鱼。

张教授:"如果体虚怕冷,可食羊肉、龙眼。胃热可食豆腐、白菜。肚子饱胀、消化不良,可吃山楂、枇杷、橘子、生姜、雪里蕻等。"

宰羊肉。剥桂圆壳。切豆腐。洗白菜。一盆盆山楂、枇杷、橘子、生姜片、雪里蕻……

一位边说话边呛咳的瘦小老头子说:"我今年 62 岁,年少时就爱吸烟,医生劝我戒烟,我不听,吸了 40 年。"

他吸烟——22 岁时身体还算健康。42 岁时,咳嗽不已。62 岁时,X 光片显示肺癌。

老头子说:"我真悔不该不听医生的话,现在得了肺癌,该忌些什么?"

张教授问:"烟还抽吗?"

老头子说:"不抽了。"

张教授:"对,戒烟好处多。你可用冬虫夏草炖鸭子。"

冬虫夏草装入鸭肚子放入锅中炖。

张教授:"如果神疲乏力,呼吸短促,心慌,脉软,属肺气虚,不宜吃寒凉食物;如果干咳少痰,心烦,少眠,脉细弦,属肺阴虚,不宜吃辛热食物;如果咳嗽多痰,痰呈白色,苔白腻,脉滑,属痰湿,不宜吃寒凉食品以及芋艿、山芋、肥肉等助湿生痰之物;如果咳嗽多痰,痰黄而稠,苔滋腻,脉滑数,属痰热,不宜吃热性及生湿助痰的食物。"

老头子又问:"我身体亏虚,该吃些什么?"

李成:"猪肺、白果、百合。"

猪肺切片。从袋中倒出白果、百合入锅煮汤。

张教授说:"你伸出舌头看看。"

老头子伸出舌头让张教授看,然后走回自己的座位。

张教授:"你舌质红,又体虚,可食黑木耳、白木耳、鳗鱼、淡菜、冰糖、蜂蜜等。"

一盆盆黑木耳、白木耳、鳗鱼、淡菜待加工。一瓶冰糖。一瓶蜂蜜。

一位年近70的老人问:"我吐的痰黄脓,又黄又厚又黏。"说罢吐了口痰入盂,张教授走近看了一下。

张教授说:"你可吃鲜藕、荠菜,也可泡服蚕豆花。"

鲜藕从荷塘中捞起。采摘荠菜。采摘蚕豆花。蚕豆花放入杯中,开水倒入,老妪饮蚕豆花茶,吃鲜藕片、吃荠菜。

一位腹大如鼓,面容憔悴的老妇人问:"我们肝癌患者的饮食,应注意点什么?"

张教授:"应多吃新鲜蔬菜和水果。"

李成:"如果脾虚腹泻,不宜吃寒凉食品;如果腹胀、胸闷,肝区隐痛,胃口差,属气滞,不宜吃山芋、花生米、红枣等;如果是湿热黄疸,不宜吃重油、重糖等热性、滋腻助湿的食品;如果口干、咽燥、舌红绛、舌干、无苔,不宜吃热性食品。"

那老妇人又问:"那吃些什么呢?"

李成:"体虚时,可吃薏米仁、赤豆、香菇。"

展示实物:薏米仁,赤豆,香菇。

李成:"上腹饱胀、胃口不好,可吃草头、鸡肫、鸭肫、金橘等,也可用陈皮、佛手、香橼等泡茶喝,还可吃陈皮饭、焦泡饭。"

饭桌上放着一盘炒草头,一盘红烧鸡肫、鸭肫。盘子旁放着几只金橘。陈皮、佛手、香橼放入杯中,冲入开水。一人兴趣盎然地品尝着,另一人将锅巴放入锅中,加水煮。那人边吃焦泡饭,边夹草头与鸡肫吃,吃后点头微笑。

李成："有黄疸时,可食用田螺、鲤鱼、草头。舌质红,可吃羊肺、丝瓜、西瓜和鸭。"

一盆清水中均是田螺。鲤鱼在蹦跳。鸭在河面上游。羊在河边饮水。丝瓜攀藤于河边。

那老妇人指着自己的大肚子问:"我腹水吃什么好呢?"

张教授:"吃粉皮、冬瓜、莴苣、鲫鱼、赤豆。"

展示食物,均用盘装:粉皮、冬瓜、莴苣、鲫鱼、赤豆。

一位 50 岁的山东妇女指着自己的前胸说:"我患食管癌,要注意什么呢?"

李成:"痰多有泡沫,不宜吃寒凉食品;痰多而浓、黄,不宜吃热性食品;胸背疼痛、舌有瘀斑,不宜吃过于滋腻而不消化的食品;口干、舌红、口水少而稠浓,不宜吃辛香燥热的食品。"

"当然可常吃些牛奶、韭菜、新鲜水果汁。疼痛可吃蕹菜。打呃作噎可食鹅血。"

食物展示:韭菜,橘子汁,菠萝汁,苹果汁,牛奶瓶,蕹菜。杀鹅颈滴血于碗。

山东妇女饮完牛奶,用手绢擦擦嘴说:"我懂了。这就叫到什么山上唱什么歌,一把钥匙开一把锁。这又叫什么……论资排辈。"

李成:"不,是辨证论治。"

张教授:"此外,还应注意:1. 滋腻食物不宜过量,以免降低食欲;2. 一日三餐不要雷同,既新鲜卫生,又丰富多样;3. 提高烹调技艺,做到色、香、味、形俱佳;4. 新鲜蔬菜与瓜果一般应常吃。"

李成:"今天咨询到此结束,欢迎下次光临。"

在优美的古典音乐声中淡出,再现肿瘤医院全景,肿瘤医院住院部和门诊部大楼。

(原载于 1990 年第 2 期《上海卫生影视》)

八、牛奶的妙用

牛奶,是营养价值高的保健品,其药用价值也颇大。

减肥:早晨空腹喝牛奶,可以增进肠胃蠕动,清胃通腑利于减肥。

美容:常用数滴牛奶擦手洗脸,可使皮肤光滑柔软、洁白娇嫩,富有弹性。

防治高血压:牛奶属高钙食物,它能使尿钠排出量增多,从而降低血压。

防治胃和十二指肠溃疡:常饮牛奶,就像在破墙上糊纸筋、涂石灰,起到保护作用,既养胃,又治胃病。

防治慢性支气管炎:据统计,每天吸烟一包以上的人群,不饮牛奶者的慢性支气管炎发病率为31.7%,而饮牛奶者则为11.5%。

催眠:常饮牛奶,可提高睡眠质量。

护齿:牛奶中的酪蛋白具有防龋作用。

护眼:用牛奶数滴滴眼,可治电光性眼炎。

疗伤:用牛奶浸泡烫伤、烧伤处,可止痛消炎。

通便:每天在牛奶中加入数汤匙蜂蜜饮服,可治疗习惯性便秘。

利胆:睡前常服一杯牛奶,可避免胆结石的形成。

健肠:酸牛奶中含乳酸菌,它能抑制肠道内腐败菌产生的病毒,对治疗肠炎有一定的疗效。

抗癌:酸牛奶中含有具有抗癌作用的维生素 A、C、D 和 B 族维生素,以及大量乳酸、矿物质钙等保护因子,尤其含有一种"阿纳缚尔"酶,可减轻癌症患者接受化疗、放疗后产生的不良反应。

排毒:用数杯牛奶灌肠,能使汞、砷等金属毒物沉淀,减少胃肠道吸收量,从而保护消化系统。

治胃出血:冰牛奶可止胃出血,还能中和胃酸,防止胃酸对溃疡的刺激。

防止骨质疏松:牛奶中含有丰富的钙质,自然是老年人补钙以防治骨质疏松的理想食品。

保健饮料:

1. 用牛奶、奶油、砂糖、蛋黄、香草香精等可制作美味可口的牛奶冰淇淋。

2. 用砂糖、淀粉、牛奶和香草香精等可制作牛奶冰。

3. 用牛奶、咖啡、白糖可制作咖啡牛奶。

4. 用牛奶、甜酒酿、白糖可制作奶酪。

5. 用冰茶汁与鲜牛奶、白糖可制作奶茶。

6. 用花生酱、鲜牛奶、白糖可制作牛奶花生糊。

牛奶的妙用实在多,这里就不逐一列举。若讲营养价值,酸牛奶则更为理想。

（原载于 1995 年第 7 期《康复》杂志）

九、药茶解暑热

火辣辣的太阳当空照,酌饮药茶暑热消,

价廉物美药味少,传统中药是个宝。

1. 菊银清凉茶　白菊花 10 克,金银花 10 克,青果 1 枚,胖大海 2 枚,薄荷 3 克。先以凉开水浸泡 10 分钟,再用沸开水冲泡 10 分钟,待凉后服用。该茶清肺热、利咽喉、止咳嗽。

2. 乌龙明目茶　乌龙茶 5 克,荷叶 5 克,枸杞子 10 克,焦决明 10 克,白菊花 10 克,番泻叶 10 克。冲泡法同上。此茶既清暑解热,又清肝明目,还泻火通便,有减肥降血脂之功效。适用于肥胖症、便秘、高血脂、目赤牙痛、妇女闭经或月经延后者。

3. 龙菊枸杞茶　龙井茶 5 克,杭菊 10 克,枸杞子 15 克。冲泡法同上。此茶能滋肝明目、疏风清热。适用于高血压、结膜炎、眩晕等。

4. 藿佩和中茶　鲜藿香叶 10 克,鲜佩兰叶 10 克,绿茶 5 克,大枣 5 枚,生姜 5 克,甘草 3 克。冲泡法同上。它能化浊祛湿、健脾和中。适用于中暑外感、上吐下泻、头痛鼻塞、神疲纳呆等症。

5. 玉茅茶　玉米须、白茅根各 15 克,绿茶 5 克。冲泡法同上。适用于鼻衄、尿黄而少、高血压、慢性肾炎等症。

6. 决明茶　焦决明若干。冲泡法同上。它能消暑解热、明目通便。适用于眩晕、便秘、血压偏高以及高温作业者。

7. 百合绿豆茶　百合 50 克,绿豆 25 克,绿茶 10 克。先将百合、绿豆用冷水洗净,浸泡半小时,再文火煎煮 20 分钟,加绿茶与少许冰糖,即可服用。能润肺止咳、清热解毒、消肿利尿、除烦止渴。适用于慢性支气管炎、口舌生疮、小便涩痛、色素沉着等症。

8. 山楂莱菔茶　山楂 20 克,莱菔子 10 克,陈皮 5 克。先用冷开水浸泡 1 小时,再用沸开水冲泡,温服之。适用于疰夏、疳积患者。

（原载于 1994 年 7 月《康复》杂志）

十、盐的功与过

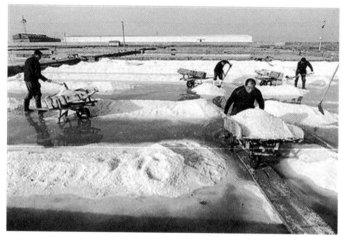

　　盐的主要成分是氯化钠,是维持人体正常渗透压的主要电解质。盐的最主要作用是维持人体水平衡、渗透压及酸碱度平衡,促使神经、肌肉在正常的生理状态下工作。因为食盐在液体中可分解为阳离子钠和阴离子氯,是一种电解质溶质微粒,它对水具有强大吸引力,因而是调解体内液体渗透压的重要物质。在正常生理状态下,人体血液的酸碱度 pH 值约为 7.4,呈弱碱性。盐为维持人体酸碱平衡作出了卓越贡献。若大量呕吐,过多丢失氯离子,会碱中毒;若大量腹泻,过多丢失钠离子,会酸中毒。盐里所含的氯也是生成胃酸的主要成分。人一旦缺盐,心脏就无法正常跳动,肌肉就会痉挛,四肢就会软弱无力,胃就会消化不良,诱发肠道感染等症。一句话,人离不开盐。

　　0.9%氯化钠溶液和血液的渗透压相当,用来补液较妥,故称生理盐水,以满足人体生理需要。生理盐水还可洗伤口,抗感染。食盐有杀菌、消毒作用,故可清洗伤口、含漱咽喉、涂擦脚癣患处。盐炒热后置于袋中,以热盐袋敷于患处,可治疗寒性腹痛及膀胱麻痹。唱歌前喝些淡盐开水,可防声音嘶哑;食物中毒,可用一些食盐炒后煎汤服以催吐;长期用淡盐水洗头,可减少脱发;夏季天热,一部分盐容易随汗液排出,若喝一些淡盐汤,可防中暑。

中医认为,食盐能和脾胃、消宿食、益肾脏、坚齿、明目、解食毒。人的细胞和组织液中,约含 300 克盐。成人每天食盐摄取量 6 克足矣。如若用盐不当,也会产生不良反应。据调查,日本北部的居民,吃盐每天平均 26 克,高血压患者占 40%。我国拉萨地区藏族同胞,患高血压病的比例居全国首位,这与他们爱吃盐茶有关。喜咸食的人,患食管癌的可能性比平常人高 12.3 倍。肾炎、心脏病、妊娠晚期水肿患者,本来排水、排钠功能就差,若再大量吃盐,则会加重病情。研究表明,高血压、动脉硬化、心肌梗死、中风及心脏病患者的增加,与过量吃盐密切有关。

因此,人不能长期过量吃盐。若有高血压家族史的人,每日食盐不要超过 6 克,肾炎患者应以淡食为主;食堂和饭店,菜要稍微淡些,为了照顾个体差异,可在餐桌上放一些盐和酱油。平时要多吃些蔬菜、水果等含钾多的食物。因为钾可以扩张血管,又能间接地调节人体内电解质平衡和升压物质的生成,从而抵消盐的有害作用。

为了您的健康,请合理用盐!

(摘自 1997 年第 4 期《康复》杂志)

十一、要减肥　先管嘴

——漫谈食疗减肥

肥胖者是指热量过剩、脂肪过厚、体重超标的人群。

肥胖可分为单纯性肥胖和继发性肥胖。单纯性肥胖是由于遗传、饮食、生活方式等引起。继发性肥胖是其他疾病继发所致。

中医认为肥胖的原因是：遗传；过食肥甘；脾肾虚弱；肝气郁滞；肺胃积热；活动过少；药物影响，特别是激素药；内分泌紊乱等。

肥胖对身体的影响和危害很大。肥胖会诱发慢性病，如高血压、冠心病、胆囊炎等。肥胖促使内分泌及代谢紊乱，如闭经、内分泌性阳痿等。肥胖也会给人带来心理伤害，如自卑、抑郁等。肥胖患者反应迟钝，易于感染，还容易发生关节疾病、皮炎、呼吸道疾病。肥胖会增加死亡率。

减肥的方法甚多，如节食、运动、吸脂、针刺、按摩、桑拿、经络导平、肉毒素注射、灌肠、红外灯理疗等。其中，节食与运动尤其重要，老百姓常说的"管住嘴，迈开腿"是十分正确的。世界卫生组织还提倡蛋白质与碳水化合物不要在同一时间吃，要间隔 1~2 小时。要减肥，先管嘴，是有科学根据的。

食疗减肥必须注意标本兼顾、补泻同用，根据不同类型，采取不同对策；少吃高脂肪的食物；少吃过咸、过甜的食物；少喝咖啡、浓茶；戒烟酒；主食要减少；多吃富含膳食纤维的食物；适当吃一点醋（如醋拌黄瓜）；尽量选择有利于减肥的食物和方剂。

荷叶、冬瓜及其皮、西瓜及其皮、黄瓜、山楂、绿茶、海蜇、燕麦、粗杂粮、大白菜、芹菜、萝卜、绿豆芽、竹笋、番茄、青菜、卷心菜、南瓜、茭白、四季豆、薏米仁、玉米须、魔芋、螺旋藻、决明子、茯苓、陈皮、玳玳花、海藻、甲壳素、月见草、苹果、梨、橘子、草莓、桃子、枇杷、奇异果、香蕉、菠萝等具有较好的减肥效果,建议肥胖患者在日常生活中有选择性地多吃一点。

这里介绍一些减肥的食疗方供大家参考。

1. 三花减肥茶 玫瑰花、玳玳花、茉莉花、川芎、荷叶各等份。将上述各味药切碎,共研粗末,用滤泡纸袋分装,每袋 3~5 克。每日 1 小袋,放置茶杯中,用沸水冲泡 10 分钟后饮用。具有宽胸理气、利湿化痰、降脂减肥之功效。玫瑰花性温味甘、微苦,润肠通便、润泽肌肤。玳玳花性平味甘、辛、微苦,消食化痰、行气宽中。茉莉花性平味甘、辛,化湿和中、理气解郁。川芎性温味辛,活血理气、祛风止痛、行气开郁。荷叶性寒味辛、微涩,健脾升阳、消暑利湿、散瘀止血,医家李时珍曾有"荷叶使人瘦"的论断,特别适合心情抑郁的肥胖者。

2. 雪羹萝卜汤 荸荠 30 克,白萝卜 30 克,海蜇 30 克。三者切碎块,文火煮 1 小时至三者均烂即可。清热化痰,利湿通便。荸荠性寒味甘,清热解毒、化湿祛痰、消食通肠。白萝卜性凉味辛、甘,消食化滞、止咳化痰、清热生津。海蜇性平味甘、咸,清热化痰、润肠消积。适合于便秘痰多之肥胖者。

3. 雪梨兔肉羹 兔肉 500 克,雪梨 400 克,车前草 15 克,琼脂 15 克。雪梨榨汁,车前草煎取汁 100 毫升。兔肉煮熟后,加梨汁、车前草汁及琼脂同煮,成羹后入冰箱,分次食用。能清热祛痰、利湿减肥。雪梨性寒味甘,清热润肺、止咳化痰、养血生肌。车前草性寒味甘,清热解毒、利尿祛痰。兔肉性凉味甘,健脾益气、止咳清热、凉血。适合于痰多、尿急、便血、消渴、倦怠的肥胖者。

4. 苹果胡萝卜汁 胡萝卜 4 根,苹果 1/2 只,甜菜根 1 个,生姜 1 片。上述各料洗净后一起放入榨汁机榨取汁液饮用,有健脾祛湿之功效。胡萝卜性平味甘,补肝明目、健脾通便、清热解毒。苹果性平味甘、微酸,健脾开胃、清热除痰、生津止渴。甜菜性平味甘,健脾保肝、消肿降脂。生姜性微温味辛,发汗解表、温中止呕、驱寒解毒。适合于感冒畏寒、纳呆、便秘的肥胖者。

5. 冬瓜烧香菇 冬瓜 250 克,水发香菇 50 克。将冬瓜切成小方块,香菇浸泡后切块。锅中加油烧热,倒入冬瓜、香菇及泡香菇水,同烧数分钟,加食盐等调味,至熟即可。冬瓜性寒味甘,清热利尿、消肿降脂。香菇性寒味微苦,润肤强身、保肝养胃、降脂降压。此食疗方有清热健脾之功效,适合于血脂、血压高,小便不利的肥胖者。

6. 龙眼莲子粥 莲子 50 克,桂圆肉 30 克,冰糖适量。将莲子去皮留心,磨成粉后用水调成糊状,加入沸水,同时放入冰糖、桂圆肉,煮成粥。每晚临睡前食 1 小碗,能补益心肾。莲子性平味甘、涩,健脾止泻、养心安神、益肾补气。龙眼性温味甘,益脾健脑。适合于心悸失眠、便溏头晕的肥胖者。

7. 冬瓜萝卜粥 萝卜 250 克,冬瓜 250 克,粳米 100 克。将上述各料一起加入适量的水后煮粥,能健脾减肥。

8. 燕麦片粥 燕麦片 100 克。锅内放水,水开时将麦片放入,煮至熟软。燕麦一定要煮熟。每日 1~2 次,能滑肠降脂、减肥。燕麦性凉味甘,充饥滑肠、降血脂。

9. 荞麦面 荞麦面 500 克。荞麦面加清水和面,做成面条、糕饼等面食。经常食用,能开胃宽肠、下气消积、降脂。

10. 茯苓饼 茯苓 200 克,面粉 100 克。茯苓研成粉末,与面粉混合,水调做饼烙熟。经常食用,能利水化湿消浮肿。《世补斋医术》记载,"茯苓一味,为治痰主药,"性平味甘、淡,可利水祛湿、健脾、养胃。

11. 魔芋豆腐 魔芋精粉 100 克,米粉、大蒜、米醋、食盐、香油各适量。魔芋精粉倒入沸水中,边煮边搅,点适量石灰水。待魔芋吸水膨胀后,拌入米粉,吸汁而成。冷却后呈白色,形似豆腐,切片或切丝,入开水锅焯一下,捞出,拌蒜、盐、醋、油即可。佐餐食用,能化痰祛瘀、降脂减肥。魔芋性温味辛,化痰去积、祛瘀消肿。魔芋为天南星科植物魔芋的地下球状块茎,原植物有毒,但加入石灰水并加热,毒性已去,可安心食用。

12. 凉拌绿豆芽 绿豆芽 500 克,姜、醋、盐适量。绿豆芽摘洗后,开水焯一下,捞出加姜、醋、盐拌匀即可。佐餐食用,能利水湿、消痰积。绿豆芽性寒味甘,其性疏利,能清热解毒、利水消肿。

13. 凉拌三皮 西瓜皮200克,黄瓜皮200克,冬瓜皮50克。西瓜皮刮去蜡质外皮,冬瓜皮刮去绒毛外皮,与黄瓜皮一起在开水锅内焯一下,待冷后切成条状,用少许盐、味精拌匀。佐餐食用,能清热利湿、减肥。三皮皆性寒、凉味甘,有清热利湿、疏通三焦的作用。三皮合用,利湿减肥。

14. 白煮鲤鱼 鲤鱼1条,橘皮20克。鲤鱼洗剥干净后放入锅内,加清水、橘皮、葱、姜、酒、盐,煮沸后去浮污,加盖炖至鱼肉熟烂、汤汁呈乳白色。佐餐食用,健脾理气、利水减肥。鲤鱼下气利水,橘皮健脾理气、通畅气机。适合于水湿内停型肥胖。

15. 荷叶饮 鲜荷叶30克,以叶大、完整、色绿、无斑点为佳(若无鲜叶,干品取10克即可)。荷叶洗净,撕成碎片,入瓷杯中,开水浸泡15分钟即可代茶饮用。也可与绿茶相配。荷叶性平味苦、涩,有清暑利湿、升阳散瘀、减肥之功效。

16. 玉米须茶 玉米须适量。晒干,切碎。每次3克,冲热水代茶饮。玉米须性平味甘,利尿、利胆、泻热、降压、减肥。

17. 金冬玫饮 郁金10克,冬瓜皮20克,玫瑰花6克,冰糖适量。将郁金加水煎汤,加入冬瓜皮、玫瑰花,水开后再煎煮1~2分钟,最后加入红糖和匀即可。代茶饮,能活血通络、理气散瘀。郁金性凉味辛、苦,行气凉血。冬瓜皮性微寒味甘,利水消肿。玫瑰花性平味苦、甘,疏肝解郁。三物共用,可活血、理气、减肥。

18. 莱菔子粥 莱菔子10克,粳米100克。莱菔子炒香后研末。粳米煮开后加入莱菔子末,共煮成粥。每日1~2次,能健脾利湿、祛痰化浊、通便。莱菔子性平味辛、甘,消食导滞、降气化痰。

19. 茯苓粥 茯苓15克,粳米100克。茯苓煎煮后取汁,加入粳米煮粥。每天1~2次,有健脾益气、利湿减肥之功效。茯苓性平味甘、淡,健脾化湿、减肥。

20. 周氏减肥茶 荷叶10克,薏米仁10克,枸杞子10克,焦决明

10克,白菊花10克,山楂10克,番泻叶3~10克(若大便正常,用3克;大便难解,用6克;严重便秘,用10克)。以上各味材料先置于砂锅冷水中浸泡1小时,武火煎开,再文火一刻钟,即可服用。一日数次。荷叶性平味辛、微涩,泻火排毒、降脂降压、凉血止血、升发清阳,是李时珍推荐的减肥良药。薏米仁性凉味甘,健脾祛湿、消肿润肤、通便利尿。枸杞子性平味甘,益精明目、滋补肝肾。决明子性微寒味甘、咸、苦,润肠通便、清肝明目。白菊花性微寒味甘,养肝明目、清心补肾、健脾和胃、润喉生津。山楂性微温味酸、甘,消食积、散瘀血、健脾和胃。番泻叶性寒味甘、苦,泻热行滞、通便利水。此方适合于广大肥胖者,特别是便秘、高血脂、异常肥胖者。笔者曾专门从事减肥治疗两年,这是经验方,减肥屡屡奏效。

(原载于2018年第5期《科学生活》杂志)

十二、让黑头发飘起来

——谈食疗护发与美发

(一) 头发健美的标准

中医学认为,肾藏精,其华在发,发为血之余。东方人发美的标准是:发黑而有光泽,发粗而密集,发长而秀美,不易脱落。若未老而发灰白、枯焦、稀疏、脱发、谢顶等,为肾亏,属病态。

头发健美的标准是:清洁整齐,没有头屑;光泽柔润,富有弹性;粗细适中;疏密匀称,发干与发尾一致;头发乌黑,没有杂色。

(二) 影响头发健美的因素

1. **遗传因素** 若父母及其家族成员头发早白,其后代多早白。

2. **脏腑功能** 头发与肾、脾、肺关系特别密切。肾藏精,为先天之本,肾华在发。脾为后天之本,为气血生化之源。头发的滋养,要靠脾胃运化水谷之精微。脾失健运,则气血亏,头发易脱、易折。肺主皮毛,肺气纳吐调和,则发美色正。肝藏血,肝血盛则发美。

3. **年龄因素** 中老年头发渐渐枯萎、灰白。

4. **心理因素** 喜、怒、忧、思、悲、恐、惊七情过于猛烈,都可引起头发的变化。喜伤心,怒伤肝,忧悲伤肺,思伤脾,恐伤肾。例如,春秋时期伍子胥为担忧秦国灭亡而一夜发白。

5. **饮食因素** 若营养不良,偏食厌食,饮食无常,都会影响发质。

另外,染发、烫发和化疗都会对头发产生或多或少的损伤。

（三）食疗护发与美发

在以上因素中，最能人为干预的就是饮食因素。所以，食疗护发、美发的要点如下：饮食进补，以补肾为主，健脾疏肝，益气养血，祛风活血；食物多样化而全面，满足机体营养需求；饮食清淡可口，易于肠胃消化吸收，忌油腻、高脂肪、偏食厌食、烟酒。

生活中比较常见的护发、美发食物有黑芝麻、核桃仁、大麦、首乌、莲藕、猕猴桃、桑葚、扁豆、黑豆、鲍鱼以及动物的骨髓、肝、肾等。

下面介绍一些健美头发的方剂，供大家参考。

1. **美容养颜乌发粥**　黑豆、黑芝麻、黑米、红豆、生薏米、高粱米、黄冰糖（或红糖）各 5 克，葡萄干 4 克，桂圆肉 4 克，百合干 2 克，干莲子 2 克，枸杞子 2 克，红枣 4 克，花生仁 4 克，核桃仁 4 克，杏仁 2 克，栗子干 2 克，淮山药 4 克。把所有食材放入高压锅，搅和均匀。一定要多放一点水，豆子和米都比较吸水，如果水放少了，煮出来的成品就类似干饭。煮熟出锅，每天吃一小碗，记得淋上一小勺蜂蜜。此粥补肾益肝、养心健脾、祛湿和中、乌发护发。

2. **排骨海带汤**　排骨 250 克，水发海带 100 克，黑芝麻、葱、姜、白胡椒粉、精盐、味精、香油、醋各适量。海带浸泡 15 分钟，去盐去沙，切成菱形块。姜去皮，切丝。排骨切小块，入沸水中焯出血沫。在砂锅内加水后武火烧开，转文火熬煮 2 小时，待肉汤飘香变成白色后，加入海带片后即可调味食用。汤汁乳白，鲜醇酥烂，美味可口。海带含有丰富的碘和钾，与芝麻同食，可美容美发，抗衰老，并对血液有净化作用。猪排骨提供人体生理活动必需的优质蛋白质、脂肪和钙质，尤其是排骨汤中丰富的钙质可维护骨骼、毛发健康。

3. **蜀椒膏**　糯米粉 500 克，花椒 10 只，杏仁 20 克，熟地 20 克，黄酒适量。熟地在黄酒中浸泡一夜取出，与杏仁同研如膏。花椒炒香，研末。将糯米粉、杏仁、熟地、花椒、食盐放在盆中，加清水和面，上屉蒸熟，切成小块。每日吃 2～3 块，经常食用能温脾胃、补阴阳、乌须发。花椒味辛性温，能温脾益肾，补下焦命门。熟地性微温味甘，补血滋阴、益精填髓。杏仁性微温味苦,润肺美白。糯米粉性温味甘,健脾益气。该方剂补而不腻,可以收到很好的护发美发效果。

4. **芝麻枣膏** 芝麻、大枣各 500 克。芝麻炒香,研末。大枣去核,切碎,锅中加水,武火煎开,文火煎熬至黏稠如膏。最后加入芝麻搅匀,待冷装瓶。每日 2 次,每次 1 汤匙,开水冲调。能补肝肾、健脾胃、乌发养发。芝麻性平味甘,补益肝肾。大枣性温味甘,健脾益气。肾充脾旺,则发黑,延年益寿。

5. **桑葚汁** 桑葚 500 克。洗净捣烂,用纱布滤汁。每日 2 次,每次 30 毫升。滋阴凉血,乌发生发。桑葚性寒味甘,益血除热,为凉血补血益阴之品。适用于肝肾不足导致的须发早白、发脱目眩、遗精者。

6. **芝麻核桃糖** 芝麻 50 克,核桃仁 30 克,红砂糖 500 克。将核桃仁切碎,与黑芝麻一起炒熟。砂糖放入锅内,加清水文火熬至稠厚,加入核桃仁、黑芝麻,拌匀后停火,趁热将糖倒在表面涂过食用油的大搪瓷盘中,稍稍冷却后将糖切成小块。经常食用,能补肾健脑、乌发养发。黑芝麻性平味甘,补肾、滋养阴血,"疗皮燥发枯"。核桃仁性温味甘,温补阳气,"润肌黑发"。

7. **首乌蛋** 首乌 30 克,鸡蛋 2 只。将首乌、鸡蛋加清水同煮,至蛋熟后捞出,剥去蛋壳后再回锅煮 10 分钟,加盐即可食用。每日 1 次,能补益肝肾、乌发延年。《本草纲目》指出首乌"能养血益肝,固精益肾,健筋骨,乌鬓发,系滋补良药,不寒不燥,功在地黄、天门冬之上",与滋阴润燥的鸡蛋同食,效果更佳。

(原载于 2018 年第 6 期《科学生活》杂志)

十三、要健脑 问食疗

——远离健忘

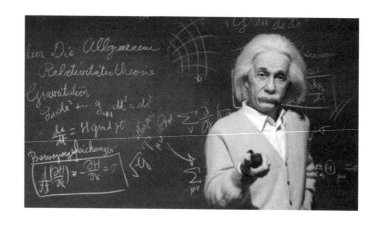

（一）健忘的病因

健忘就是大脑的思考能力（检索能力）出现障碍，以记忆力减退、遇事易忘为主要表现的疾病。

健忘多因先天不足、肝肾阴虚、心脾亏损、精气不足、痰凝血瘀等所致。大脑皮层记忆神经出现问题，如脑肿瘤、脑萎缩、脑外伤、脑炎等。其他如内分泌功能障碍、思虑过度、营养不良、煤气或酒精中毒、吸烟酗酒、乱服药物等，也会损害大脑而造成健忘。人的最佳记忆力出现在20岁前后，25岁前后记忆力开始下降，老年人健忘更是司空见惯，年龄越大记忆力越差，可见年龄是健忘的重要因素。

一旦察觉到自己的记忆力状况发生明显变化，就必须要去医院接受医生的专业诊治。在日常生活中，多吃一些鱼、大豆、玉米、小

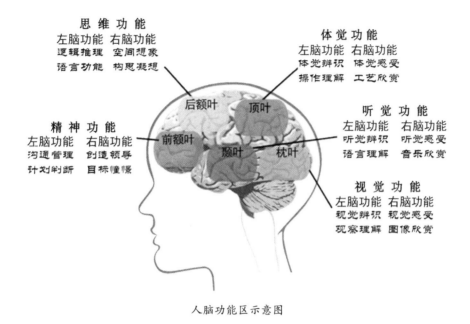

人脑功能区示意图

米、花生、菠萝、菠菜、油梨、木耳、柑橘、黄花菜、辣椒、胡萝卜、葡萄、蓝莓、杏、南瓜、卷心菜、鸡蛋、牛奶、芝麻、葵花籽、核桃等食物,对安定情绪、防止细胞衰老、治疗失眠、增强记忆力大有好处。

(二)健脑的食疗方

下面给出一些健脑的食疗方,以飨各位读者。

1. 柏子仁炖猪心　柏子仁 15 克,猪心 1 个。将猪心剖开洗净,将柏子仁放在猪心内,置入锅中,隔水蒸,以猪心蒸烂为度,食心饮汤。适用于心慌、健忘、失眠多梦者。

2. 龙眼酸枣饮　龙眼肉 15 克,酸枣仁 6 克。泡开水一杯,晚上当茶饮用。适用于记忆力减退伴有睡眠不宁、心慌、心悸者。

3. 芝麻核桃粥　黑芝麻 50 克,核桃肉 100 克。捣碎,与适量大米共煮成粥。经常食用,有补肾健脑之功。

4. 核桃龟肉煲　核桃仁 30 克,乌龟 1 只,枸杞子、杜仲各 10 克,陈皮 15 克,带骨猪肉 200 克,黄芪 20 克,生姜、盐、味精、料酒适量。乌龟去头、爪、内脏,清理干净后切成 2 厘米大小的块待用。带骨猪肉洗净后放入沸水中焯水捞出清洗，切成小块备用。黄芪、枸杞子、杜仲清洗干净后制成药袋。砂锅中放入猪肉、龟肉，大火煲开后除去浮沫，然后放入药袋、陈皮、核桃仁、生姜、料酒。煮沸后改为小火慢炖，直到龟肉烂熟，最后加盐、味精调味即可食用。该食疗方可延缓大脑衰老，改善记忆力。

5. **花生大蒜排骨汤**　花生米 100 克，排骨 200 克，大蒜、姜丝适量。花生米、蒜去皮清洗干净，排骨洗净后切开，焯水后捞出备用。锅中加入适量的水，放入所有食材，大火煮开后改为小火慢炖 2 小时，最后加盐即可食用。花生富含卵磷脂和脑磷脂，能缓解脑功能衰退，防治脑血栓形成，常吃有助于提高记忆力，缓解健忘症状。

6. **紫菜胡萝卜汤**　紫菜 10 克，胡萝卜 1 根，鲜草菇 150 克，姜、香菜适量。草菇、胡萝卜、香菜洗净，胡萝卜切片，香菜切末，紫菜用清水泡发后洗净沥干。取锅开火，加入适量的清水，放入所有食材，待煮熟后再放入香菜，然后加盐、味精适量调味即可。紫菜是一种营养丰富的海产品，其中的胆碱含量很丰富，具有提高记忆力的功效。而胡萝卜中的胆碱含量也较丰富，与紫菜搭配煮汤，能有效改善健忘症状。

7. **茼蒿鱼头汤**　鲜茼蒿 250 克，鳙鱼头 1 个（约 250 克），生姜片、植物油、味精、食盐适量。先把鳙鱼头去鳃洗净，用刀剖开。炒锅上火，放入植物油加热，再放入鳙鱼头煎至微黄色。然后在砂锅内加水适量，用大火烧开，放入鳙鱼头、生姜片，用中火继续煲 10 分钟，再放入茼蒿、食盐、味精即可食用。此汤补益肝肾、健脑益智。适用于肝肾不足、虚风上扰所致眩晕头痛、记忆力减退、失眠等。

8. **猪骨生姜汤**　黄精 30 克，玉竹 30 克，决明子 9 克，川芎 3 克，猪排骨 300 克，猪瘦肉 100 克。将黄精、决明子、川芎煎汤，取汁备用。猪排骨洗净剁块，猪肉洗净切片。将猪排骨、猪肉、生姜、蒜末共放入陶瓷煲中煮沸，去泡沫捞取生姜、蒜末，再加入备好的药汁，用小火煨炖 30 分钟，加入料酒、酱油、食盐、味精拌匀即成。此汤补脑安神、调和气血。适用于脑力不足、病后虚弱、头晕目眩、失眠、健忘、疲倦乏力等。

9. 红枣莲子粥　红枣 15 枚,莲子 20 克,粳米 150 克,红糖适量。将红枣、莲子洗净放入锅中加水煮。取汁与淘洗净的粳米,煮成粥后加入适量红糖,即可服用,每日服 2 次。适用于心血亏虚、心火偏亢者。

10. 藕粉红枣粥　藕粉 100 克,红枣 15 枚,大米 100 克。先将红枣加水适量,煮后去核取汁,和淘洗净的大米加适量清水煮粥。藕粉用冷开水调开,待米粥变稠时倒入,边倒边搅,不使粘底即可。适用于心悸头晕者。

11. 黄豆核桃炖鱼头　淡水鱼头 250 克,核桃仁 25 克,黄豆 50 克,食盐适量。将鱼头劈开、洗净,加适量清水,与核桃肉、黄豆同炖 1.5 小时。加食盐调味后即可食用,一日 1 次,连用 10 天。可健脑养脑,提高记忆力。

12. 银耳大豆红枣鹌鹑蛋羹　银耳 15 克,大豆 100 克,红枣 5 枚,鹌鹑蛋 6 枚。银耳用清水泡发 20 分钟,洗净后撕成小块。鹌鹑蛋煮熟后去壳。在锅内加入适量清水,将大豆、红枣与银耳一同放入锅内,文火炖至烂熟,起锅前再加入鹌鹑蛋。稍煮片刻后,根据个人不同口味,可适当加入少许盐或白糖调味。每日 1 次,可常服食。此羹补脑益血、滋养脾肾。

13. 柿饼红枣桂圆蜜饯　柿饼 100 克,红枣 30 克,桂圆肉 15 克,党参 25 克,黄芪 25 克,山药 30 克,莲子 25 克,陈皮 10 克,蜂蜜、红糖适量。柿饼切 4 瓣,莲子去皮、心,党参、黄芪捣碎,鲜山药去皮后切片。将上述原料装入瓷罐中,加入适量红糖、蜂蜜和少量水,上锅用文火隔水蒸 2~3 小时。每日食 2~3 次,每次 1~2 匙,可常服食。此方适用于心悸、失眠、神疲乏力、气血两虚的患者。糖尿病患者慎用。

14. 山楂首乌熟地炖猪脑　山楂 30 克,首乌 20 克,熟地 30 克,猪脑两具。将猪脑剔去血筋,同上述三味药材放入砂锅中,加适量清水,锅盖盖严,文火慢炖。炖至熟烂后,加入少量食盐、味精调味,饮汤吃肉。每周可服食 1~2 次,可经常服用。此方补肾活血、益脑安神。适用于健忘失眠、头晕心悸、耳鸣眼花、精神萎靡、腰膝酸软、夜尿频多或遗尿等症患者。

15. **核桃枸杞山楂汤** 核桃仁 50 克,枸杞子 30 克,山楂 30 克,菊花 12 克,白糖适量。将核桃仁洗净后,磨成浆汁,倒入瓷盆中,加清水调匀。山楂、菊花洗净后,水煎两次,去渣取汁 1 000 毫升。将山楂、菊花汁同核桃仁浆汁一同倒入锅内,加白糖搅匀,置火上烧至微沸即成。代茶常饮,连服 3~4 周。此方补益肝肾、明目消食,增强记忆力。

除了接受医院正规的诊疗、日常生活注意食疗之外,平时还要养成科学合理的生活习惯。

第一,远离烟酒。酒精和尼古丁会使神经细胞受到麻痹、破坏,加速记忆力丧失。人到中年还有吸烟习惯,记忆力受损更加明显。

第二,加强体育锻炼。

第三,注意劳逸结合,保证充足的、良好的睡眠,确立健康的生物钟。一般连续学习 1~1.5 小时后要停下来让脑子休息片刻。

第四,要摸索一些适合自己的记忆方法。先理解,后记忆;反复学习;及时复习;经常回忆;读、想、视、听、相结合;运用多种记忆手段,如编写顺口溜、画示意图等,要科学用脑。

第五,勤于用脑。"用进废退"是生物界发展的一条普遍规律,大脑亦是如此。勤奋的工作和学习往往可以使人的记忆力保持良好的状态。

第六,控制七情,保持良好情绪。

最后,尽量少用药,特别是镇静药和安眠药,即使要用药也必须在专科医生的指导下合理选用。

(原载于 2018 年第 8 期《科学生活》杂志)

十四、孕妇饮食需谨慎

（一）重视孕妇饮食保健的意义

妊娠期妇女的生理现象十分特殊,常易头晕、厌食、择食、倦怠思睡、口淡欲呕等。妊娠,是胎儿在母体内生长发育的过程。胎儿全靠母亲气血滋养。孕妇一个人要吃两个人的饭,故特别要注意合理的、充足的营养。孕妇营养不良,会影响胎儿的发育,会导致流产、早产、死胎、胎儿畸形以及胎儿出生后发育不良、体重减轻、抵抗力减弱、多病等。因此,重视孕妇的饮食保健,对优生、优育有重要意义。

孕妇能随便吃东西吗？回答是不能。为了自己,也为了下一代,必须慎之又慎。妊娠分为早期、中期和后期,各期饮食分别有侧重点,要具体情况具体分析,不能千篇一律。

（二）妊娠早期饮食

孕期前三个月称妊娠早期,其生理现象为恶心、呕吐、厌食、偏食等。若强烈的呕吐感导致无法进食,会影响胎儿发育,必须进行饮食调养。采取少量多餐,饮食宜清淡,易消化,可吃些酸味水果,而不宜吃腌制之菜。

介绍两个止呕良方。1. 鲜柠檬、甘蔗、青橄榄、猕猴桃、苹果等切碎,捣烂榨汁,加少量白糖。这些果品既能生津和胃,增进食欲,又能降逆止呕。若加少许生姜汁,效果更好。2. 将生姜切碎,加入粳米粥或糯米粥,可温中和胃、降逆止呕。

蛋白质是生命的基础。在妊娠早期,孕妇要适当补充蛋白质,如瘦肉、鱼、家禽、乳、蛋、豆及其制品,确保胎儿各器官形成及大脑的发育。可以将动、植物蛋白质混合食用,如土豆烧牛肉、肉片烧豆腐等。

(三) 妊娠中期饮食

怀孕 4~7 个月为妊娠中期,胎儿生长发育加快,每天增重 10 克,营养需求增多,饮食要多样化,应多吃些蛋白质和碳水化合物。同时,要注意补钙,这有助于胎儿牙齿、骨骼的发育,也可防止孕妇腰腿酸痛、小腿抽筋、掉牙。还要适当补铁,如适量食用一些猪肝、鸡鸭血、蛋黄等,或服铁剂。还应补充多种维生素,多数维生素不能由人体合成,只能由食物供给。含有丰富维生素的食物有动物肝脏、鲜枣、木耳、紫菜、核桃仁、牛奶、牡蛎、菠菜、白菜、胡萝卜、芹菜、海带、海鱼、海虾等。

妊娠中期孕妇体重和腰围增大,为了减轻腰痛、四肢酸楚,可用刀豆、猪腰、鸡蛋、肉骨头熬汤饮用。适量饮用蜂蜜水,既补中益气,又润肠通便,缓解妊娠期部分孕妇产生的便秘症状。也可用茭白炒芹菜食用,可防治妊娠高血压及大便秘结。

孕妇应避免大量进食不宜消化、容易胀气的食物,如荞麦面、白薯、高粱、糯米制品等,以免伤及肠胃。

(四) 妊娠后期饮食

妊娠 7 个月后,称为妊娠后期,胎儿增重加快,大脑细胞激增,是保障孕妇营养充足的关键阶段,要注意分量充足、合理均衡的膳食。孕妇在妊娠后期每天要摄入足够的牛奶、鸡蛋。孕妇此时容易缺铁,宜多吃瘦肉、禽、鱼和动物肝脏。为了强化胎儿骨骼,要重视适当补钙,增加含钙乳制品或食品的摄入,并多晒太阳,还可服用钙片。注意,妊娠后期应该少喝茶和含有咖啡因的饮品。

妊娠后期孕妇容易产生下肢水肿、肥胖、便秘症状。可以食用一些祛瘀消肿的食物,如各种豆类(如用红小豆、黄豆、黑豆煮汤);也可把这些豆类与白鸡、青雄鸭同煮,补益气血,利水消肿;或可用茭白煎水代茶饮,可防治妊娠水肿。并注意少食高热量、高糖、高脂肪、高盐食物。

(五) 孕妇饮食其他注意事项

1. **饥饱适中** 无大饥:若营养不足,会造成孕妇气血不足,胎儿先天发育不良。无甚饱:饮食过多,会导致孕妇肥胖,胎儿过大,分娩困难,容易出现一些并发症。

2. **慎食泻下、活血等食物** 凡是泻下、滑利、祛痰、活血、散气的食物均需慎用。

3. **不宜过食生冷、肥甘、辛辣之品** 生冷之品会损伤脾胃,使寒气内生,造成腹痛、腹泻等。甜腻厚味之品可助湿生痰化热,使胎儿过于肥大,孕妇难产。辛辣食品会使孕妇胃肠燥热、便秘、痔疮下血,胎儿热毒内生,出生后目赤,大便干燥。

4. **戒烟酒** 严格戒烟酒,限制喝茶和含有咖啡因的饮料。

5. **饮食全面** "五谷为养,五果为助,五畜为益,五菜为充,气味合而服之,以补精益气"。孕妇以粮食为主体滋养人体,以水果为辅助,以禽畜鱼为补益,以蔬菜为补充,不可偏食以及过量食用某种食物。

总之,为了孕妇及下一代的健康,孕妇的食物选择和饮食习惯,必须科学、多样、合理、谨慎。在妊娠期间如果出现任何不适症状,请及时就医。

(原载于 2018 年第 10 期《科学生活》杂志)

十五、泄泻的饮食调理

泄泻,表现为大便增多、不成形、稀薄,或呈水样,或烂溏而臭。大便溏薄者为"泄",大便如水注者为"泻"。急性或慢性肠炎、胃肠道功能紊乱、消化不良、过敏性结肠炎、溃疡性结肠炎、肠结核等都会出现上述症状。夏季、秋季多见。

急性泄泻常因进食生冷不洁食物,或受寒湿暑热外邪侵害,使胃肠运化与传导功能失常所致。慢性泄泻的原因往往由于脾胃素虚;或久病气虚,中焦无以健运;或肾阳虚弱,命门火衰,无以腐熟水谷,形成五更泻。

泄泻者可以多食用以下食物:干姜、羊肉温中;糯米和中;红枣、白术、淮山药、扁豆健脾;山楂、神曲消食;薏米、车前子、藿香、赤小豆祛湿;赤石脂温肾阳;黄连清热。

下面针对寒泻、湿泻、热泻、伤食泻、脾肾虚泻等情况,介绍几种饮食调理方法以飨读者。

(一)寒泻

肠鸣腹痛,喜按喜暖,肢冷畏寒,大便溏薄或水泻,苔薄白或白腻,饮食宜温中散寒。

1. **干姜粥** 茶叶60克,干姜30克。将2味共研为末,和匀,每次服用3克,每日2~4次,开水冲泡,代茶徐饮。阴虚火旺者及孕妇不宜食用。

2. **艾叶蛋** 鲜鸡蛋2只,艾叶数片。用艾叶将鸡蛋包好,放灶火内煨熟,去壳食蛋。

3. **赤石脂面** 赤石脂、云母粉各 15 克,面粉 150 克。将赤石脂研成细粉,与云母粉、面粉加水和匀,做成面条,加盐醋椒葱调味,分 2 次食用。适用于肾阳虚的泄泻,如五更泻。

4. **胡椒鸡蛋** 鸡蛋 1 只,胡椒 7 粒,烧酒适量。鸡蛋打 1 小孔,将打成粉的胡椒放入蛋中,用面团堵住小孔,壳外用湿面粉团包裹 3～5 毫米厚,入木炭火中煨熟后去面、壳。每次服 1 枚,空腹食,烧酒送服。

5. **益智仁粥** 益智仁 5 克,食盐少许,糯米 50 克。益智仁研细末,糯米淘洗净,加水煮成稀粥,调入益智仁末,加食盐少许,稍煮片刻,待粥稠停火。早晚温热食。凡温热者或阴虚血热者忌服。

(二) 湿泻

大便多而清稀如水,脘腹胀满,舌苔胖嫩且边有齿痕,脉濡细,饮食宜健脾利湿。

1. **山药扁豆糕** 山药 200 克,鲜扁豆 100 克,红枣 500 克,陈皮 50 克。山药洗净去皮,切成薄片;枣肉、鲜扁豆捣碎;陈皮切丝,同置盆内,加水调和,制成糕坯,上笼用旺火蒸 20 分钟。早晚餐食用,每次 50 克。

2. **山药蛋黄粥** 山药 50 克,鸡蛋黄 2 只。将山药研粉过筛,和水适量,煮 2～3 沸,入蛋黄煮作粥。空腹食用,每日 3 次。

3. **牛肚薏米汤** 牛肚 500 克,薏米 120 克。牛肚用热水洗,刮净表面黑膜,加水煮成八成熟时,再入薏米煮成汤,捞出牛肚切片,饮汤食牛肚。

4. **白术粥** 白术 30 克,白米 30 克,薏米 15 克,白糖适量。先将白术水煎取汁,去渣,后入白米、薏米,同煮成粥,加糖调食。

5. **红枣糯米粥** 山药粉 12 克,薏米 15 克,荸荠粉 3 克,大枣 15 克,糯米 75 克,白糖 75 克。先将薏米洗净,加水煮至裂开时,放入糯米、大枣共煮至烂,撒入山药粉,边撒边搅,煮 20 分钟,再撒入荸荠粉,搅匀后停火,加入白糖,分 3 次服食。

（三）热泻

便色黄褐或黄绿,臭浊,肛门灼热,舌苔黄腻而厚,脉濡数或滑数,饮食宜清热利湿解毒。

1. 车前子饮　车前子 30 克,粳米米汤适量。车前子用纱布包好,加水 500 毫升,煎至 300 毫升,去药包,加米汤,分 2 次温服。

2. 瓜叶饮　鲜黄瓜叶、白糖各适量。将鲜黄瓜叶水煎 1 小时,去渣,加白糖调服。

3. 竹笋米粥　鲜竹笋(剥皮切片)1 只,粳米 100 克,将二味煮粥,每日 2 次。

4. 米醋蒸豆腐　豆腐 150~200 克,米醋 50~80 毫升,植物油、精盐适量。豆腐用油煎香,加盐少许,倒入米醋,上笼蒸熟,服食。

（四）伤食泻

完谷不化,酸臭,脘腹痞满,不思饮食,舌苔厚腻或垢浊,脉滑,饮食宜消食导滞、健脾和胃。

1. 萝卜粥　萝卜 50 克,粳米 100 克。将萝卜洗净切成小块,与粳米加水,如常法煮成粥服食。

2. 山楂神曲粥　山楂 30 克,神曲 15 克,粳米 100 克,红糖 6 克。将山楂、神曲捣碎,入砂锅煎取药汁;粳米淘净,入砂锅加清水煮开后,再倒入药汁煮成稀粥,加红糖。

3. 马兰莱菔子汤　鲜马兰(全草)60 克,莱菔子 15 克,焦米(粳米炒焦)10 克。将鲜马兰草洗净,与莱菔子、焦米水煮,取汁饮汤。

4. 苹果山药散　苹果 300 克,山药 300 克。苹果与山药一起研为碎末。每次服 15~20 克,加白糖适量,温开水送服。

5. 炒扁豆淮山粥　炒扁豆 60 克,淮山药 60 克,大米 50 克。炒扁豆、淮山药洗净,大米淘洗干净,加水适量共煮成粥。

6. 神曲粥　神曲 10~15 克,粳米 100 克。将神曲捣碎,加水适量煎汤,去渣后放入粳米,再加水同煮成粥(本粥不宜久煮)。每日早晚温热顿服。

7. 消化散　山楂 30 克，苍术 10 克，广木香 5 克，粳米或山药适量。将前 3 味共研为细末。每次食 6~10 克，与粳米或山药煮汁送服，每日 3 次。

（五）脾肾虚泻

大便清冷，四肢不温，舌淡苔白，脉沉细，饮食宜益肾健脾止泻。

1. 山药羊肉粥　鲜山药 500 克，羊肉、糯米各 250 克。羊肉去筋膜，洗净切碎，与山药同煮烂，捣成泥，下糯米，共煮为粥。早晚餐温热服食。

2. 红枣山药粥　红枣 15 枚，山药 250 克，粳米 100 克，白糖、醋各适量。红枣用沸水泡发后，去核切丁，山药去皮切丁，将双丁加醋浸半小时，煮大米至粥将成时，调入双丁再焖煮 20 分钟即成。

3. 补脾粥　糯米 200 克，山药、赤小豆各 50 克，芡实、薏米各 25 克，莲心 10 克，大枣 10 枚，白糖适量。山药去皮切丁，芡实、薏米加水先煮，再下余料，所有食材用小火焖至稠烂。服用时调入白糖。

泄泻急性期进食淡米汤、面汤、果汁、茶水；好转时转为少油、少渣半流质食物，如细挂面、稀粥；泄泻止后加蛋羹、新鲜瘦肉末、菜泥软饭。慢性泄泻时要加食有健脾作用的食品，如山药、扁豆、肝、蛋等。忌油腻厚味、生冷瓜果、辛辣及坚硬难消化之食物。

注意饮食卫生，不暴饮暴食，不吃腐败变质食物，不喝生水等。泄泻患者饮食要清淡易消化，不宜吃甜、冷、肥腻的食物。某些食物进食后会引起泄泻，应忌食。

（原载于 2019 年第 2 期《科学生活》杂志）

十六、便秘及其饮食调理

便秘,即大便干燥、排便困难、秘结不通,维持时间超过两天以上,它是多种疾病的症状。便秘分虚实。实证经常2~7日大便一次,大便燥结难下,有热邪壅结型与气机瘀滞型。虚证有津液不足型与阴寒凝结型(称为冷秘)。

为何会便秘呢? 偏实者——素体阳盛,嗜食辛辣厚味,导致肠胃积热;或邪热内燔,津液受灼,肠燥而腑气不通;或因情志不畅,气机瘀滞,津不敷布,大便不定时,肠腑传导失常而致便秘。偏虚者——病后、产后,气血未复;或年迈体衰,气血亏耗,气虚则传运无力,血虚则肠失润下;或下焦阳气不充,阴寒凝结,肠道腑气受阻,导致便秘。经常便秘的人可以有选择性地多食用以下食物。

1. **番薯** "凉血活血,宽肠胃,通便秘,去宿瘀脏毒。"慢性便秘者食之尤宜,适宜大便燥结的人服食。

2. **芝麻** 润肠通便。适宜肠燥便秘的人服食。

3. **香蕉** 清热、润肠、解毒。适宜热性便秘和习惯性肠燥便秘的人服食。

4. **甘蔗** 清热、生津、润肠。适宜热性便秘者服食。可用青皮甘蔗汁、蜂蜜各1酒盅,混匀,每日早晚空腹服下。

5. **松子仁** 养液、润肺、滑肠。适宜慢性肠燥便秘者食用。

6. **柏子仁** 富含脂肪,能润肠通便。适宜肠燥便秘的人服食。

7. **苋菜** 《滇南本草》云:"苋菜,治大小便不通。"苋菜能清热利窍,民间多用苋菜炒食,治大便秘结干燥者。

8. **海蜇** 清热、化痰、消积、润肠。适宜大便燥结者食用。《古方选注》中的"雪羹汤"以海蜇 30 克、荸荠 4 个,煎水服。除可用于慢性咳嗽、吐浓痰之外,也治便秘。

9. 梨 性凉味甘、微酸。清热、生津、润燥。热盛津伤的燥热便秘者,食之颇宜。

10. 榧子 性平味甘。有消积润燥作用。

11. 桑葚 滋液润肠。适宜体虚肠燥便秘者,也适宜慢性血虚便秘者服食。新鲜黑桑葚挤汁,每次服 15 毫升,每日 2 次。

12. 阿胶 滋阴补血润肠。适宜体虚便秘者食用。

13. 肉苁蓉 补肾、益精、润燥、滑肠。尤其适宜血枯便秘和阳虚便秘的人服食。

14. 当归 既能补血调经,又能润燥滑肠,适宜大便秘结的人。可用当归 15 克、生首乌 15 克,煎水服用。

15. 南瓜 性温味甘,是一种低糖低热量食品,而且所含丰富的纤维素有良好的通便作用。中老年体弱便秘者服用最宜。

16. 牛奶 性平味甘,能补虚润肠,故凡体质虚弱,或病后、产后或年老便秘者,皆宜食。

17. 韭菜 新鲜韭菜洗净,然后捣汁取 1 杯,30～50 毫升,加 15～20 毫升黄酒,滚开水冲服。适宜便秘者食用。

18. 决明子 清肝、明目、通便。可先将决明子炒黄,每日取 10～15 克,用沸水冲泡当茶饮。

19. 蕹菜 性寒味甘。治肠胃热、大便结。因其纤维素可增强肠蠕动,慢性便秘者宜常食。

20. 核桃 《医林纂要》载:"胡桃仁(即核桃仁),润大肠,通热便。"适宜大便燥结的人服食。民间常用核桃仁、黑芝麻各 500 克,炒后,共捣烂研碎,早晚空腹用少许蜂蜜调服,治习惯性便秘。

此外,便秘患者还宜服食苹果、甜杏仁、无花果、杨梅、燕麦、芋头、猪大肠、茼蒿、青菜、芦笋、甜菜、萝卜、海带、香菇等。

下面介绍一些日常生活中简单易行的饮食调理方法,读者朋友们可以酌情参考。

1. 芹菜茭白汤　茭白 100 克,芹菜 50 克,精盐、味精、芝麻油各适量。茭白洗净切片,芹菜去叶及须根,洗净拍扁、切段,煮熟后下味精、精盐,淋芝麻油,趁温食用。每日服 1 次,连服 3~5 日。适用于心胸烦热、大便秘结、高血压患者。

2. 冰糖蒸香蕉　香蕉 2 根,冰糖适量。香蕉去皮,冰糖捣碎,加水 250 毫升,隔水蒸熟,食蕉喝汤。适用于体虚便秘者。

3. 黑米番薯粥　番薯 250 克,黑米 100 克,白糖适量。番薯切粒加黑米,注入清水 1 000 毫升,大火烧沸,用小火慢熬成粥,加入白糖,调味。分 2~3 次空腹服用。适用于老年体弱者的便秘。

4. 芝麻蜜　蜂蜜 2~3 羹匙,芝麻(黑芝麻最佳)焙熟、研细末,取 2~3 羹匙,兑开水(温凉均可)200~300 毫升调成糊状口服,早晚各 1 次。

5. 萝卜蜜　蜂蜜、白萝卜适量。先将白萝卜洗净切成片,蘸蜂蜜生食,每日数次。最适用于青少年便秘者。

6. 香蕉蜜　蜂蜜、香蕉适量。将香蕉剥皮以其肉蘸蜂蜜生食,每日数次。最适用于老年人及习惯性便秘者。

7. 火麻仁芝麻粉　芝麻 150 克,火麻仁 150 克。将芝麻、火麻仁烘干或晒干,研成细末,充分混合均匀。每日 2 次,每次 10 克,温开水送服。适用于各型习惯性便秘。

8. 葵花蜜　葵花籽、蜂蜜均适量。葵花子捣烂,加入温开水 1 杯,调入适量蜂蜜,每日早晚各服 1 次,有良好润肠通便作用。

9. 通便特效方　荷叶、枸杞子、决明子、薏米仁、白菊花、焦山楂、莱菔子各 10 克,番泻叶 3~10 克。先将除番泻叶外的各味药材,用冷水浸泡 1 小时后煮开,再加入番泻叶,再煮 15 分钟,当茶喝。番泻叶的用量依便秘的轻重而决定,便秘轻者用 3 克,中等用 6 克,严重者用 10 克。可治顽固性便秘。

此外,在日常生活中,要多吃蔬菜水果,确保膳食纤维和维生素 C 的摄入;多饮水;坚持运动,增强提肛肌功能;保持乐观情绪;养成定时排便的习惯,就能很好地预防和应对便秘。

（原载于 2019 年第 3 期《科学生活》杂志）

十七、骨折的食物调理

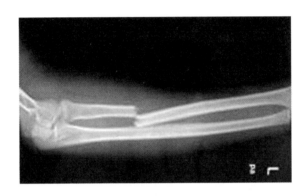

骨折，又名折骨、折伤、伤折、折疡。骨折是指由于外伤或病理等原因致使骨质、骨的完整性或连续性受到破坏所引起的，以疼痛、肿胀、青紫、功能障碍、畸形及骨擦音等为主要表现的疾病。骨折，多因外力、肌肉拉力或骨病(如骨本身患结核、骨髓炎及骨瘤等病变)所造成。骨折通常可分为截断、碎断或斜断。

骨折患者饮食应以清淡开胃、易消化、易吸收的食物为主，如蔬菜、蛋类、豆制品、水果、鱼汤、瘦肉等，制作方式以清蒸炖熬为主。要在患者饮食花样、调配上多下功夫，做到营养丰富，色、香、味俱佳，以刺激食欲。宜多食富含纤维素多的蔬菜，促进排便。

骨折患者需要补充钙、锌、铁、锰等微量元素以及维生素 D、胶原蛋白等。它们有的参与组成人体代谢活动中的酶，有的是合成骨胶原和肌红蛋白的原料。

骨折患者在不同的康复阶段，饮食应该也要有所侧重。

1. 骨折后 1~2 周　受伤部位瘀血肿胀，经络不通，气血阻滞，此期治疗以活血化瘀、行气消散为主。饮食原则上以清淡为主，以满足骨痂生长的需要，可在初期的食谱上加以骨头汤、田七煲鸡、动物肝脏之类，以补给更多的维生素 A、维生素 D、钙及蛋白质。忌食酸辣、燥热、油腻，尤不可过早食用肥腻滋补之品，如肥鸡、炖水鱼等，否则瘀血积滞，难以消散，会拖延病程，使骨痂生长迟缓，影响日后关节功能的恢复。

2. **骨折后2~4周**　可适当补充营养，如骨头汤、田七煲鸡、鱼类、蛋类及动物肝脏等食物，以补给更多的维生素 A、维生素 D、钙及蛋白质。同时也要多吃一些萝卜、苋菜、青菜、卷心菜、番茄、青椒等维生素 C 含量丰富的蔬菜，以满足骨骼生长需要，促进伤口愈合。

3. **骨折后5周以上**　骨折部位瘀肿已基本吸收，开始有骨痂生长，并向骨组织转化。骨折后期，治疗宜补益肝肾和气血，以促进更牢固的骨痂生成，以及舒筋活络，使骨折部的邻近关节能自由灵活运动，恢复往日功能。患者可多吃高营养食物和含钙、锰、铁等微量元素的食物。动物肝脏、鸡蛋、绿色蔬菜、小麦含铁比较多；海产品、黄豆等含锌比较多；麦片、蛋黄等含锰较多。同时配以鸡汤、猪骨汤、羊骨汤、鹿筋汤、鱼汤、各类骨头汤等，可选择性地加入红枣、枸杞子等以补血养肝。

下面介绍一些具体的骨折调养方，供读者朋友们参考。

1. **赤小豆竹笋汤**　赤小豆 100 克，绿豆 100 克，竹笋 30 克。将赤小豆、绿豆、竹笋分别洗净，置锅中，加清水 500 毫升。武火煮开 3 分钟，文火煮 20 分钟，分次食用。消肿活血，逐血利湿。适用于骨折早期，局部肿胀明显者。

2. **生荸荠饮**　生荸荠 100 克。去皮后捣烂，加少许清水，煮开即饮，代茶食用。清热化瘀消积。适用于骨折早期，伴发热者。

3. **鲫鱼汤**　鲫鱼 1 条，黄酒、姜、葱、精盐各适量。鲫鱼活杀，洗净，置锅中，加清水 500 毫升，入黄酒、姜、葱，武火煮 3 分钟，改文火煮 20 分钟，加精盐，分次食用。健脾利水，适用于骨折后食欲不振者。

4. **红花饮**　红花 10 克，苏木 10 克，当归 10 克，红糖、白酒适量。

先煎红花、苏木,后入当归、白酒再煎。去渣,取汁,兑入红糖。分 3 次食前温服,每日 2~3 次,连服 3~4 周。活血化瘀,通络止痛。

5. 三七蒸鸡　鸡肉 250 克,三七粉 15 克,冰糖(捣细)适量。将三七粉、冰糖与鸡肉片拌匀,隔水密闭蒸熟。1 日内分 2 次食用,连服 3~4 周。活血化瘀,通络止痛。

6. 扁豆山药汤　扁豆 50 克,山药 50 克。扁豆和山药洗净,切成小片,同置锅中,加清水 500 毫升;武火煮开 3 分钟,文火煮 20 分钟,分次食用。健脾养血且不油腻。适用于不喜荤腥的骨折患者。

7. 猪肾汤　猪肾 1 对,黄酒、姜、葱、精盐适量。猪肾剖开,用开水浸泡 1 小时,去浮沫后切成小片,置锅中,加清水 500 毫升,加黄酒、姜、葱、精盐适量;武火煮 3 分钟,改文火煮 20 分钟,分次食用。补肾养血,利于骨折康复。

8. 芝麻胡桃散　黑芝麻 500 克,胡桃肉 500 克。将黑芝麻炒熟,胡桃肉捣碎,共磨研成细末,分次食用。强筋骨,益气血。

9. 杞桂薏仁汤　枸杞子 60 克,桂圆肉 60 克,炒薏苡仁 60 克,红枣 10 枚。数味同置锅中,加清水 1 000 毫升;武火煮开 3 分钟,改文火煮 20 分钟,分次食用。补益肝肾,健脾化湿。

10. 猪骨汤米粥　猪骨 500 克,粳米 50 克。将猪骨洗净剁碎,置锅中,加清水 500 毫升,煮开去浮沫,再煮 20 分钟,去骨去油,取其汁。将汁置锅中,再加清水 500 毫升,加粳米煮成粥,分次食用。续筋骨,益脾胃。

11. 羊脊羹　白羊脊骨 1 具,粟米 500 克,羊肾 2 个,红糖适量。将白羊脊骨捣碎,同粟米加水适量,煮至骨熟,入羊肾再煮。将羊肾取出切片,加葱白、盐、酱、花椒、糖适量,再煨成羹待温食用。可分 5~6 次服食,每日 1~2 次,连服 3~4 周。补肾强筋壮骨。

12. 当归羊肉羹　当归 25 克,黄芪 25 克,党参 25 克,羊肉 500 克,葱、姜、食盐、料酒、味精各适量。先将羊肉洗净放铁锅内,另将当归、黄芪、党参装入纱布袋中,扎口,加入适量葱、姜、食盐、料酒,再加适量水,用武火煮沸,改文火慢炖。至羊肉烂熟即成,吃肉喝汤。可分 2~3 次用,每日服 1~2 次,连服 2~3 周。补血益气,强筋壮骨,温经散寒。

13. **当归续断排骨汤** 当归 10 克,骨碎补 15 克,续断 10 克,新鲜猪排或牛排骨 250 克。炖熟 11 小时以上即可食用。

14. **三七当归乳鸽汤** 三七 10 克,当归 10 克,乳鸽 1 只。共炖熟烂食用。每日 1 次,连续 7~10 天。适用于骨折后 1~2 周的患者。

15. **枸杞续断薏米汤** 枸杞子 10 克,骨碎补 15 克,续断 10 克,薏米 50 克。将骨碎补与续断先煎去渣,再加入另 2 味同煮粥进食。每日 1 次,7 天为 1 个疗程,每 1 个疗程后间隔 3~5 天,共用 3~4 个疗程。适用于骨折后 5 周食用。

保证骨折顺利愈合的关键就是营养,所以骨折患者一定不要偏食。但这不代表骨折患者在康复调养中可以放开吃。骨折患者在康复中也要注意以下事项:

1. **忌盲目补充钙质** 肉骨头的成分主要是磷和钙,新鲜的肉骨头汤味道鲜美,有刺激食欲作用,少吃无妨,但是骨折后大量摄入,就会促使骨质内无机质成分增高,导致骨质内有机质的比例失调,对骨折的早期愈合产生阻碍作用。

骨折患者易于便秘,黄豆骨头汤,属于肥腻滋补的范畴,所含脂肪较多,不易消化吸收,有诱发大便干燥之嫌,故不可多吃。

有些骨折患者由于行动不便,所以宁愿口渴也不愿意喝水。其实骨折患者想喝水就可以喝,不必顾虑重重。

2. **忌过食白糖** 大量摄取白糖后,将引起体内葡萄糖的代谢急剧,从而使机体呈酸中毒状态,会使体内维生素 B_1 含量减少,大大降低神经和肌肉的活动能力。

3. **忌长期服三七片** 若长期服用三七片,局部的血管处于收缩状态,血液运行就不畅,对骨折愈合不利。

4. **忌烟** 吸烟阻碍骨头愈合,故骨折患者不要吸烟。

(原载于 2019 年 6 月《科学生活》杂志)

十八、腰痛的饮食和生活调理

腰痛是以腰部一侧或两侧疼痛为主要症状的一种病证。它包括腰部软组织损伤、肌肉风湿以及脊柱和内脏病变,如腰部骨质增生、骨刺、椎间盘突出症、椎管狭窄、腰部骨折、椎管肿瘤、腰部急慢性外伤或劳损、腰肌劳损、强直性脊柱炎、肾脏疾病、风湿病、脊椎及脊髓疾病、妇女行经疼痛等所致腰痛。有的患部觉凉,阴雨天加剧;有的腹痛、胁痛、腰痛;有的劳累过度则发,其痛处固定不移,转则加剧;有的起病缓慢,隐隐作痛,绵绵不绝;有的神倦腰冷;有的伴有虚烦、午后潮红。

为什么会腰痛呢? 寒湿腰痛:感受风寒,或坐卧湿地,风寒水湿之邪侵袭经络,经气阻滞。湿热腰痛:常见于菌痢、肾结石、输尿管结石。瘀血腰痛:闪挫撞击,跌打损伤,而使气滞血瘀,如腰椎间盘突出症等。肾虚腰痛:因长期操劳过度,房劳伤肾,精气耗损,或年迈体衰,积劳成疾。

腰痛的饮食调养,以壮腰健肾、补肾填精、通经活络、活血化瘀为原则。下面介绍一些饮食调养方法供广大腰痛患者参考。

1. **赤小豆金针菜汤** 金针菜 20 克,赤小豆 25 克,黄酒 25 毫升。金针菜、赤小豆洗净,放入锅中,加清水 200 毫升同煮 30 分钟,去渣取汁,与黄酒一同温服。有化瘀、消肿、止痛的作用。

2. **杞子猪腰汤** 猪腰子 2 只,枸杞子 20 克,黄酒 20 毫升,生姜、葱少许。猪腰子剖开洗净,切成小块,开水浸泡 1 小时,去浮沫,放入锅中,加枸杞子、姜、葱、黄酒、清水 200 毫升;武火煮开 3 分钟,改用文火煮 20 分钟,分次食用。有强筋通络、滋阴补肾功用。

3. **桑叶芝麻粥** 桑叶 20 克,黑芝麻 20 克,洗净焙干,研成粉末待用。粳米 50 克,加清水 500 毫升,武火煮开,改为文火加入桑叶、黑芝麻粉煮 30 分钟,置温热食用。有温暖腰膝、壮阳固精的功用。

4. **韭菜子桃仁汤** 炒韭菜子 6 克,胡桃仁 5 枚。将炒韭菜子、胡桃仁共放入锅中,加清水 200 毫升;武火煮开 3 分钟,改为文火煮 10 分钟,加入少量黄酒,分次服用。有壮阳益肾、温暖腰膝的功用。

5. **杜仲煲猪腰** 杜仲 250 克,猪腰 1 个。加适量水共煲汤服用。适用于肾虚腰痛。

6. **胡椒根蛇肉煲** 胡椒根 50 克,蛇肉 250 克。共煲汤,调味服食。适用于寒湿腰痛。

7. **海带荔枝汤** 海带 25 克,荔枝 15 克,小茴香 15 克。加水共煮,每日饮服 1 次。有软坚散结、消肿利水、补脾益肝的作用。

8. **生韭菜饮** 生韭菜(或根)500 克。捣汁温服,每次 500 毫升,每日 2 次。适用于肾阳虚患者。

9. **淡菜芝麻糊** 淡菜 300 克,烘干研末,与黑芝麻 150 克炒熟,拌匀,早晚各服 1 匙。适用于腰痛、耳鸣患者。

10. **大米芝麻粥** 芝麻 15 克,大米 100 克。将芝麻用水淘净,加少量盐,轻微炒黄后研成泥状,加大米煮粥。每日 1 剂,早餐食用。适用于便秘、脱发、腰酸者。

11. **杜仲川断腰花** 杜仲、川断各 15 克,猪腰 1 对,白酒 25 毫升,葱、味精、酱油、大蒜、姜、盐、白糖各适量。先将猪腰洗净切成腰花,加入白糖、盐、酒腌制;另将杜仲、川断煎取浓汁后加入腰花中。用大火烧热锅,倒入腰花速炒熟,加入调味品即可食用。每日 1 次。适用于慢性腰痛患者。

12. **老桑枝炖鸡** 老桑枝 60 克,母鸡 1 只。将母鸡去内脏,洗净,桑枝洗净切段,共入砂锅炖汤。适用于老年腰痛偏阳虚者。

13. **女贞子酒** 女贞子 250 克,低度白酒 500 克。将女贞子洗净后,放入酒中,浸泡 3~4 周。每日饮 1~2 次,每次 1 小盅。适用于老年腰痛偏阴虚者。

14. **胡桃仁饼** 胡桃仁(或核桃仁)50 克,面粉 250 克,白糖少许。将胡桃仁打为碎末,与面粉混合在一起,加水适量,搅拌均匀,烙为薄饼食用。有补肾御寒、润肠通便的作用。适用于老年人肾虚腰痛伴有畏寒肢冷等症。

15. **当归羊姜汤** 当归 20 克,生姜 30 克,羊肉 500 克,黄酒、调料适量。将羊肉洗净,切为碎块,加入当归、生姜、黄酒及调料,炖煮 1~2 小时,食肉喝汤。有温中补血、补肾御寒的功用。适用于老年人肾虚腰痛伴有面色苍白、畏寒怕冷等。

16. **猪腰黄花菜** 猪腰 500 克,黄花菜 50 克,姜、葱、花生油、食盐、糖、芡粉各适量。将猪腰切开,剔去筋膜臊腺,洗净,切成腰花;黄花菜水泡发切成段;炒锅中置花生油烧热,先放入葱、姜等作料煸炒,再爆炒猪腰,至其变色熟透时,加黄花菜、食盐、糖煸炒,再入芡粉,汤汁明透起锅。佐餐或分顿食用。有补肾益脾、固涩精液的功用。适用于肾虚腰痛、早泄、阳痿、产妇乳少的患者。

17. **茴香炖猪腰** 小茴香 20 克,猪腰 1 对,葱、姜、盐、酒各适量。将猪腰洗净,在凹处剖一口子,将茴香、盐装入猪腰剖口内。用线缝合剖口,入锅,加葱、姜、酒、清水适量,以文火炖熟后食用。此法适用于偏肾阳虚的腰痛患者。

18. **杞地山药粥** 生地黄 20 克,山药、枸杞子各 50 克,大米 100 克。将生地黄切碎,山药捣碎,和枸杞子、大米共放锅内加适量水煮粥,代早餐食,每日 1 次。此法适用于偏肾阴虚的腰痛患者。

除了饮食调养,在平时日常生活中,要保持正确的站立、坐、卧姿势;生活起居避寒湿,宜保暖;经常活动腰部;注意性生活卫生,房事有节;妇女注意经期卫生,保持外阴清洁,避免泌尿生殖系统器官的感染;避免跌打损伤,切忌束腰过紧;避免过多地食用生冷寒湿的食物,居住环境不宜潮湿;定期体检,治疗引起腰痛的有关疾病,如腰椎间盘突出症;结合针刺、艾灸、拔罐、推拿、熏蒸、体操、拍打、理疗等疗法,积极治疗腰痛。

(原载于 2019 年第 7 期《科学生活》杂志)

第二章

经络篇

"经络者,所以决死生,处百病,调虚实,不可不通。"

——《灵枢·经脉》

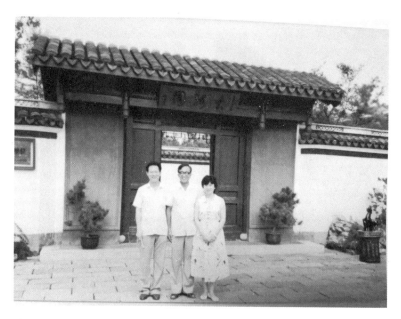

1971年在上海市针灸经络研究所进修的结业照。照片第一排左四为吴绍德教授,右三为李大可教授;第三排右三为周德医生。

嘉定区古漪园门口,中间为周德医生,左一为美国加利福尼亚州针灸学术部主任、《针灸科学》主编郭湄诗女士。他们组团千里迢迢到嘉定区中医医院向周德先生学习经络导平疗法。

一、正视颈椎综合征

——疏经通络治颈椎

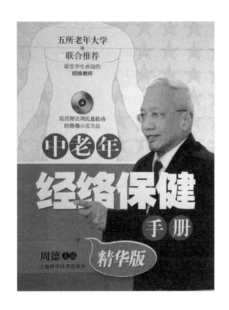

（一）颈椎病

随着我国经济繁荣、文化发展，埋头工作族、学习族大量增加，颈椎病有群体化的趋势，大大影响了人们的生活质量。

颈椎病，又称颈椎综合征，是颈椎骨关节炎、增生性颈椎炎、颈神经根综合征、颈椎间盘脱出症的总称，是一种以退行性病理改变为基础的疾患。表现为颈椎间盘退变及其继发性的一系列病理改变，如椎节失稳、松动；髓核突出或脱出；骨刺形成；韧带肥厚和继发的椎管狭窄等，刺激或压迫邻近的神经根、脊髓、椎动脉及颈部交感神经等组织,引起一系列症状和体征。

颈椎病可分为五型:

1. **神经根型**　病变在第 5 颈椎以上者,颈肩痛、颈项痛;病变在第 5 颈椎以下者,颈部僵直、颈肩臂放射痛,持物坠落。

2. **脊髓型**　脊髓受压迫、颈颤臂抖、痉挛性瘫痪、步态笨拙、运动障碍。

3. **椎动脉型**　椎动脉受压迫,颈肩颈枕痛,呕恶,眩晕,视物不清。

4. **交感神经型**　颈枕痛、头晕心悸、四肢酸胀,无放射痛或麻木感。

5. **混合型**　上述诸型中具两型以上者。

(二) 易诱发的并发症

1. **吞咽障碍**　吞咽时有梗阻感、食管内有异物感,少数人有恶心、呕吐、声音嘶哑、干咳、胸闷等症状。

2. **视力障碍**　表现为视力下降、眼胀痛、怕光、流泪、瞳孔大小不等,甚至出现视野缩小和视力锐减,个别患者还可发生失明。

3. **颈心综合征**　表现为心前区疼痛、胸闷、心律失常(如早搏等)及心电图 ST 段改变,易被误诊为冠心病。

4. **颈性高血压**　可引起血压升高或降低,其中以血压升高为多,称为"颈性高血压"。

5. **胸部疼痛**　表现为起病缓慢的顽固性单侧胸大肌和乳房疼痛,检查时有胸大肌压痛。

6. **下肢瘫痪**　早期表现为下肢麻木、疼痛、跛行,有的患者在走路时有如踏棉花的感觉,个别患者还可伴有排便、排尿障碍。

7. **猝倒**　常在站立或走路时因突然扭头出现身体失去支持力而猝倒。此类患者可伴有头晕、恶心、呕吐、出汗等自主神经功能紊乱的症状。

（三）病因

颈椎病发病原因颇多：年迈体衰;颈椎先天性发育畸形;全身营养不良;缺乏运动;急性外伤;慢性劳损,如高枕、低头过久;风寒湿外袭;七情不调,过度悲伤、焦虑、抑郁、愤怒等。

（四）经络穴位治疗

1. 人体经络取穴,主要有 4 种方法。

（1）骨度法：如肚脐的神阙穴与胸骨交界处为 8 寸,其 1/2 处的中脘穴为脐上 4 寸;神阙与耻骨联合为 5 寸,脐下 3 寸为关元穴。

（2）自然标志法：如印堂穴在两眉头连线的中点处,素髎穴在鼻尖等。

（3）手指同身寸法：如两横指为 1.5 寸,三横指为 2 寸,四横指为 3 寸。

（4）简易取穴法：如人直立,两手掌伸直置于大腿两侧,中指所到处为风市穴。

2. 治疗颈椎病主取何经?

从三阳经来说,阳明经循行在前面,少阳经循行在侧面,太阳经循行在后面。颈椎在后面与侧面,当然主取太阳经与少阳经。督脉循行颈椎,更是必不可少。

（1）手太阳小肠经：后溪(握拳,第 5 掌指关节后尺侧,横纹头赤白肉际)、养老(以掌向胸,当尺骨茎突桡侧缘凹陷中)、天宗(肩胛骨岗下窝的中央)、肩中俞(第 7 颈椎棘突下旁开 2 寸)、肩外俞(第 1 胸椎棘突下旁开 3 寸)。

（2）手少阳三焦经：外关(腕骨横纹中央阳池穴上 2 寸,桡骨与尺骨之间)、中渚(握拳,第 4、5 掌骨小头后缘之间凹陷中)。

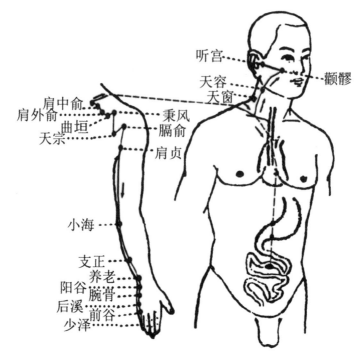

听宫
天容
天窗
颧髎
肩中俞
肩外俞
曲垣
天宗
秉风
膈俞
肩贞
小海
支正
养老
阳谷
腕骨
后溪
前谷
少泽

手太阳小肠经经络图

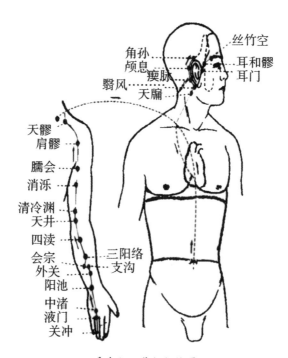

丝竹空
角孙
颅息
瘈脉
翳风
天牖
耳和髎
耳门
天髎
肩髎
臑会
消泺
清冷渊
天井
四渎
会宗
三阳络
支沟
外关
阳池
中渚
液门
关冲

手少阳三焦经经络图

（3）足太阳膀胱经：天柱（后发际正中直上 0.5 寸,旁开 1.3 寸）、大杼（第 1 胸椎棘突下,旁开 1.5 寸）、风门（第 2 胸椎棘突下,旁开 1.5 寸）、肺俞（第 3 胸椎棘突下,旁开 1.5 寸）、心俞（第 5 胸椎棘突下,旁开 1.5 寸）、膈俞（第 7 胸椎棘突下,旁开 1.5 寸）。

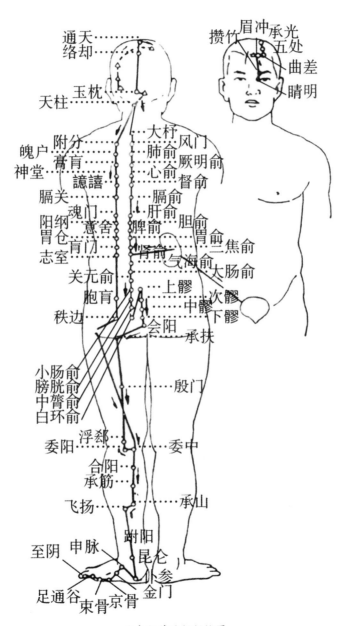

足太阳膀胱经经络图

（4）足少阳胆经：阳陵泉（小腿外侧，腓骨小头前下方凹陷中）、肩井（第7颈椎下大椎穴与肩峰连线的中点）、风池（在项部，当胸锁乳突肌与斜方肌之间的凹陷中）。

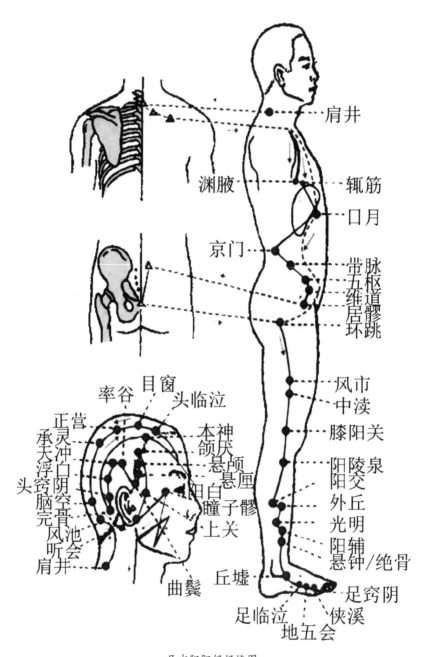

足少阳胆经经络图

（5）督脉：风府(在项部,后发际直上 1 寸)、哑门(在项部,后发际直上 0.5 寸)、大椎(第 7 颈椎棘突下)、陶道(第 1 胸椎棘突下)。

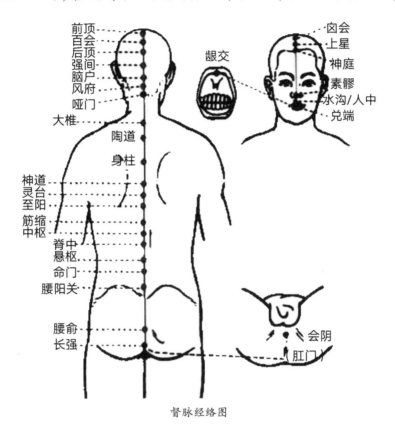

督脉经络图

（6）其他：阿是穴、颈椎夹脊、落枕穴(在手背,第 2、3 掌骨间,掌指关节后约 0.5 寸)。

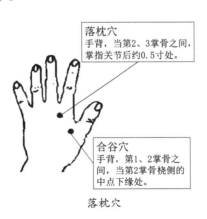

落枕穴
手背,当第2、3掌骨之间,掌指关节后约0.5寸处。

合谷穴
手背,第1、2掌骨之间,当第2掌骨桡侧的中点下缘处。

落枕穴

（五）多种治疗方法

1. 颈椎操

（1）十字操：两脚分开，两手叉腰，头分别向左、向右、向下、向后转动。

（2）望风筝：头向后仰，再恢复朝前。

（3）敲肩井：两手叉腰，右空心拳头敲左肩井，左空心拳头敲右肩井。

（4）按揉风池：用拇指指腹按揉颈后两侧风池穴。

上操各做八节。课间、工间或久视书本、手机、电脑、电视后可做之。

2. 推拿（需由专业医护人员施行）

治疗原则：舒筋活络，理筋整复。多用㨰、按、揉、拿、拔伸、旋转、搓、擦等手法。它的治疗作用是扩大椎间隙及椎间孔，使椎体复位，颈椎恢复正常的生理曲度，缓解颈肩肌群的紧张及痉挛，恢复颈椎活动，松解神经根及软组织粘连，从而缓解症状。治疗以牵引为主，按压为辅。必要时，要用正骨方法。

脊髓型颈椎病一般禁止重力按摩和复位，否则极易加重症状。

（1）背五点

1）弹拨斜方肌。先弹拨肩胛骨内侧缘上缘 3 厘米处，用指腹由里而外弹拨。

2）食指弯曲，以食指骨节点天宗。

3）两手分别拿捏肩井，也可按揉。

4）顶、按、压、揉、敲肩中俞、肩外俞。

5）用空心拳敲打背部。

（2）配一点

按压养老、外关、中渚、落枕穴。每次任选一个穴位相配。

3. 刮痧 先从风池穴刮到肩井穴，再由大椎穴刮到肩井穴，最后刮膀胱经。由颈部第 1 胸椎棘突下旁开 1.5 寸的大杼穴，刮到背部肩胛骨的下缘膈俞穴。由上而下，由里而外，由轻而重，由重而轻。

4. **热熨** 此种治疗可改善血液循环,缓解肌肉痉挛,消除肿胀以减轻症状,有助于手法治疗后使患椎稳定。本法可用热毛巾和热水袋局部外敷,急性期患者疼痛症状较重时不宜作温热敷治疗。

(1)盐熨颈部。将半斤粗盐炒热,用纱布包好,置于颈背疼痛处。再将另外半斤粗盐炒热,可以轮换熨之。

(2)颈部铺一毛巾,用吹风机的热风吹颈部,边吹边按摩。

(3)用热水焐热毛巾,以热毛巾敷于颈部。

5. **艾灸** 以艾条灸患侧酸痛处,温经通络、活血化瘀。重点灸膀胱经、胆经。

6. **拔罐** 分3种类型:单纯拔罐、走罐、刺络拔罐。

(1)拔罐:每次10分钟。

(2)走罐:变相的刮痧,先在颈背部涂上刮痧乳,再拔罐,上下左右移动,与刮痧部位相同,直到出痧。

(3)刺络拔罐:选阿是穴,以最痛点为穴,越痛梅花针敲得越重,然后拔罐,10分钟后起罐,拔出瘀血。敲1次拔3次。收效明显。

7. **药物** 应用止痛剂、镇静剂、维生素(如 B_1、B_{12}),对症状的缓解有一定的效果,如颈复康颗粒、氨糖美辛肠溶片、正天丸、仙灵骨葆丸、小活络丸、归芪活血丸、颈痛灵合剂等。

此外,还有牵引、理疗和手术等治疗方法。

(六)预防

1. 劳逸结合,勿长时间低头工作、学习、看电视、看手机。

2. 枕头勿太高。

3. 适当牵引。

4. 自我推拿,坚持做颈椎操。

5. 防止外伤。

6. 适当调养肝肾,补充钙、蛋白质和 B 族维生素以及维生素 C、E 等。

(原载于 2015 年第 10 期《科学生活》杂志)

二、周氏经络操

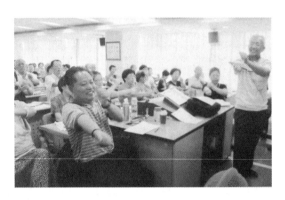

　　周氏经络操,是笔者为广大中老年朋友设计的体操,简明扼要,易懂,易学。经络操应用范围广,例如,拍手操可以在课前或者会前做;颈椎操、肩周操、腰椎操等可以给经常埋头工作的职工当作工间操。常做经络操,能通经络、活气血、衡阴阳,促进健康长寿。经络操要天天做,持之以恒,越做越熟练,越做越健康,越做越长寿。

(一) 颈椎操

　　　　　十字操,望风筝,敲肩井,按揉风池。

做法:
1. **十字操**　两脚分开,两手叉腰,头向左、向右、向下、向后。
2. **望风筝**　两脚分开,两手叉腰,头朝后仰,眼望天;再转而头朝下,眼望地。
3. **敲肩井**　两脚分开,两手叉腰,右手握空拳敲打左肩井;左手握空拳敲打右肩井。

肩井穴：肩峰与第七颈椎下的大椎穴连线的中点。

4. **按揉风池**　两手四指置于头上，大拇指指腹按揉风池穴。

风池穴：胸锁乳突肌与斜方肌的交界处。

功用：防治颈椎病。疏风通络，清肝明目。

（二）肩周操

前后拱肩，前后划桨，内收外展，

按髃擦髎，天鹅展翅，自由抖肩。

做法：

1. **前后拱肩**　两腿分开，与肩同宽，两手垂直向下，肩往前环形转动 8 次，再向后环形转动 8 次。

2. **前后划桨**　两腿分开，与肩同宽，两手握拳置于胸前，先抡臂向前划桨 8 次，再抡臂向后划桨 8 次。

3. **内收外展**　右手握着左手手指，向左边作环形大旋转 8 次，再向右边作环形大旋转 8 次。

4. **按髃擦髎**　先用右手手掌按摩左臂肩髃 4 次，再用右手四个手指摩擦左臂肩髎 4 次；然后用左手手掌按摩右臂肩髃 4 次，再用左手四个手指摩擦右臂肩髎 4 次。

肩髃穴：肩峰端下缘，肩峰与肱骨大结节之间，三角肌上部中央。

肩髎穴：臂平举时，肩部出现两个凹陷，前方的凹陷为肩髃，而后方的凹陷为肩髎。

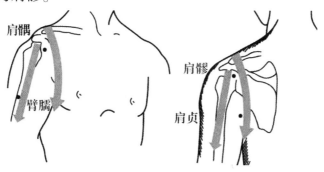

肩髃穴、肩髎穴

5. **天鹅展翅**　两腿分开,与肩同宽,两手垂直向下,将两手像天鹅展翅般向左右两边抬起,手背朝上,然后两手自然放下,一上一下反复做8遍,共做四八拍。

6. **自由抖肩**　两腿分开,与肩同宽,两手垂直向下,肌肉放松,双脚踮起再放下,双肩自由抖动。心旷神怡,共做四八拍。

功用：活动肩关节,放松肌肉,解除粘连,通经活络。

(三) 腰椎操

左右甩手,举臂贴耳,举放杠铃,

摇呼啦圈,双拳捶腰,弹拨委中。

做法：

1. **左右甩手**　两腿分开,与肩同宽,两手垂直向下,喊"一"时,躯体向右旋转,双手自然向右侧甩去;喊"二"时,躯体向左旋转,双手自然向左侧甩去。连做四八拍。

2. **举臂贴耳**　两腿立正,两手垂直向下。喊"一"时,左脚向左移动一步;喊"二"时,右臂笔直举起贴耳,腰往左边侧弯,共做七拍;喊至"八"时,左脚收回立正。再喊"一"时,右脚向右移动一步;喊"二"时,左臂笔直举起贴耳,腰往右边侧弯,共做七拍;喊至"八"时,右脚收回立正。共做四八拍。

3. **举放杠铃**　两腿分开,与肩同宽,两手垂直向下。喊"一"时,两手如举杠铃状,头朝后仰;喊"二"时,往前俯首,双手拍膝。共做四八拍。

4. **摇呼啦圈**　两腿分开,与肩同宽,两手举起平放在胸前。腰部从右向左作环形旋转,共8拍;再从左向右作环形旋转,共8拍。

5. **双拳捶腰**　两腿分开,低头俯视地面,双手握空心拳置于肾俞穴,沿着脊椎骨旁开两横指敲下来,连敲4下;再从上到下连敲4下。若4下为1次,共做8次。肾俞在第2腰椎下命门穴旁开两横指(即1.5寸)。所敲之处为气海俞、大肠俞、关元俞、小肠俞。

6. 弹拨委中　委中在腿后腘横纹中点。两腿分开,向前弯腰,俯瞰大地,两手拇指扶着膝外侧,食指、中指弹拨委中穴,四八拍。有道是"腰背委中求"。

功用:疏通督脉与膀胱经,保肾护腰,防治腰腿痛。

(四) 拍手操

拍手心,碰虎口,叉八邪,拍手背,

夹十指,捶手三阴,捶手三阳。

做法:边喊口令"锵锵—锵锵—齐",边做动作。1段3节5拍。

1. 拍手心　喊第1节"锵锵"时,两手掌直拍;喊第2、3节"锵锵—齐"时,两手掌边搓边拍。手上有许多穴位和反射区,如肺经的鱼际穴、心包经的劳宫穴、小肠经的少府穴。

2. 碰虎口　十指伸直,两手虎口对虎口,互相碰撞。

3. 叉八邪　八邪穴于手背各指缝中的赤白肉际,左右共8穴。十指伸直,左右手十指交叉,互相碰撞。

4. 拍手背　右手背拍左手背,左手背拍右手背。

5. 夹十指　右手拇指与食指夹着左手的每个手指,从根部拉到指尖,喊一声"锵"拉一个手指,十个手指都要夹到。有道是"十指连心""十指连脑"。

6. 捶手三阴　手三阴在手的内侧。右手空心拳从左肩部内侧开始敲,敲到手指尖,由上而下,共敲5下。左手敲完再用左手空拳敲右手,方法一样。

7. 捶手三阳　手三阳在手的外侧。右手空心拳从左手指尖开始,敲到肩部,由下而上,共敲5下。左手敲完再用左手空心拳敲右手,方法一样。

功用:活血化瘀,通经活络。调节五脏六腑,防治心肺疾病,防治老年痴呆症。

（五）鼻炎操

按揉迎香,顶鼻翼,掐鼻通。

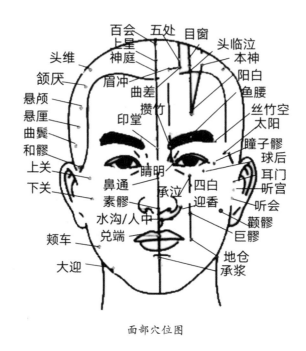

面部穴位图

做法:

1. **按揉迎香** 两手食指指腹按揉迎香穴。做四八拍。

2. **顶鼻翼** 两手食指弯曲,用第2骨节点揉两侧鼻翼。做四八拍。

3. **掐鼻通** 拇指指尖掐在鼻梁骨缝隙中的鼻通穴,先向下,再朝上,频率略快,动作均匀。做四八拍。

功用: 防治感冒鼻塞、鼻炎、嗅觉失灵。

（六）健胃操

敲胃经,敲脾经,摩中脘,摩神阙,掐按内关。

做法: 口令为"锵锵—锵锵—齐",5字3拍,3拍为1节,共做

8节。

1. **敲胃经**　敲足三里、上巨虚、下巨虚、丰隆穴。足三里(外膝眼下3寸,胫骨前脊外1横指)。上巨虚(足三里下3寸)。下巨虚(上巨虚下3寸)。丰隆(上巨虚下2寸,条口穴外1寸)。足三里属于胃经,是强壮穴,补中益气,是治疗胃病的主穴。

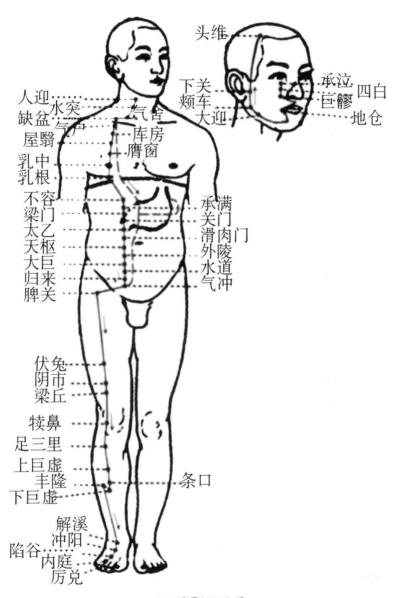

足阳明胃经经络图

2. 敲脾经　敲三阴交、地机、阴陵泉。三阴交在内踝高点上 3 寸,胫骨内侧面后缘。阴陵泉在胫骨内侧髁下缘凹陷中。阴陵泉下 3 寸为地机。先用右手握空心拳敲击左腿,从三阴交敲到阴陵泉,再从阴陵泉敲到三阴交;再用左手握空心拳敲击右腿,从三阴交敲到阴陵泉,再从阴陵泉敲到三阴交。

3. 摩中脘　中脘在脐上 4 寸。两手重叠在中脘穴作顺时针环形按摩。

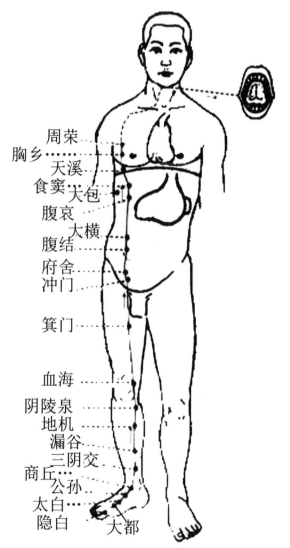

周荣
胸乡
天溪
食窦　大包
腹哀
　　大横
腹结
府舍
冲门

箕门

血海
阴陵泉
地机
漏谷
三阴交
商丘
公孙
太白
隐白　　大都

足太阴脾经经络图

4. 摩神阙(脐中)　两手重叠在神阙穴作顺时针环形按摩。

5. 掐按内关　腕横纹上 2 寸,掌长肌腱与桡侧腕屈肌腱之间。掐按之,可以治疗胃痛、呕吐、心悸、胸闷、呃逆等。

功用:健脾和中,促进消化,理气止痛,防治胃病。

(七) 护肝操

掐太冲,摩章门,摩期门,摩肝区,捶右背。

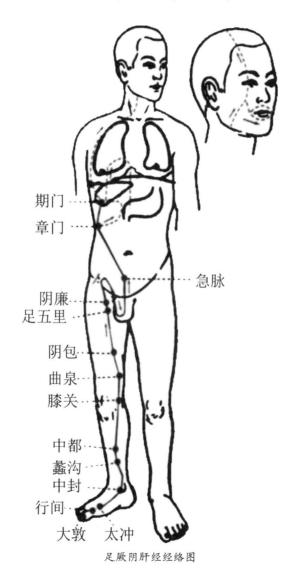

期门
章门
急脉
阴廉
足五里
阴包
曲泉
膝关
中都
蠡沟
中封
行间
大敦　太冲

足厥阴肝经经络图

做法： 口令为"锵锵—锵锵—齐"，5 字 3 拍，3 拍为 1 节，共做 8 节。

1. **掐太冲** 太冲穴在足背，第 1、2 跖骨结合部之前凹陷中。坐在凳(椅)子上，右脚搁在左腿上，左手掐右太冲，做 8 节。左脚搁在右腿上，右手掐左太冲，做 8 节。

2. **摩章门** 章门穴在腋中线直下，第 11 肋端。双手伸直，掌心置于章门穴，由后向前作环形按摩。

3. **摩期门** 期门穴在乳头直下，第 6 肋间隙。两手平放于胸前，从外到里划圈作环形按摩。

4. **摩肝区** 两手掌重叠置于肝区，作顺时针环形按摩。

5. **捶右背** 左手空拳捶右侧背部，自上而下，自下而上，反复做 8 个来回。

功用： 疏肝理气。防治肝胆疾病。

(八) 护眼操

点按睛明，点按承泣，刮眉棱骨，掐四白，
揉太阳，按风池，推手眼，拉耳垂。

做法： 口令为"一二三四"，四八拍为 1 节。

1. **点按睛明** 睛明穴在目内眦旁约 0.1 寸。用食指指腹轻轻点按睛明穴。

2. **点按承泣** 目正视，瞳孔直下当眶下缘与眼球之间为承泣穴。用食指指腹轻轻点按承泣穴。

3. **刮眉棱骨** 两手食指弯曲从睛明穴刮到目外眦，先朝上再往下。

4. **掐四白** 目正视，瞳孔直下，当眶下孔凹陷中为四白穴。用食指指尖掐四白穴。

5. **揉太阳** 太阳穴在眉梢与目外眦之间向后约 1 寸处凹陷中。两手拇指指腹由后向前按揉太阳穴。

6. **按风池**　两手拇指由后向前按揉风池。

7. **推手眼**　拇指指关节尺侧赤白肉际为眼点。左手拇指推右眼点，右手拇指推左眼点。

8. **拉耳垂**　妇女戴耳环的部位是耳穴的眼穴，喊一下，拉一下。

功用：通经活络，活血化瘀，清肝明目，增强视力。

（九）额面操

上推印堂，分推印堂，揉太阳，

擦脑门，洗脸，按揉风池。

做法：口令喊"一二三四"。做四八拍。

1. **上推印堂**　印堂穴在两眉头中间。两手拇指指腹置于印堂穴，先用右手拇指指腹往脑门上推至发际，再用左手拇指指腹往脑门上推至发际。如此轮流 8 次。

2. **分推印堂**　两手食指、中指指腹置于印堂穴，两手同时由印堂穴沿眉棱骨推至太阳穴。如此 8 次。

3. **揉太阳**　两手拇指指腹由后向前按揉太阳穴。

4. **擦脑门**　右手五指并拢横放在额头，用掌心快速来回擦脑门。做四八拍。

5. **洗脸**　两手掌根置于印堂穴，先用两手掌根，沿着眉棱骨推至太阳穴，再继续向下推至下颌。如此反复 8 次。

6. **按揉风池**　两手拇指指腹按揉风池穴 8 次。

功用：健脑美容，安神明目。防治头痛眩晕，减少皱纹和老年斑。

（十）梳头操

摩百会，摩头维，擦神庭，擦府哑，

穿百阳，十龙戏珠，揉太阳，揉风池。

做法：每节做四八拍。

1. **摩百会**　百会穴在头顶正中线与两耳尖连线的交点处。用掌心顺时针环形摩百会。

2. **摩头维** 头维在额角发际直上 0.5 寸。两手掌心置于头维处,由后向前做环形按摩。

3. **擦神庭** 督脉上,印堂穴直上入发际 0.5 寸为神庭,再往上 0.5 寸为上星。用右手指和掌心往前往后反复摩擦。

4. **擦府哑(风府、哑门穴)** 督脉上颈后入发际 0.5 寸为哑门穴,再上 0.5 寸为风府穴。用右手来回摩擦颈部的风府、哑门穴。

5. **穿百阳(百会、太阳穴)** 十指并拢伸直,两手同时从百会擦到太阳穴,再从太阳穴擦到百会穴,反复 8 次。

6. **十龙戏珠** 两手十指弯曲并分开,如木梳一样,从前梳到后。共做 16 次。

7. **揉太阳** 两手拇指指腹由后向前按揉太阳穴。

8. **揉风池** 两手拇指指腹按揉风池穴 16 次。

功用:调整阴阳,健脑开窍。防治头痛、眩晕、脑梗塞、脑萎缩、脑卒中后遗症。

(十一) 护膝操

擦鹤顶,弹拨委中,捏膝眼,挑膝眼,搓膝眼。

做法:口令为"一二三四",做四八拍。

1. **擦鹤顶** 鹤顶在髌骨上缘正中。以鹤顶为中心,两手上下快速擦之。

2. **弹拨委中** 两腿分开,向前弯腰,俯瞰大地,两手拇指扶着膝外侧,食指、中指弹拨委中穴,做四八拍。

3. **捏膝眼** 拇指和食指捏内外膝眼,做四八拍。

4. **挑膝眼** 以膝眼为中心,以拇指或食指往四面八方挑之。

5. **搓膝眼** 先用两手快速搓左腿的内外膝眼,再快速搓右腿的内外膝眼,擦到膝眼处发热为宜。

(原载于 2015 年第 11、12 期《科学生活》杂志)

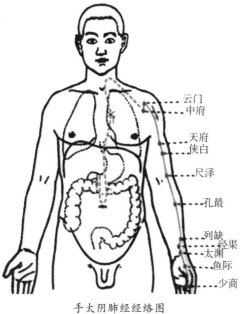

云门
中府

天府
侠白

尺泽

孔最

列缺
经渠
太渊
鱼际

少商

手太阴肺经经络图

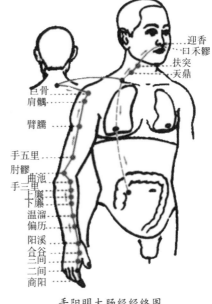

迎香
口禾髎
扶突
天鼎

巨骨
肩髃

臂臑

手五里
肘髎
曲池
手三里
上廉
下廉
温溜
偏历
阳溪
合谷
三间
二间
商阳

手阳明大肠经经络图

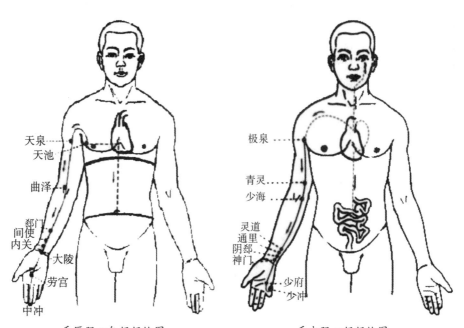

天泉
天池

曲泽

郄门
间使
内关
大陵
劳宫

中冲

手厥阴心包经经络图

极泉

青灵

少海

灵道
通里
阴郄
神门
少府
少冲

手少阴心经经络图

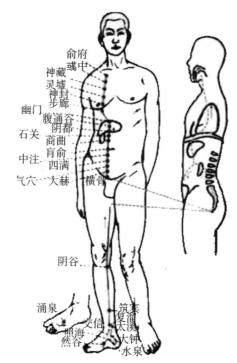

俞府
彧中
藏堂
神封
灵墟
神步
幽门
腹通谷
商阴都
曲
肓俞
四满
大赫
横骨

阴谷

涌泉
交信
照海
然谷

筑宾
水泉
复溜
太溪
大钟

足少阴肾经经络图

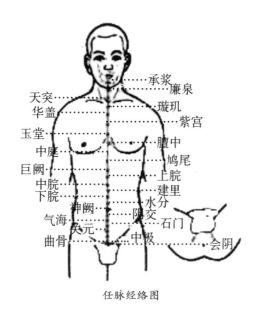

承浆
廉泉
天突
璇玑
华盖
紫宫
玉堂
膻中
中庭
鸠尾
巨阙
上脘
中脘
建里
下脘
水分
神阙
阴交
气海
石门
关元
曲骨
中极
会阴

任脉经络图

三、不觅仙方寻睡方

——谈经络疗法治不寐

(一) 失眠的病因

人的1/3的时间是在睡眠中度过的,不少人却苦于睡不着,严重影响了工作、生活、学习质量。失眠的表现:入睡时间超过30分钟;夜醒2次以上;多噩梦;年轻人少于8小时,老年人少于6小时;翌日神疲乏力,萎靡不振。

为什么会失眠呢? 中医认为心肝脾肺肾不适都能使人失眠,尤其是心。如心事重重,肝气郁结或肝阳上亢,脾胃不适,剧烈咳嗽或哮喘,肾衰竭、肾结石、尿毒症等都会引起失眠。西医认为以下因素可能导致失眠:精神(焦虑、烦躁等)、环境(声光味、冷热等)、疾病(如哮喘、关节炎等)、药物(服用苯丙胺、过分依赖安眠药等)、生活习惯(不定时睡觉、睡前喝浓茶或咖啡、吃宵夜等)。

为了健康、幸福,许多人情愿不觅虚无缥缈的仙方,而千方百计地去寻睡方。

(二) 失眠的治疗

1. 经络穴位治疗法

(1) 涌泉穴(去趾后,足底前1/3处,足趾跖屈时呈凹陷处):睡觉前热水泡脚20~30分钟。唐朝的药王孙思邈、宋朝的大文豪苏轼、清朝的乾隆都应用足浴促进健康、长寿。笔者有位学员,用右手的劳宫穴(第2、3掌骨之间,握拳,中指间下)按摩左脚的涌泉穴,用左手的劳宫穴按摩右脚的涌泉穴,使心肾相交,战胜了失眠症。

（2）胃经大补穴足三里（外膝眼下 3 寸，胫骨前脊外 1 横指处）：白天强刺激，晚上弱刺激。

（3）推安眠穴（项部，当风池与翳风穴连线的中点）：从胆经的风池穴（胸锁乳突肌上端和斜方肌上端之间的凹陷处），沿乳突下缘推到三焦经的翳风穴（耳朵乳突前下方，平耳垂下缘的凹陷中）。早晚各推 5 分钟，要有酸胀感。

（4）心病还靠心来医：要重视心经、心包经。可以适当按摩心包经的内关穴（腕横纹上 2 寸，两筋之间）、间使穴（腕横纹上 3 寸，两筋之间）以及心经的神门穴（腕横纹尺侧端，尺侧腕屈肌腱的桡侧凹陷中）、通里穴（腕横纹上 1 寸，尺侧腕屈肌腱的桡侧），有镇静安眠的作用。

（5）膀胱经走罐：可以治疗腰背痛、失眠、瘫痪，还可以调节脏腑功能。背脊部正中为督脉，督脉旁开 1.5 寸和 3 寸均属膀胱经，十二脏腑的俞穴均在膀胱经上。

1970 年初，经楚雄卫校校长推荐，云南省楚雄州教育局方局长请笔者治疗失眠，说每晚只能睡 2 小时，非常影响工作，十分苦恼。由于笔者刚刚从上海支边到云南，条件较差，学校和医院尚未盖好，就叫他俯卧在笔者的床上治疗。没有精油或刮痧油，因陋就简，借来伙房的菜油倒在他的背上，然后用玻璃火罐扣在他的左边颈下第 1 胸椎旁，双手握住火罐朝腰部移动，再回到原处，这样上上下下约 5 分钟，紫红色的痧出来了；再将玻璃火罐扣在他的右边颈下第 1 胸椎旁，上下反复移动 5 分钟左右。翌日，方局长欣然告诉笔者，当晚能睡 6 小时了，增加了 4 小时睡眠。3 天 1 次，5 次而愈。

（6）穴位敷贴：五味子、酸枣仁、远志、夜交藤各等份研末，用姜汁调匀，敷于脐中或特定穴。

（7）耳针：用王不留行子贴在神门、皮质下、心、小肠、脑干、交感等耳穴。也可用较短的毫针针刺以上穴位。

（8）安眠歌

耳后安眠促君眠，内关神门心胸宽。

房静人静欲心静,足三里下浴涌泉。

从颈至腰背俞穴,上下走罐夜睡酣,

若能做做放松功,恬淡虚无能安眠。

2. 其他多种疗法

（1）熏洗法：合欢皮、远志、夜交藤各等份,煎煮后熏洗。

（2）遮盖法：用汗衫、毛线衣包在头上,包住眼睛、耳朵、脑门。适合于深秋、冬天和早春。

（3）意念法：口中念念有词"我右手很酸胀,我左手很酸胀,我右腿很酸胀,我左腿很酸胀,我全身很酸胀,我累了,我疲倦了,我要睡了,我要睡了。"反复念,进入角色,直到睡着。这是借鉴催眠术发展来的,西方许多国家普遍用此法。

（4）食疗：宜食苹果、香蕉、梨、酸枣、梅子、荔枝、葡萄、龙眼、桑葚、莲子、大枣等水果；山药、洋葱、黄花菜等蔬菜；小米、小麦、荞麦、猪心、猪脑、黄鱼、青鱼、鲈鱼、龟鳖、瓜子、蜂蜜、灵芝、柏子仁、牛奶等。如晚上吃小米粥、喝 1 杯牛奶,都有助于睡眠。食疗方有以下几种：

1）百合龙眼大枣粥：百合 50 克,大枣 8 枚,龙眼 10 个,小米 100 克,冰糖少量。

2）五味子炖鲈鱼：鲈鱼 1 尾,五味子 50 克。

3）芭蕉猪肉汤：芭蕉根 50 克,瘦猪肉 100 克。

4）莴笋浆液：莴笋浆液 1 汤匙,温开水 1 杯。

5）小米半夏煎：小米 9~15 克,半夏 5 克。

6）核桃芝麻桑叶泥：核桃、芝麻、桑叶各等份,捣成糊状,每次服15 克,清热补血安神。

7）小麦百合生地黄汤：小麦 30 克,百合 15 克,小龙齿 15 克,生地黄 15 克。

8）桑葚冰糖汤：桑葚 75 克,冰糖适量。适用于肝肾阴虚的失眠、头晕、健忘。

9) 黄精首乌杞子酒：黄精 50 克,首乌 30 克,枸杞子 30 克,米酒 1 000 克。封盖 7 日后服用,每次 1 小杯。

（三）预防失眠的要点

1. **调节七情**　喜怒哀乐要严格控制,不宜太过激动。因喜伤心,思伤脾,恐伤肾,怒伤肝,悲伤肺。

2. **锻炼身体,增强体质。**

3. **健康的生活习惯**　建立健康的生物钟,不熬夜,更不要吃夜宵。根据子午流注理论,每天亥时(21 时至 23 时)三焦经的经气最旺,宜在这个时间段入睡,不要轻易改动。

4. **暖足,重视足浴。**

5. **改善环境。**

6. **重视食疗**　注意适当吃一些能令人安眠的食物,如小米粥、牛奶。

7. **治病**　治疗哮喘、胃病等。

（原载于 2016 年第 1 期《科学生活》杂志）

四、周氏放松功

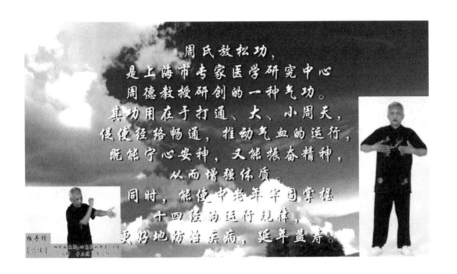

周氏放松功,
是上海市专家医学研究中心
周德教授研创的一种气功。
其功用在于打通、大、小周天,
促使经络畅通,推动气血的运行,
既能宁心安神,又能振奋精神,
从而增强体质。
同时,能使中老年牢固掌握
十四经的运行规律,
更好地防治疾病,延年益寿。

(一) 放松功要领

1. **静** 全神贯注地做功,不思考,不讲话,不唱歌,不接电话,不用手机,有人敲门不开门,完完全全沉醉于功中。

2. **意** 人体经络行走的路线就是人的意。恬淡虚无,静而气至,以意领气。经络内联脏腑,外络肢节,运行气血。

3. **松** 身体肌肉、筋腱乃至精神都处于彻底放松的状态。气到哪里,松到哪里。有时可以念"松",催气前行。"松"字可念出声,也可在心中默念。念"松"时呼气,然后自然吸气,呼长吸短,自然呼吸。

（二）放松功种类

放松功有站功、坐功、卧功、走功四类。其中站功是基础,学好站功,其他都迎刃而解。

不管何种功法都包括大周天和小周天两大内容。其中疏通小周天可以单独做,简便易行,节约时间。

（三）站功功法

两脚平行分开,与肩同宽。双手平放在胸前,可以按大周天和小周天的顺序来做功。

1. **大周天**　大周天为十二经的循行,其顺序为:手三阴→手三阳→足三阴→足三阳。练功时可以做 1 遍,也可以做 3 遍或更多遍。

手三阴:即肺经、心包经、心经。从胸部沿着手内侧走向指尖,称为"顺水推舟"。可分 2 节,第 1 节到手腕,第 2 节到手指尖。每做 1 节,念 1 声"松",下面照此。

手三阳:即大肠经、三焦经、小肠经。从手指尖开始,经过手背,先到肩部,再"左之右,右之左",运行到对侧头部,两手做交叉状,称为"逆水行舟"。

足三阳:即胃经、胆经、膀胱经。先将两手分开,手心朝下。从头部→背部→臀部→大腿与小腿外侧→脚趾,称为"一泻千里"。

足三阴:即脾经、肝经、肾经。从手心到脚心,再从脚心回到脚趾尖,然后沿小腿内侧、大腿内侧到腹股沟,再上行经过腹部到胸部,称为"追根溯源"。

从手三阴到足三阴为十二经的循行,可以无限循环。

2. **小周天**　小周天的循行为任脉→督脉→任脉→督脉,可以无限循环。

任脉:承浆→会阴,阴脉之海,阴经之帅。督脉:长强→人中→龈交,阳脉之海,阳经之帅。纲举目张,抓住了任督二脉就能统率十二经。小周天适宜经常做,可以单独做。经常做小周天,可通便安眠、解痉、止痛,消除疲劳,使身体健康,精力充沛。

当大周天做到手三阴,双手平放到胸前,连忙喊"九九归一",两手手心相向压成一条线,手指倒过来,对准膻中穴,再往下指向会阴穴(男性:阴囊根部至肛门的中点;女性:大阴唇联合至肛门的中点)→督脉的长强穴(尾骨尖至肛门的中点)→大椎穴(第7颈椎棘突下)→人中穴(人中沟上 1/3 与中 1/3 交界处)→任脉的承浆穴(颏唇沟的中点)→会阴穴→长强穴……可以无限循环。收功时在关元穴念 3 遍"松",气沉丹田,静默 10 秒钟。

做完大周天之后,可接着做小周天。大周天可做 1~3 遍,小周天可做无数遍。小周天可以单独做,但同样应在关元穴收功。

3. **坐功功法** 双手垂于膝盖上,头微低 45°,不做任何动作,只是想象站功中的循行路线,心中默念"松",最后在关元穴收功。

4. **走功功法** 边走边做放松功,眼睛可以睁开,可以口中念"松",也可心中默念"松"。最好在林荫小道上练走功。熟练以后,在安全走路时都可以练习。走功以单做小周天为主。

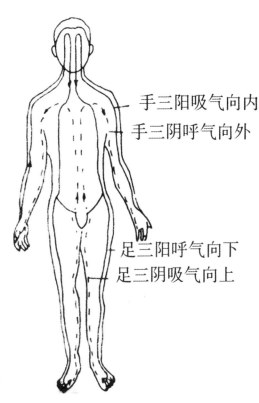

手三阳吸气向内
手三阴呼气向外

足三阳呼气向下
足三阴吸气向上

大周天示意图

5. **卧功功法** 朝天睡,不做动作,以意领气。大周天可做一遍,小周天可多做几遍。若治疗失眠,做到昏昏欲睡,就睡吧,不必收功。

(原载于 2016 年第 2 期《科学生活》杂志)

五、导平疗法的理论基础及临床应用

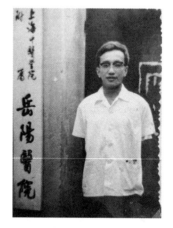

周德医生在上海岳阳医院向谢景安教授学习生物电子激导平衡疗法(1980 年 7 月至 1982 年 2 月)。

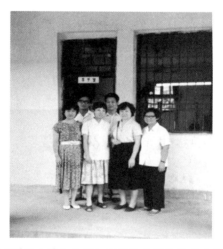

1986 年周德医生带领科室人员和美国加利福尼亚州针灸学术部主任、《针灸科学》杂志主编郭湄诗带队的学术取经团人员合影。前排左一为郭主任,后排左一为周德医生。他们主要向周德医生学习经络导平疗法。

（一）绪论

导平疗法的全称是"经络导平疗法"，或"生物电子激导平衡疗法"，或"经气导平疗法"。它是将中医的针灸、推拿与西医的理疗结合起来治病的新疗法，它在中国推广使用已有十多年的历史。目前，不仅遍及中国各大省市、自治区，而且已推广至美国、日本、新加坡、泰国、英国……

导平疗法是扎根于中国针灸园地土壤上的一支香艳的花朵，既丰富了针灸学的宝库，又充实了理疗的内容，使"针刺治病"和"理疗治病"的疗效进一步提高，使一些常见病、多发病患者及早恢复健康；使一些疑难杂症迎刃而解，使一些"不治之症"变为"可治之症"。

导平疗法是中国传统的针灸疗法和现代电子物理技术联姻的产儿，在医学临床实践中，越来越显出其无比的生命力。本文将就导平疗法的临床应用及其理论基础进行初步的研讨，以期引起国内外同道们的重视，把导平疗法推向一个新的阶段。

（二）导平疗法应用的特点

1. 高压低频 实施导平疗法的工具是"经络导平仪"，该仪器最低空载电压为300伏，最高为2 000伏，而棉球电极头每秒钟敲击穴位2~4次。这既增强了穴位的刺激量，又便于患者接受，进一步提高疗效。

2. 安全 导平就诊患者从未发生过"晕针"现象和电击事故。导平仪用电一般是交流转直流，尽管电压可高达2 000伏，但它却是电流极微、频率极低的直流脉冲电。每秒钟2~4个脉冲，每个脉冲只有0.001~0.005秒，通过人体的时间仅有0.01秒，所以比较安全。导平仪电源插头规定用三眼插座，确保安全。

3. 无痛 治疗时，患者只觉如橡皮榔头般的均匀地捶击感，并无痛感，连惧针者也乐于接受。

4. 取穴少 以经络学说指导取穴，取穴少而精，一般主穴放在负极上,为强刺激;配穴放在正极上,为弱刺激。

5. **持续刺激** 每次治疗 1 小时,持续不断而有节奏地刺激某些穴位,始终让患者保持"得气"感,以激导"经气"畅通,促使阴阳平衡。少则每次可治疗半小时。

6. **治疗范围广** 凡针灸的适应证,也是导平疗法的适应证。

7. **便于管理** 患者可每日或隔日就诊 1 次,14 次为 1 个疗程。1小时 1 班,上、下午可各排 3 班,患者可按医生规定的时间就诊,可提高病床的利用率。导平仪装有遥控装置,可让患者自行控制刺激量的强弱。

8. 以卧位为主,坐位为辅。

9. 经络测平仪是通过十二井穴的电阻强弱的对比,诊断十二经络虚实和平衡状态的电子仪器,是中医辨证论治的辅助手段。

(三) 导平疗法的理论基础

导平疗法是以经络学说和现代生物电子运动平衡学说为两大理论支柱的。

经络学说是中医学的重要组成部分,是导平疗法的灵魂。经络与人的生老病死休戚相关,具有联络脏腑和肢体的作用;具有运行气血、濡养全身的作用,即"经脉者所以行血气而营阴阳,濡筋骨,利关节者也";具有调节机体虚实、调动人体内在的抵御病邪的能力,使人体功能保持协调和相对平衡,从而起到防治疾病的作用,即"卫气和则分肉解利,皮肤调柔,腠理致密矣","阴平阳秘,精神乃治"。导平疗法,就是通过经络导平仪的刺激,作用于腧穴,疏通经络,达到"通经络,活气血,衡阴阳"目的的一种新疗法。

"生物电子运动平衡学说",是以中医的整体观念为基础,研究有生命物质的微观粒子"生物电子"在整个生命机体内的特殊运动规律的一门学说。生物体所特有的"生物电",是"生物电子"运动所产生的。整个人体生命过程是"生物电子"运动时在不平衡中维持相对平衡的过程。皮肤电阻测定的大多数资料表明,在经络腧穴上呈现有电阻低和通电量高的特点,故又称为"良导点"。在测定中发现,经穴导电量高,非经穴导电量低;气血旺盛者导电量高,气血虚弱者导电量低。所以,经穴是人体导电的门户,是通电量较大的部位,即低电阻和高电位的点;经络是人体生物电子流动相对频繁的通路。在正常生理活动中,人体经络系统的左右上下间的导电性、磁性等一系列物理性能,都处于相对平衡的状态。当脏腑气血运行发生变化时就产生一定电动势的改变,经络系统的上下左右就出现不平衡的现象,从而影响细胞内的化学反应进程,继而影响 DNA 的活性,使细胞发生病理改变,呈现出一系列临床症状。如果机体内生物电子自行恢复正常运动状态的功能不足,人体又不能产生用来完成调整生物电子运动趋于平衡的足够电能时,就需要使用经络导平仪给人的体内"充电",激导体内生物电子的运动趋于平衡状态。

总之,导平疗法是使用经络导平仪,利用低频率的高压电能代替针刺的机械能,刺激穴位,作用于经络,补其不足,泻其有余,调整阴阳,激导机体内的"生物电子"由不平衡转化为平衡的一种有效的医疗方法。

(四) 导平疗法临床应用的成果

嘉定县中医医院自 1981 年 5 月开展导平以来,由 1 张病床发展为 6 张病床,由 1 台导平仪扩展为 11 台导平仪,医生由 1 人增加至 3 人,6 年多时间共诊治 32 500 人次,总有效率为 96% 以上。医生在治疗下列病症方面取得了较满意的疗效:坐骨神经痛、三叉神经痛、神经性疼痛、面瘫、肩周炎、网球肘、类风湿关节炎、截瘫、胃窦炎、阑尾炎、结肠炎、胆囊炎、脑震荡后遗症、腰肌损伤、遗尿症、青少年近视、支气管哮喘、精神病、偏瘫、颈椎病、尾骶骨伤、背阔肌损伤、雷诺氏综合征、小儿智力低下、梨状肌损伤、眼睑神经痉挛、失眠、全血降低、痛经、月经不调、小脑共济失调、乳房小叶增生、小儿麻痹后遗症、冻疮……

举几个典型病例简述之。1. 1982—1983 年我院利用寒暑假期间使用导平疗法治疗青少年近视 50 例 97 只眼,痊愈 12 只,显效 47 只,有效 30 只,无效 8 只,总有效率为 91.8%,同时,用夏天无眼药水滴眼治疗青少年近视 50 例 94 只眼,痊愈 5 只,显效 8 只,有效 13 只,无效 68 只,总有效率为 27.7%。两组间对照有明显的差别。2. 嘉西乡副业组张龙吉患坐骨神经痛,刚来院时由六人抬扶,翻身或触摸患处即痛苦非凡。经 8 次导平治疗,能骑自行车自由往来;经 2 个疗程治疗而告痊愈。3. 新沪玻璃厂工程师王秋华因患膝关节炎,疼痛得夜不能寝,每晚需丈夫与女儿捶腿方能勉强入睡三小时。虽服用泼尼松、蛇粉,并经推拿、贴膏药等法治疗均无效,但经 2 个疗程导平治疗后,不仅夜能酣眠,而且十月底到河北出差,尽管天气冷,也未痛过。她说:"上海电子物理研究所研制的导平仪,功效大,刺激面广,性能稳定,疗效高。"4. 嘉丰厂女青年邱某因受他人诽谤而患精神病。其家属一度要将她送往精神病院治疗,但考虑其年青未婚,今后找对象困难,于是 1984 年带她至我院就诊。初来时,哭笑无常,泪流满面。经半年导平治疗,情绪已基本稳定,头痛现象消失,已找好了对象。5. 66 岁的退休工人张某患慢性支气管哮喘病,每逢秋冬发作不止,喘咳交加,虽服药也不能减其苦。1986 年秋,慕名前来就诊。他坚持治疗 3 个疗程,秋冬季节安然无恙。6. 清泉浴室一女工患眼睑神经痉挛症,左眼闭合不紧,且无法自由睁眼拍照。后经 2 个疗程导平治疗,左眼已能闭紧,且能睁大拍照,基本康复。

许多医院、诊所的医生们积累了丰富而宝贵的经验,撰写了大量论文,把导平疗法推向新的阶段。上海中医学院附属岳阳医院在诊治脉管炎、视神经萎缩、胃窦炎、截瘫等方面;上海市第六人民医院在截肢后患者镇痛效果的研究方面;上海市国棉二厂保健站在治疗关节和软组织损伤方面;吴淞人民医院在治疗青少年近视方面;南京市某医院在治疗小儿肠炎和胆结石方面;上海中医门诊部在治疗大脑发育不全方面……,取得了可喜的成绩。

导平疗法正在国内外逐步扩大其影响,为人类健康造福。它和耳针疗法、头针疗法、手针疗法、水针疗法、穴位注射、电针疗法等一样,丰富并充实了针灸学的宝库,共同点缀着万紫千红的中医学这个大花园。

(原载于 1987 年 12 月美国《针灸科学》杂志)

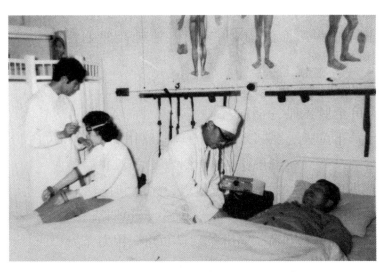

1983 年周德医生正给患者做经络导平治疗

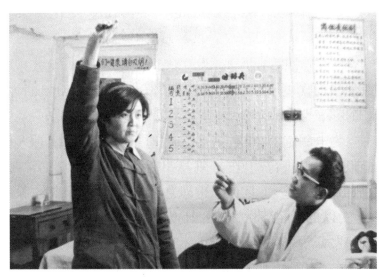

1986 年周德医生应用经络导平疗法,仅仅花 1 个月的时间治愈右手无法动弹的肩周炎患者。

六、经络测平——中医诊断新方法

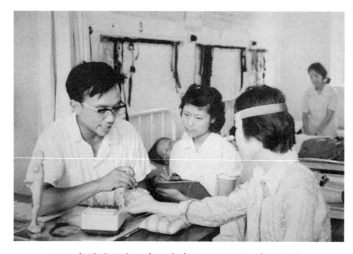

1984年周德医生正在给患者做经络测平,诊断疾病。

近十余年来,中医界倡导并发展起来的经络测平方法,是将中国的传统医学和现代电子物理科学技术结合起来的新型诊断方法,提高了诊断的准确性和科学性,丰富了经络学说的宝库。

这种生物电测定的方法,就是医生通过经络测平仪对人体十二井穴的电阻或电量进行测定,分别找出手、足经络井穴正常阈值,找出每一左右井穴的差数,从而从客观数据中了解到十二经脉的虚实和平衡状态,以推断经络和脏腑的病变。

十二井穴分属十二经脉:少商(肺经)、商阳(大肠经)、中冲(心包经)、关冲(三焦经)、少冲(心经)、少泽(小肠经)、隐白(脾经)、大敦(肝经)、厉兑(胃经)、足窍阴(胆经)、涌泉(肾经)、至阴(膀胱经)。其中的涌泉穴以内至阴代替,原因有三:一是内至阴能反映肾经之经气;二是内至阴在足小趾背胫侧缘,平爪甲根,距爪甲胫侧角约 0.1 寸,其取穴定位方法与其他十一个井穴保持统一,即均取指尖或足趾甲角后 0.1 寸许的部位;三是测平方便。

经络是人体气血运行的通道。人体十二经脉是贯串人体上下、内外、左右的十二条"河流"。十二条河流各有大大小小功能各异的许多"码头"——穴位。十二井穴则是十二条河流的"重要码头","所出为井"(见《灵枢·九针十二原》),"井者脉气由此而出,如井泉之发,其气正深"往往能反映各经脉之经气及其相关脏腑的病变。

现代生物电子运动平衡学说指出,整个人体生命过程是生物电子始终在不平衡中维持着相对平衡的过程。皮肤电阻测定的大多数资料表明,在经络腧穴上呈现电阻低和通电量高的特点,故又称"良导点"。在病变情况下,病变经络的左右井穴,则呈现出异常低电阻或高电阻的现象,其左右导电量是不平衡的,甚至相差悬殊。经络测平仪的主要功能就在于准确地测出左右井穴的差数大小和正常阈值,以诊断经络之虚实和脏腑的病变。

现举一例简述。陈秀娟,女,56 岁,嘉联厂清洁工。1989 年 7 月 6 日测定:少商穴左 41,右 22;商阳穴左 2,右 17;中冲穴左 47,右 22;关冲穴左 20,右 4;少冲穴左 6,右 17;少泽穴左 2,右 22;隐白穴左 3,右 47;大敦穴左 2,右 54;厉兑穴左 14,右 48;足窍阴穴左 21,右 47;内至阴穴左 17,右 49;至阴穴左 28,右 38。手经脉正常阈值为 9~27,足经脉则为 16~49。经脉偏虚处为左大肠、左心、左小肠、右三焦、左脾、左肝、左胃;经脉偏实处为左肺、左心包、右肝。肝经左虚右实,差数最大,为-52;脾经次之,左虚右接近实,差数为-44;胃经再次之,差数为-34。因此,肝脾二经为主证,系病变焦点之所在。后经超声波、同位素、CT 等检查,陈秀娟患肝癌,肝硬化,伴腹主动脉旁淋巴结转移,脾肿大,腹水。7 月 23 日凌晨病逝。

类似病例,不胜枚举。笔者几年来积累了 1 200 余例临床测平资料,其准确性达到 90% 以上。这种井底探源的电测定方法是中医诊断现代化的新尝试,是一株含苞欲放的芬芳四溢的奇花。

(原载于 1990 年第 2 期《大众中医药》杂志)

七、你就是"120"

2013年火辣辣的暑假刚过,上海市退休职工大学秋季班就开学了。

有一天上午,笔者刚刚上完毕业班的经络养生课,走向教师休息室。突然,一位女同学跑上来激动地说:"周老师,报告你一个好消息。"笔者回头看,是学以致用的标兵胡秀娟。这位留着短发、五十岁出头的同学,学习经络一贯理论联系实际,多次受到笔者表扬,这次又有什么新案例?

她告诉笔者:"我暑假里到浙江去旅游。旅游车载着30多个人,多数是老年人。行程走到一半,车上有三位老太太突发心绞痛,面色苍白,双手捂着左胸直叹气、呻吟。车子立即停下来,驾驶员急忙打120急救电话,但救护车至少要40分钟才能赶到。抢救人的最佳时间是15分钟之内。和死神斗争,必须分秒必争。我想着想着,就马上下命令:'全体下车!'我让车上的人分别扶着三位老太太,坐在路边街沿上。我用经络穴位一个接一个抢救,弹拨极泉,掐郄门,按内关,捶天池……20分钟不到,3位老太太转危为安。大家松了一口气,竖起大拇指表扬我救死扶伤的精神。大家称我是好医生。我摇摇头说:'不,我不是医生,我是经络班的学生。周老师教我们学习经络要理论联系实际,要见义勇为,争做120战士!'"

笔者在想,我国每年有300万人因为患心脑血管疾病而死亡,其中54万人因心脑疾病突发而猝死,抢救过来的人只有1%。为什么?只靠正规的"120"救护车,时间耽搁了怎么办?经络的优点在于廉、便、验、快!特别是抢救速度快!如果人人都懂得经络穴位,把突发疾病濒临死亡的人抢救回来，将会让很多人重获新生。学以致用，是经络教育的灵魂、宗旨和精髓。笔者教经络养生，不仅要求学生掌握经络的理论知识、技术技巧，更要在"用"字上下功夫，用来自救、救人。救人，不仅要救自己的亲朋好友，而且要救陌生人；不仅要救中国人，而且要救外国人！

无独有偶，上海老龄大学有位60多岁的女同学张女士，在2号线地铁车厢内救了一位美国人。一天，一位头发斑白的身高一米八几的美国人突发心绞痛，倒在地上。他的爱人跪在地上，请求车上有哪位是医生，赶快抢救。张女士立即叫自己的先生搀扶着患者，自己走上前去按摩患者经络穴位，掐人中，按压劳宫，敲打膈俞，掐按少府穴，片刻就让患者心脏舒坦，面露微笑，转危为安。张女士不放心，叫他下车后再到长海医院诊治一下。第二天，那个美国人打电话给张女士，说他身体检查正常，回家观察。他表示要立即登门重谢，那女同学回答说："中国人和美国人都是地球村村民，帮助你，是我应尽的责任。你工作忙，不用谢了，我心领了。"

还有一位70多岁的上海交大老年大学学员罗昌渠，3秒救一个人。2010年4月11日，在延安东路高架桥下，一位30多岁的外国男青年昏迷在草地上，引来二三十个围观者。围观者纷纷拨打120急救电话。救人就是命令！罗昌渠飞步向前，将患者左手臂弯曲，猛掐他的曲池穴，那外国人如梦初醒。他再掐按患者的内关穴3秒钟，加以巩固。那外国人用生硬的汉语说："世博，谢谢！"说完，他就朝世博会的方向走去。

笔者曾写过一首"急救歌"：

> 重掐曲池[1]兼人中[2]，弹拨极泉[3]按劳宫[4]，
>
> 拳击天池[5]痛郄门[6]，救死扶伤内关[7]通。

下面解释一下相关的几个穴位：

1. **曲池**　在屈肘成直角，肘横纹外端与肱骨外上髁连线的中点。手阳明大肠经合穴。

轻按降压，治高血压；重掐升压，可抢救休克患者。

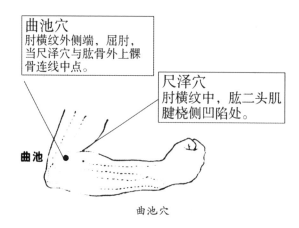

曲池穴

2. 人中　在人中沟的上 1/3 与中 1/3 交界处。属于督脉。用力掐人中或者曲池穴,可以抢救昏迷和癫痫发作患者。

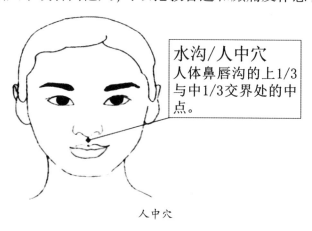

人中穴

3. 极泉　在腋窝正中,动脉搏动处。属于手少阴心经。弹拨之,急救心梗。

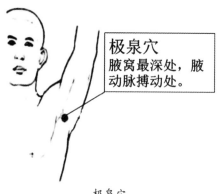

极泉穴

4. 劳宫　在第 2、3 掌骨之间,握拳,中指尖下是穴。属于手厥阴心包经。有调血润燥、安神和胃、通经祛湿、息风凉血之功效。刺激该穴可泻心火,镇静。

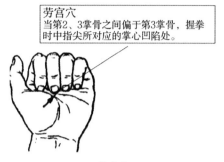

> **劳宫穴**
> 当第 2、3 掌骨之间偏于第 3 掌骨,握拳时中指尖所对应的掌心凹陷处。

劳宫穴

5. 天池　在胸部,当第 4 肋间隙,乳头外 1 寸。属于手厥阴心包经。以空拳捶之,治心绞痛。

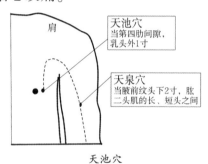

> **天池穴**
> 当第四肋间隙,乳头外 1 寸
>
> **天泉穴**
> 当腋前纹头下 2 寸,肱二头肌的长、短头之间

天池穴

6. 郄门　在腕横纹上 5 寸,掌长肌腱与桡侧腕屈肌腱之间。属于手厥阴心包经的郄穴,急救穴。宜重掐之。

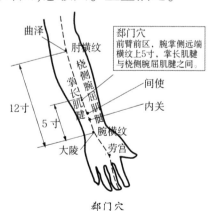

> **郄门穴**
> 前臂前区,腕掌侧远端横纹上 5 寸,掌长肌腱与桡侧腕屈肌腱之间。

郄门穴

7. 内关　在腕横纹上 2 寸,两筋之间。属于手厥阴心包经。有道是"心胸内关谋"。

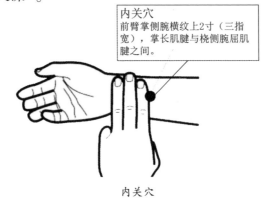

内关穴
前臂掌侧腕横纹上2寸（三指宽），掌长肌腱与桡侧腕屈肌腱之间。

内关穴

8. 少府　第 4、5 掌骨之间,握拳,当小指尖处。掐之,治心悸、胸痛。

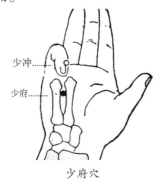

少冲……
少府……

少府穴

9. 膈俞　第 7 胸椎棘突下旁开 1.5 寸。属于足太阳膀胱经,血会。可敲打或顶按之。

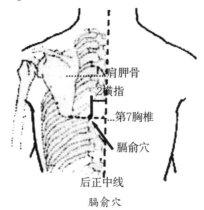

肩胛骨
2横指
第7胸椎
膈俞穴
后正中线

膈俞穴

以上凡属心经、心包经穴以及膈俞穴，一律用左侧。

这些穴位能疏通经络、活气血、调虚实、衡阴阳、救危急、保安康。经络抢救仅凭一双手，快则一秒钟，最慢 10 分钟，廉、便、验、快，优点多多。

如果人人都学会经络穴位的应用，做急救者，那能保住很多人的生命！

笔者的口号是"伸出你的左手抓经络，伸出你的右手抓食疗，向健康长寿前进，争做一个合格的'120 战士'！"

（原载于 2015 年第 3 期《科学生活》杂志）

八、当孙女高烧 40℃

——从耳尖放血谈起

　　6 年前的一个晚上,因为孙女高烧 40℃,儿子和儿媳妇要把孙女送到医院打吊针。一看孙女迷迷糊糊的像泄了气的皮球,一声不吭。笔者说:"孙女今年才 6 岁,出生到现在从未打过点滴,一打就是 2 小时,这么粗的针刺在血管里,孩子的叫声、哭声不断,你们忍心吗?"他们说:"那怎么办呢?高烧要有后遗症的,很可怕。"笔者说:"耳尖放血吧,不行再送医院也不迟。"他们知道笔者研究中医多年,就勉强同意了。于是,笔者把孙女右耳朵消毒后,用短针在耳尖放血。2 小时以后,温度下降了 2℃。第二天早上 7 点,体温降为 36.8℃,一切正常。儿子、媳妇称赞道:"还是爸爸高明。"其实,听笔者授课的许多老年大学的学员都能用此法给亲朋好友退烧。

　　1973 年,我国耳针权威王忠曾受周总理之托,用耳尖放血的方法为成都军区政委、司令员张国华高烧降温两次,转危为安。此前一周,医生用尽最好的进口西药,天天输液,天天吃药都无法退烧,惊动了周总理。最终,还是王忠用耳尖放血的办法解决了问题。

　　耳尖,当折耳向前,耳廓上方的尖端处即是,属经外奇穴。放血工具最好用查血糖的采血针,也可用针灸针、三棱针、一次性注射针头、刺血笔等。耳针常刺到软骨,容易感染,所以要特别注意严格消毒,用75%酒精消毒医生的手、针具、针刺部位。刺出血后,还要用手去挤,一开始挤出来的血近乎紫红色,若挤出来的血变成淡红色就停止。

　　耳尖放血的功用:清热祛风,解痉止痛,即退烧、降压、排毒。主治：高热,暴发火眼,目赤肿痛,急性结膜炎,角膜炎,青春痘,高血压,口眼歪斜,失眠,咽喉肿痛,偏、正头痛,麦粒肿,腮腺炎,舌痛,湿疹等。

除了耳尖放血外,还可以在中冲、少商、十宣、委中、印堂等穴位针刺放血以退烧。比较常用的是中冲,在中指尖端的中央,属于手厥阴心包经的井穴。少商,在拇指桡侧指甲角旁约0.1寸,属于手太阴肺经的井穴,常用于治疗高烧咳嗽、肺热咯血。十宣,在十指尖端中央,距离指甲0.1寸。委中,在腘横纹中央,属于足太阳膀胱经的下合穴,刺中穴位下的静脉血管。如果高烧头痛目眩,眼睛不能睁开,可在印堂放血。印堂,两眉头连线的中点,宜平刺。

刺血疗法是在中医基本理论指导下,通过放血祛除邪气而达到调和气血、平衡阴阳、恢复正气目的的一种有效治疗方法,适用于"病在血络"的各类疾病。中医的刺血疗法最早的文字记载见于《黄帝内经》,如:"刺络者,刺小络之血脉也","宛陈则除之者,出恶血也"。并明确提出刺络放血可以治疗癫狂、头痛、暴喑(突然声音嘶哑或失音的急性喉部病证)、热喘、衄血(非外伤所致的某些部位的外部出血,包括眼衄、耳衄、鼻衄、齿衄、舌衄、肌衄等)等病证。华佗用针刺放血治疗曹操的"头风症"。唐代御医用头顶放血法治愈了唐高宗的"头眩不能视症"。金元时期,张子和在《儒门事亲》中的针灸医案,几乎全是针刺放血取效,并认为针刺放血攻邪最捷。他认为攻邪是治疗的首要原则,提倡"邪去正安"。即坏血不去,好血不来;旧血不去,新血不生。祛邪方能扶正。

刺血疗法种类繁多:直接点刺法、夹持点刺法、结扎点刺法、散刺法、叩刺法、挑刺法、割点法、针罐法(刺络拔罐法)、火针法等。本文介绍的仅仅是直接点刺法。

刺血疗法有若干注意事项,学习者务必注意,并请参阅笔者所著的《经络歌谣图谱》一书。

1. **详察形神** 《灵枢·终始》指出:"凡刺之法,必察其形气。"临床刺血时,必须根据患者的体质状态、气质特点及神气盛衰等情况,确定相应的治疗法则。根据人体的高矮、肥瘦、强弱,决定刺血的深浅手法及出血量的多少。根据神气有余或不足,确定刺血的范围和方法。

2. **辨明虚实** 《素问·通评虚实论》言:"邪气盛者实,精气夺者虚。"虚与实,概括了邪正关系。由于刺血主要是通过决"血实"、除"宛陈"而达到治愈疾病的目的,因此尤其适用于实证、热证。

3. **知其标本** 刺血疗法常作为重要的治标方法而被用于临床。强调治病之法,宜先刺血以缓解其痛苦,再根据疾病的虚实属性,取舍补泻。现代对各种原因所致的高热、昏迷、惊厥等危证,先以刺血泄热开窍以治其标,然后再针对病因而治其本。

4. **定其血气** 古人云:"用针之理,必须知形气之所在,左右上下,阴阳表里,血气多少。"因此,必须根据十二经气血的多少及运行情况,来决定刺血及出血量的多少。临床上取商阳刺血治疗昏迷、齿痛、咽喉肿痛;取攒竹刺血治疗头痛、目赤肿痛;取委中刺血治疗腰痛、吐泻;取曲泽刺血治疗心痛、烦热、呕吐等,即是以经脉气血多少为依据的。

5. **顺应时令** 《素问·诊要经终论》曰:"春夏秋冬,各有所刺。"人与天地相应,与四时相序,故刺血疗疾也因时令而异。如足太阳脉令人腰痛,应取太阳经委中穴放血治疗,但春日不可刺出血;足阳明脉令人腰痛,应取足三里穴放血治疗,但秋日不可刺出血;因阳明属土,而秋日金旺木衰,故不可刺血。

(原载于 2015 年第 4 期《科学生活》杂志)

九、令人困扰的卫生间现象

——谈经络治便秘

便秘,主要是指排便次数减少、粪便量减少、粪便干结、排便费力等。若超过 6 个月即为慢性便秘。实秘为热邪壅结:身热,口臭,烦渴喜冷,苔黄燥;或气机瘀滞:腹胀胁痛,嗳气频作,脉弦。虚秘为津液不足,气血两虚:头晕心悸眼花,脉细;或阴寒凝结:喜热畏寒,腹中冷痛,脾肾阳虚,脉沉迟。究其病因有二。

1. **器质性**　如肠管器质性病变:肿瘤、炎症或其他原因引起的肠腔狭窄或梗阻;直肠、肛门病变:直肠内脱垂、痔疮、直肠前膨出、耻骨直肠肌肥厚、耻直分离、盆底病等;内分泌或代谢性疾病:糖尿病、甲状腺功能低下、甲状旁腺疾病等;硬皮病、红斑狼疮等;中枢性脑部疾患、脑卒中、多发硬化、脊髓损伤以及周围神经病变等;肠管平滑肌或神经源性病变;结肠神经肌肉病变:假性肠梗阻、先天性巨结肠、巨直肠等;神经心理障碍;药物性因素,如过食铁剂、镇静剂、阿片类药、抗抑郁药、抗帕金森病药、钙通道拮抗剂、利尿剂以及抗组胺药等。

2. **功能性**　如进食量少或食物缺乏纤维素或水分不足,对结肠运动的刺激减少;过食上火之品;因工作紧张、生活节奏快、工作性质和时间变化、精神因素等干扰了正常的排便习惯;结肠运动功能紊乱所致,常见于肠易激惹综合征,系由结肠及乙状结肠痉挛引起,除便秘外同时具有腹痛或腹胀,部分患者可表现为便秘与腹泻交替;腹肌及盆腔肌张力不足,排便推动力不足,难于将粪便排出体外;滥用泻药,形成药物依赖,造成便秘;老年体弱,气血两虚;运动较少;大便时间无规律;肠痉挛导致排便困难,或因结肠冗长所致。

便秘危害性很大,不少人在卫生间久坐马桶却难解大便,只好使劲挣。殊不知这会让腹压升高,血管内的血液对血管壁的侧压力加大,流动力与阻力相互猛烈碰撞,易于使某些脆弱的血管破裂,轻者导致肛裂,重者导致心肌梗死、脑梗塞,甚至中风偏瘫,导致死亡,后果十分严重。医学上称之为"卫生间现象"。

对付卫生间现象的办法很多,如食疗、中药和西药治疗、手术、运动、中医经络治疗等。作为经络教师,笔者将经络治疗便秘的经验编成"通便歌":

便秘努挣眉紧皱,卫生间里鬼见愁。

速向经络搬救兵,春风得意拂杨柳。

合谷天枢阳明求,八邪八髎通支沟。

指尖相对顶十宣,气海鱼际上巨流。

一升一降提肛肌,大肠蠕动祛污垢。

推拿按摩好穴位,自救全凭一双手。

"合谷天枢阳明求" 合谷穴,手背第1、2掌骨之间,约平第2掌骨中点处,是手阳明大肠经的原穴。天枢穴,脐旁2寸(3横指宽),属于足阳明胃经,是大肠的募穴。合谷可用拇指按揉;天枢可艾灸,也可埋羊肠线。适用于大便干结的热秘。

"八邪八髎通支沟" 八邪穴,手背各指缝中的赤白肉际,左右共8穴。八髎穴,即上、次、中、下髎,分别在骶骨8个孔中,属于足太阳膀胱经。支沟穴,腕背横纹上3寸(4横指宽),桡骨与尺骨之间,属于手少阳三焦经。应用八邪穴,可十指交叉,不用全身使劲,仅仅双手用力,常用于大便快解出时。慢性便秘,平时可用手掌上下摩擦八髎穴。支沟通便是几千年来老祖宗传下来的传统方法,即用拇指指尖上下来回掐按之,促使排便顺利。适用于三焦气机不利的便秘。

"指尖相对顶十宣" 十宣,十指尖。大便时,左手五个指尖对准右手5个指尖,十指指尖相对。右为阳,左为阴,阴阳相交,其力无穷。一眼望去,十指指腹犹如大肠,仿佛大肠在自己的掌控之中。或左或右,或前或后,或用力顶压,促使大肠蠕动,这其中有意念的成分。运用时做到从容不迫,适用于任何原因引起的便秘。

"气海鱼际上巨流" 气海穴,脐下 1 寸半,属于任脉,可按摩,或艾灸。鱼际穴,手心,第 1 掌骨中点,赤白肉际处。它是手太阴肺经的荥穴,有清肺热的作用,而肺与大肠相表里。用拇指指腹按揉鱼际,适用于肺与大肠有积热的便秘。上巨虚,足三里穴下 3 寸,大肠经的下合穴,敲打之,艾灸之,弹拨之,可清大肠热,能治热秘。

"一升一降提肛肌,大肠蠕动祛污垢" 平时多练提肛肌,大便时也练提肛肌,忽升忽降,一上一下,升为阳,降为阴,阴阳转圈,促使大肠蠕动,利于排便。

以上穴位,从效果来讲,十宣、八邪、支沟、合谷、天枢 5 个穴位名列前茅,练习提肛肌更是刻不容缓。

当然,一切以预防为主,要注意以下几点:

(1) 避免进食过于精细的食品,缺乏残渣对结肠运动的刺激。

(2) 养成良好的排便习惯,每日定时排便,形成条件反射。

(3) 避免滥用泻药,滥用泻药会使肠道的敏感性减弱,形成对某些泻药的依赖,造成便秘。

(4) 合理安排生活和工作,劳逸结合。适当参与文体活动,特别是重视提肛肌的锻炼,有利于胃肠功能的改善。

(5) 建议患者多饮水。

(6) 及时治疗肛裂、肛周感染、子宫附件炎等疾病,泻药应用要谨慎,不要使用洗肠法等强烈刺激方法。

(7) 患高脂血症的肥胖者,除求救于经络疗法外,可考虑适当服用通便方:荷叶 10 克,枸杞子 10 克,决明子 10 克,白菊花 10 克,薏米仁 10 克,山楂 10 克,莱菔子 10 克,番泻叶(另包后下)3 克。先用冷水浸泡 1 小时,煮开后文火再熬 15 分钟,即可温服当茶饮。

以上方法可以试试,有问题还是去医院诊治。

(原载于 2015 年第 5 期《科学生活》杂志)

十、邪去正安　祛瘀生新

——漫谈治病妙法刺络拔罐

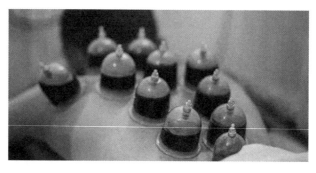

　　针刺拔罐疗法是运用皮肤针叩刺患处,使之出血,再在局部拔火罐,以防治疾病的一种方法。本疗法是在刺络法和拔罐法相结合的基础上发展而来的。刺络法早在《黄帝内经》中即有记载,"毛刺""浮刺"等即为刺络法的雏形。拔罐法在马王堆汉墓出土的医帛书《五十二病方》中也有载录。《素问·皮部论》言:"凡十二经脉者,皮之部也。是故百病之始生也,必先于皮毛。"20世纪70年代开始,本疗法在临床上应用日趋广泛。恩师李大可教授曾亲自制作辊针赠送给笔者,并在上海市针灸经络研究所内开办了"刺络拔罐专科门诊"。

　　刺络拔罐疗法是应用经络理论,使用梅花针(七星针,皮肤针)、三棱针、毫针等针具,在相应腧穴上点刺使之出血以达到疏通脉络、活血化瘀、泄热驱邪、排毒扶正的目的。对高热、咽喉肿痛、痤疮、颈肩腰背痛等病证有显著疗效。本疗法具有操作简便、疗效确实、适应证广、见效快速等优点,所以历来就广为应用,并发展至今。

　　如何操作呢? 选定治疗部位后,用75%酒精棉球消毒皮肤,先用梅花针、毫针或三棱针快速点刺局部。梅花针针尖起落要呈垂直方向,针垂直地刺下,垂直地提起,如此反复操作,以皮肤渗血为度。将火罐迅速拔在刺血部位,一般每次留罐10分钟。起罐后,用消毒棉球擦净血迹。照此法再连拔两次。

刺络拔罐的镇痛效果尤为显著。十二皮部与经络、脏腑联系密切,运用皮肤针叩刺皮部,激发调节脏腑经络功能,以疏通经络,调和气血,促使机体恢复正常,从而达到防治疾病的目的。刺络罐疗能有效地祛瘀行血,通经活络,临床常用于治疗各种疼痛。西医也认为,刺络罐疗能刺激身体的某一局部神经,调节相应部位血管和肌肉的功能,反射性解除血管和平滑肌的痉挛,产生明显的止痛效果。

(一) 驼背翁直起腰

旧血不去,新血不生;寒邪不去,瘀血不散。1972年6月,作为云南楚雄州卫校、楚雄医专招生工作组代表的笔者,和楚雄州教育局、卫生局有关同志到楚雄州大姚县前进公社去招生。该公社几乎是清一色的彝族聚集区。那天中午,笔者正在社长办公室睡午觉,突然社长大喊:"周医生,有人找你看病。"起来一看,楼下一个60多岁的驼背翁,弯腰90°,几乎与大地平行,右手拄着一根树枝当拐杖,活像一个"7"字。笔者连忙下楼,社长介绍说:"他是我们彝族牧羊人,因为在山坡放羊累了,就在一个潮湿的山洞里睡着了,一觉醒来,就直不起腰来了。又酸又痛,折腾了好几天,难以正常走路。后来他听人说上海医生来到前进公社,就拄着这根树枝,走了20多公里山路,找上门来了。"笔者诊断后,对他说:"你受寒了,气滞血瘀,不通则痛,通则不痛。腰部有瘀血。我要给你刺络拔罐,比较痛,你怕吗?""不怕!只要能治好,割块肉,我也答应。"他斩钉截铁地说。笔者叫他伏在板凳上,当即给他的腰部痛点消毒,并取出七星针,敲击出血,在肾俞、大肠俞等穴位上拔了4个火罐,隔十分钟起罐,擦掉他的瘀血。其瘀血犹如凝固的鸡鸭血。每隔十分钟拔1次,把瘀血擦去,如此拔3次。半小时不到,他已能直起45°,还差45°就能站直了。他高兴得竖起大拇指,连连向笔者道谢:"上海医生好!"并坚决要笔者第二天照样给他治疗。由于第二天笔者还要到其他地方去招生,社长出了个主意,派人叫来隔壁公社卫生院的院长,要笔者把这项技术传授给他。笔者欣然答应。

（二）高处摔下来的奇遇

刺络拔罐能促使毛细血管扩张,改善局部血液循环,祛瘀生新后患者立即有温热感。它不仅适合于风湿痹证,而且适合于跌打损伤、气滞血瘀病证,临床上常用于治疗胸背部摔伤、网球肘、颈椎病、腰肌劳损等。1974年秋,笔者骑着自行车在楚雄州姚安县巡回医疗。田间小道崎岖不平,笔者不幸从十多米的田坎上摔下来,胸部着地。笔者的车轮撞在石头上,砸弯了;笔者的胸部砸在农民刚刚割下来厚厚的稻谷上,肋骨才免于骨折,但异常胸闷,说不出话来。笔者回到了招待所,脱掉衣服,倒在床上,用梅花针在胸部有乌青块的部位猛敲,再拔上火罐。每隔10分钟敲1次,把瘀血擦去,共拔3遍。当时就能开口说话,第二天再如法炮制1遍,同时配合吃了1瓶云南白药,两次治疗即愈,无任何后遗症。

（三）银屑病患者的福音

通则不痛,不通则痛。刺络拔罐不仅能祛瘀生新,而且能清热解毒,消肿排脓。临床上常用于治疗乳腺炎、带状疱疹、流火、银屑病、湿疹、神经性皮炎等。笔者曾用此法治疗若干银屑病患者,取得意想不到的奇效。例如,2013年4月21日,上海某集团有限公司工会干部赵先生找笔者看银屑病。华山医院、上海市第一人民医院、上海市皮肤病防治所均诊断他患银屑病。他从头颈部到腰腹部有大小不等的圆形的疮疤,大的如八九个银圆,小的如四五个荸荠大小,粉红色,里面水汪汪的。他说:"我头上长满牛皮癣,已有六七年不敢到理发店剃头。自知之明嘛!我到上海各著名大医院皮肤科专家门诊求医,内服各种各样的西药,外涂各种药膏,丝毫没用,我很悲观,认为这辈子毫无希望。经有关领导介绍,找到你,希望用中医方法试试看。"征求赵先生的同意,笔者采用刺络拔罐与内服清热解毒中药的办法为之治疗,1 周 1 次。中药方:白花蛇舌草 15 克,蕲蛇、虎杖、紫花地丁、银花、连翘、丹皮、丹参、蒲公英、蝉蜕、荆芥穗各 10 克,甘草 3 克。外治加内治,经过 20 次治疗,赵先生头部银屑病已痊愈,可以大大方方地去理发店剃头了。再治疗 20 多次,只剩下一个银圆大小的淡红色疮疤,胜利在望,后来因事外出而终止治疗。

(四) 刺络拔罐的注意事项

1. **禁忌证**　局部皮肤有创伤及溃疡者、心力衰竭、恶性肿瘤、活动性肺结核、精神病患者、出血性疾患、急性传染病、孕妇及年老体弱者禁用刺血拔罐疗法。

2. **注意检查针具**　当发现针尖有钩毛或缺损、针锋参差不齐时,要及时更换。

3. **针具及针刺局部皮肤(包括穴位)均应消毒**　针具一般用戊二醛消毒液浸泡 60 分钟,或用 75%酒精浸泡 120 分钟,即可重新使用。敲刺后,局部皮肤须用酒精棉球消毒,以防感染。

4. **疗程**　一般视病情轻重和患者体质而定,严重者 1 天 1 次,一般者 3 天 1 次,直到治愈。

5. **综合治疗**　治病时,不能单打一,有时要结合各种疗法。例如,治疗带状疱疹,同时还需服用阿昔洛韦片;治疗银屑病,要服用清热解毒的中药。

6. **部位**　梅花针敲打的部位一般是阿是穴,即以痛点为穴,或者以有阳性反应物(如疮疤)为靶。

（原载于 2015 年第 6 期《科学生活》杂志）

十一、五根艾条灸一命

——神奇的艾灸疗法

（一）艾灸疗法

艾灸疗法，是利用艾叶作原料制成艾绒，在一定的穴位上用各种不同的方法燃烧，直接或间接地施以适当温热刺激，通过经络的传导作用达到治病和保健目的的一种方法。古人云："针所不为，灸之所宜。"

艾灸疗法是中医学的重要组成部分，也是传统医学中最古老的医疗保健方法之一。目前可以看到的艾灸治病的医案记录在史书《左传》中。1973 年，在我国湖南长沙马王堆发掘了 3 号汉墓，其中《阴阳十一脉灸经》是目前见到的《黄帝内经》以前的珍贵医学文献，也把对中医艾灸的认识大大提前了。

早在 3 000 年前，中国人就发现了艾用作灸的原料最为适宜。蕲艾，以湖北蕲州者为佳。艾叶能通十二经气血，调节阴阳，调和气血，温通经络，行气通络，扶正祛邪，扶阳固脱，升阳举陷，拔毒泄热，美容健体，防病保健。

灸法能够活跃脏腑功能，促进新陈代谢，产生抗体及免疫力，所以长期施行保健灸法，能使人身心舒畅，精力充沛，祛病延年。灸法能抗休克、抗感染、抗癌，对心脑血管疾病、桥本甲状腺炎、硬皮病、支气管哮喘、肺结核、乙型肝炎等均有良好的效果。实验研究证明，艾灸可以改变体液免疫功能，同时还能够影响 T 细胞数目与功能，活跃白细胞、巨噬细胞的吞噬能力。特别是经灸后 T 淋巴细胞高值可以降低，低值可以升高，说明艾灸有双向调节免疫的作用。灸法对人体是一种良性刺激,能增强体质,不论病体、健体都可以使用,所以,灸法的使用范围是很广泛的。君不见有多少妇产科医生以艾灸至阴穴,作为转正胎位的常规治疗手段;君不见多少针灸医生以艾灸命门、关元、足三里取代野山参来抢救濒危患者;君不见上海市针灸经络研究所金舒白教授等在三伏天以麦粒灸熏灼肺俞、定喘、心俞、大椎、膏肓俞等穴,治疗哮喘病取得令人可喜的疗效……。对此,笔者深有体会。

(二) 五根艾条灸一命

2010年8月某日晚上,上海老龄大学学生孙惠根打电话向笔者求救:"我老伴因平时贪凉和饮食不当而导致上吐下泻。我急忙带她去大医院专家门诊治疗,3天时间花了3 000元治疗费也不见好转,输液时还几近休克。她忍受不了一天十多次的腹泻,悲切地向我交代了后事,说只等着回家去了,叫我好自为之。在万般无奈、手足无措的时候,我特向周老师求救,你看怎么办?"笔者说:"艾灸!灸中脘、神阙、天枢、关元、气海、中极、水道、归来、足三里、上巨虚、下巨虚、丰隆。艾条早上灸半根,晚上灸半根。"孙惠根照办,结果当晚就见成效。5天用掉5根艾条,1周后老伴就病愈了。

(三) 草海农场救犯人

1972年10月,笔者奉命参加楚雄卫校和楚雄医专招生工作,来到云南省姚安县偏僻山区。天晚了赶不回姚安城镇。怎么办?这里是山区,前不着村,后不着店。突然发现远处灯光闪烁,喜从心来。走进一打听原来是草海农场,场领导也同意笔者住宿。深夜11时,笔者正在酣睡,突然被一阵敲门声惊醒。原来是农场苏政委要求笔者抢救一名患病的犯人,说那人已昏迷不醒。笔者跟他走进女监,那所房间不大,放4张床,住着4个人,3个老妇人,1个年轻人。那个23岁的女囚处于昏迷状态。笔者端起她床边的痰盂罐仔细观察她的呕吐物,颜色黄绿。笔者问一旁站着的4个场医:"她得过蛔虫症吗?"一个高个子场医答道:"两周前曾吐过一条蛔虫。"笔者说:"嗯,她可能得了胆道蛔虫症。"笔者立即给病妇针足三里、阳陵泉、胆囊穴，再叫场医配合其重点灸足三里、上巨虚、下巨虚、中脘以及右侧胁肋胆区阿是穴。过了20分钟左右，患者醒来，双手捂着胆区直喊："痛呀，像刀割一样痛呀!"再灸一刻钟，她呼呼入睡了，直打呼噜，呼吸均匀。笔者的艾灸成了她的"催眠曲"。苏政委微笑着说："幸亏你在这儿住下才能让她转危为安。若不及时救治，送医院抢救即使白天也至少需3小时，一路颠簸，可能会死在路上。"

（四）并非狗咬病

1973年5月，笔者带中医03班同学到楚雄县某公社卫生院旁的某大队打谷场去上针灸课，这是所谓现场教学。课正上得起劲，突然从门诊部病房里传来一位妇女凄厉的嚎哭声。课后一打听，原来是一个26岁左右的彝族妇女腹痛，在病床上痛得直打滚，甚至于滚到床下。门外有十多个彝族小伙子手持棍棒、长矛在唱着、跳着。他们说："她前世作孽，天神每月派天狗来咬她一口，我们要轰走天狗。"笔者立即意识到，这是科学与迷信的较量。于是，笔者带领几个学生为她针灸治疗。那妇女姓王，唇青紫，面色苍白，舌质淡，苔白，双手紧压小腹，一派寒象。笔者和学生把她扶上床，安慰她，为她针了三阴交、足三里、上巨虚，并叫学生用自己刚做好的艾条为她灸神阙、天枢、气海、关元、中极、水道、归来以及足三里、上巨虚、下巨虚等穴位。刚治疗，那妇女轻轻地呻吟，约20分钟，就呼呼入睡了。睡了一刻钟，那妇女就含笑起床，向笔者道谢："谢谢，谢谢，不痛了。"笔者向他们解释痛经的原理，叮嘱那妇女在月经前后不要喝冷水，不要受凉。指出这并不是什么"狗咬病"，而是常见的痛经。笔者劝小伙子们不要再跳神了，他们点头称是。临走前，笔者送给那妇女自制的10根艾条。科学终于战胜了迷信!

（五）艾灸的分类

艾灸，分艾炷灸、艾条灸、温针灸、温灸器灸等种类。

1. 艾炷灸　分直接灸和间接灸。直接灸,分瘢痕灸(化脓灸、麦粒灸)和无瘢痕灸。间接灸有隔盐灸、隔姜灸、隔蒜灸、隔附子饼灸、隔葱灸等。

2. 艾条灸　分温和灸、雀啄灸、太乙针灸、雷火针灸。

3. 温针灸　治寒证。

4. 温灸器灸　适应证广泛。温灸器有艾灸盒、随身灸。

5. 其他灸法　灯心草灸、白芥子灸。

(六) 艾灸注意事项

1. 艾灸顺序　《千金要方》载:"凡灸当先阳后阴,先上后下"。在《明堂灸经》也指出:"先灸上,后灸下;先灸少,后灸多"。即艾灸的一般顺序是:先灸背部再灸胸腹部,先灸上部再灸下部,先灸头部再灸四肢。

2. 勿受寒　艾灸后半小时内不要用冷水洗手或洗澡。艾灸后可以喝红糖水或温开水,不要喝寒凉性质的饮料。

3. 禁忌　饭后 1 小时内不宜艾灸。过饥、过饱、酒醉禁灸;孕妇禁灸;身体发炎部位禁灸。

4. 灸量　应该考虑天时、地理、气候等因素的影响来定灸量。北方风寒凛冽,灸量宜大;南方气候温暖,灸量宜小。老年或体弱的人使用保健灸,灸量宜小。

(原载于 2015 年第 7 期《科学生活》杂志)

十二、经络心肺复苏法

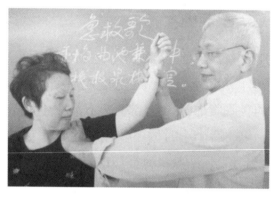

2013年3月,周德老师在给上海市静安区老年大学学员讲课时,示范弹拨心经的极泉穴抢救心肌梗死患者。

我国每年因冠心病、高血压、心肌梗死、脑梗塞等心脑血管疾病而死亡的人竟有300万,其中有54万人猝死,抢救过来的仅有1%。心肌梗死时,心脏突然停止搏动,有效心泵功能和有效循环突然中止,引起全身组织细胞严重缺血、缺氧和代谢障碍,如不及时抢救会有生命危险。冠心病患者冠状动脉闭塞,血流中断,使部分心肌因严重的持久性缺血而发生局部坏死。临床上有剧烈而较持久的胸骨后疼痛、发热、白细胞增多、红细胞沉降率加快、血清心肌酶活力增高及进行性心电图变化,可发生心律失常、休克或心力衰竭。患者不仅胸骨后和左胸前突发性疼痛,呈压榨性、窒息性特点,向左臂直至无名指与小指放射,而且伴有眩晕、心悸、气促、出汗、寒颤、恶心,甚至晕厥、死亡。

一旦发生心肺功能异常,甚至走向死亡的边缘,人们第一反应就是打 120 急救电话,或者采用西医的心肺复苏。心肺复苏是针对呼吸心跳停止的急症危重患者所采取的关键抢救措施,即胸外按压形成暂时的人工循环并恢复自主搏动,采用人工呼吸代替自主呼吸,快速电除颤转复心室颤动,以及尽早使用血管活性药物来重新恢复自主循环的急救技术。心肺复苏的目的是开放气道、重建呼吸和循环。这种方法的确行之有效,抢救了不少人,但是也存在一些问题。

1. **地点问题** 心肺复苏必须躺在床上或者地板上操作,而心肌梗死随时随地都可发生,例如冰天雪地的山上、车水马龙的大街上、旅游的大客车上,这些情况下该怎么办?

2. **顾虑** 抢救不过来,是否负一定法律责任? 按压过猛,骨折了怎么办? 如果是异性按压,是否带来非议?

3. **急救时间** 这种方法在中国普及率较低,一般人会容易推给120 急救或者医院,让医生去做,这样会耽搁宝贵的时间。

中医将心绞痛、心肌梗死、心跳骤停等归为胸痹、心痛、真心痛的范畴,分为实证和虚证。实证为寒凝、气滞、血瘀、痰阻;虚证为阴阳亏虚、血脉失养。病因可为寒邪外袭、饮食肥甘、情志郁结、年迈体虚。西医认为与下列因素有关:(1) 疾病:高血压、糖尿病、高血脂、肥胖症、动脉粥样硬化等;(2) 遗传:家族史;(3) 吸烟酗酒;(4) 气候寒冷;(5) 过于操劳;(6) 七情不调;(7) 年迈体虚。

时间就是生命,速度就是关键。如何弥补这些遗憾?经络心肺复苏法是佼佼者,其优点在于廉、便、验、快。廉:只凭一双手;便:随时随地都可进行,不需要床、枕头,不需要任何设备;验:立竿见影,当即见效;快:最快 1 秒,最迟 5 分钟。

"重掐曲池兼人中,弹拨极泉按劳宫,拳击天池痛郄门,救死扶伤内关通。"笔者写的这首诗体现了经络心肺复苏法的精华。

"重掐曲池兼人中" 曲池穴,屈肘成直角,肘横纹外端与肱骨外上髁连线的中点。手阳明大肠经的合穴,阳气甚足,轻按降压,重掐升压。昏迷患者血压接近零,必须重掐。

40 多年前的一个夏日,嘉定区某剧团团长因与人争吵,情绪失控而突然昏倒在文化馆。张先生叫笔者去抢救,笔者将患者手臂弯曲,用右手拇指指腹向下用力一掐,仅仅 1 秒钟患者就清醒过来了。

人中穴,属于督脉,督脉系诸阳之会,阳脉之海,阳经之帅,在人中沟上 1/3 与下 2/3 的交界处。掐之治昏迷,通脑醒神,是传统的抢救法。

"弹拨极泉按劳宫" 极泉穴,腋窝正中,动脉搏动处,属于手少阴心经。取左侧。抢救时,将大拇指指腹对准极泉穴用力弹拨,其余四个指头搭在患者肩膀上。它对抢救心肌梗死患者极其有效。劳宫穴,位于第 2、3 掌骨之间,握拳,中指尖下是穴,属于手厥阴心包经的荥穴。可用拇指指尖掐按之。

"拳击天池痛郄门" 天池穴,乳头外 1 寸,属于手厥阴心包经。用右手空心拳接连捶击左胸天池穴,相当于西医用手掌按压心区以恢复心脏的跳动。郄门穴,腕横纹内侧中点,为大陵穴;大陵穴上 5 寸,两筋之间为郄门穴,属于手厥阴心包经的郄穴。用拇指指尖不断掐按之,心肌梗死症状迎刃而解。

"救死扶伤内关通" 内关,一词两义,既指人体内部五脏六腑、四肢百骸的关卡得以疏通,又指手厥阴心包经的内关穴。古人云"心胸内关谋"。内关能宁心安神,宽胸和胃。救死扶伤,点出心肺复苏的宗旨。

古代经络名家告诫后人"宁失其穴,勿失其经。"这是经络治病的箴言。要心肺复苏,首先要考虑经络,而不是一个一个穴位。经络是纲,穴位是目,纲举方能目张。复苏心肺,首先取手厥阴心包经、手少阴心经和督脉,其次是手阳明大肠经、手太阴肺经、任脉、足太阳膀胱经、足阳明胃经。巩固战果时,可考虑肝肾二经。

心肺复苏的冠军穴位为曲池、人中、极泉、郄门、天池、膈俞。

心肺复苏的亚军穴位为内关、劳宫、中冲、少府、合谷、足三里。

如果患者手脚冰冷,二便失禁,真气衰微,元气暴脱,奄奄一息,可灸命门、足三里、内关 3 个穴位,以力挽狂澜,延长寿命。也可用独参汤,即用野山参煎汤服用。

如何预防心脏骤停?

（1）戒烟限酒。

（2）冠心病或心脏功能异常的患者外出时,应随身携带药品,如麝香保心丸,或硝酸甘油片等,必要时舌下含服1~2粒。

（3）合理饮食,平衡饮食。多食含镁、铬、锌、钙、硒、碘食品;多食保心食品,如洋葱、大蒜、木耳、海带、香菇、紫菜;多食新鲜蔬果,增加膳食纤维,增加维生素C、E、A,如猕猴桃、柑橘、紫皮茄子;多吃鱼类;少吃动物油,尽量吃植物油。

食疗方有玉竹炖猪心、决明楂菊饮、葱粉二豆粥、三七人参粥、猪心枣汤、洋葱炒瘦猪肉、首乌粥、双耳汤。

（4）秋冬防寒保暖,夏季防高温。

（5）调节七情,劳逸结合,避免激动,避免过劳,节制性生活。

（6）适当运动,建立健康的生物钟。

（7）提高抗寒能力,防治感冒。

（原载于2016年第5期《科学生活》杂志）

十三、肝布胁肋主疏泄

——经络治胁痛

《灵枢·五邪》指出："邪在肝,则两胁中痛。"胁痛,指一侧或两侧胁肋疼痛。常指肝胆疾病、胸膜炎、肋间神经痛等。为何胁痛?肝气淤积,肝失调达;肝胆湿热内蕴;经脉受阻,经气不畅;耗血伤阴,血不养肝;胁肋闪挫,气滞血瘀。

经络如何治疗胁痛?主要是疏肝理气、活血化瘀、滋阴养血、祛湿止痛。从脏腑学说讲,主取肝经、胆经、心包经、心经;从六经辨证说,主取手足少阳经、手足厥阴经。肝气郁积型取穴太冲、章门、期门、阿是穴、阳陵泉、间使,中成药用逍遥丸、柴胡疏肝散。气滞血瘀型取穴内关、肝俞、胆俞、支沟、阿是穴,中成药用桃红四物汤、旋覆花汤。肝胆湿热型取穴阿是穴、太冲、外关、足三里、三阴交,中成药用龙胆泻肝汤、硝石矾石散、乌梅丸。肝阴不足型取穴太溪、复溜、涌泉、悬钟,中成药用一贯煎。

(一) 连呼吸都痛的怪病

退休后,笔者在嘉定区办了间中医诊所。一天来了位 30 岁左右的年轻人,左手指着右胁肋,痛苦地说:"我这里痛,连呼吸都痛,一个月来日子不好过。我到处求医,打针吃药贴膏药都没有用。只好请教老郎中!"一检查发现是肋间神经痛,气滞血瘀所致。笔者问他:"你有没有搬过重东西,或者挑过重东西?"他说:"我天天使劲拉拉力器,次数越加越多。"笔者说:"这就对了,用力过多、过猛了!"他问道:"怎么治?"笔者回答道:"刺血拔罐。我先用梅花针敲,再用火罐拔,你怕痛吗?"他果断地回答道:"不怕!长痛不如短痛!我相信你!"笔者拿梅花针敲打患处,鲜血淋漓,立即拔上火罐。敲1次,拔3次,拔出瘀血如鸡鸭血。拔后,年轻人面露笑容说:"好了,不痛了!"旧血不去新血不生,坏血不去新血不来。即邪去而正安。

(二) 两针治好梅核气

2013年7月某星期日上午,笔者正在上海市嘉定区某养老院医务室工作时,来了一位70岁左右的老妇人,她说有颗像梅核那么大的东西堵在咽喉里,吐不出也吞不下,胸胁很闷、胀、痛,非常不舒服。笔者说:"这病叫梅核气。因为种种原因,心中有气,想不开,就得了此病。"她叹了口气,点头称是。笔者当即取了2个穴位,天突和内关。天突,先直刺0.1寸,再呈15°沿胸骨柄方向向下横刺1寸许,患者有窒息感。出针时患者感到如释重负,非常轻松。直刺内关,略略刮针、提插捻转。两针刺后,患者感到舒服异常。心病还靠心来治,笔者劝她万事想得开,宽宏大量,让人三分,海阔天空。隔天再治一次,彻底痊愈。笔者用上述方法,顺利地治愈了多例梅核气患者。

胁痛主取少阳经、厥阴经。手足有三阳经,阳明、少阳和太阳。阳明经,循行在前面,主治前头痛、面瘫、牙痛、鼻炎、眼病等;少阳经,循行在侧面,主治偏头痛、耳聋耳鸣、胁肋痛、肩周炎等;太阳经,主治后头痛、颈椎病、腰背痛等。胁痛在侧面,而少阳经与厥阴经相表里,故胁痛主取少阳经与厥阴经。

手少阳三焦经取穴外关(手背,腕横纹中央阳池穴上2寸)、支沟(手背,腕横纹中央阳池穴上3寸)。足少阳胆经取穴阳陵泉(腓骨小头前下方凹陷中)、风池(胸锁乳突肌与斜方肌之间凹陷中)。手厥阴心包经取穴内关(手内侧,腕横纹中点大陵穴上2寸)、间使(手内侧,腕横纹中点大陵穴上3寸)、郄门(手内侧,腕横纹中点大陵穴上5寸)。古人有"心胸内关谋"之说,内关偏镇静,宁心安神,治心悸、头晕、失眠、胸闷、呕恶;间使偏疏肝理气;郄门抢救心肌梗死、心绞痛。足厥阴肝经取穴行间(足背,第1、2趾间缝纹端)、太冲(足背,第1、2

跖骨结合部之前凹陷中)、蠡沟(内踝高点上 5 寸,胫骨内侧面的中央)、章门(第 11 肋端)、期门(乳头直下,第 6 肋间隙)。

此外,还有他经他穴相助,如任脉取天突(胸骨上窝正中)、膻中(前正中线与两乳头连线的中点)、巨阙(脐上 6 寸)、中脘(在上腹部,前正中线上,脐上 4 寸)。膀胱经取肝俞(第 9 胸椎棘突下旁开 1.5寸)、胆俞(第 10 胸椎棘突下旁开 1.5 寸)、膈俞(第 7 胸椎棘突下旁开 1.5 寸)。肝炎、胆囊炎、胆结石,多考虑右侧的肝俞、胆俞、膈俞。督脉取至阳(第 7 胸椎棘突下)、肾经取涌泉(足底部,去趾后上 1/3和下 2/3 交界处的中点,足趾跖屈时呈凹陷处)、太溪(内踝高点与跟腱之间凹陷中)、复溜(太溪穴直上 2 寸)。肾经属于水,水能克火,包括肝火,可获治根之效。

（三）积极预防胁痛

肝主疏泄,调畅气机,促进气的升降出入有序运动。肝分泌胆汁,促进脾胃消化。肝能调节情志,肝阳上亢,则头痛易怒;肝气郁结,则抑郁多虑、胁痛。肝主藏血,为血海,有储藏血液和调节血量的生理功能。肝主升发,喜调达,恶抑郁。肝有调节生殖功能的功用。肝属木,属春,体阴而用阳。肝开窍于目,其华在爪,其充在筋。肝与胆相表里。

胁痛重在预防。笔者曾为此赋诗一首:

> 肝主疏泄调气机,藏血主筋主生殖。
>
> 属木属春华在爪,开窍双目忌怒气。
>
> 肝阳上亢血压高,肝气郁结更年期。
>
> 疏肝理气精神爽,滋阴潜阳肝风息。

1. 调节情志 怒伤肝,喜伤心,悲伤肺,恐伤肾,思伤脾,不良的感情会造成胁痛,伤害机体,有损于健康。因此,要千方百计控制自己的情绪,要豁达、开朗、忍让、乐观,要和亲朋好友、邻里以及新老相识和谐相处,多与人沟通。

2.**重视运动,预防外伤**　锻炼身体要适度,循序渐进,勿用力过猛。

3.**及时治好肝胆疾病。**

4.**饮食忌肥甘**　不要高盐、高糖、高脂肪,要低盐、低糖、低脂肪;多吃新鲜蔬菜水果,吃肉宜多白少红,多清淡饮食。

（原载于2016年第10期《科学生活》杂志）

十四、火车上喇叭声响了

——经络治面瘫

8年前的暑假,笔者带着小孙女乘坐从上海到乌鲁木齐的火车,准备快乐地旅游。火车刚开不久,车上的喇叭就响起了:"乘客们,谁是医生?请到广播室报到,列车长有要事相商。"笔者听了后,立即去报到。列车长叫笔者给一位35岁的列车员李某治病。笔者一看,她嘴巴歪向左侧,右眼闭不拢,右侧鼻唇沟消失。患者自述右侧舌头味觉丧失,咀嚼困难,笔者断定她右侧面部为患侧。她告诉笔者,正常情况下,她们随车工作一周,然后休息一周。但是她上个星期没有休息,照样上班,想把休息天集中到一起。由于过度劳累、疲倦,上班时在值班室睡着了,上面的电风扇对着她的面部吹,等醒来口眼就歪斜了。她为何面瘫?——正气虚衰,外受风寒。前者是内因,后者是外因。《黄帝内经》指出:"正气存内,邪不可干。"内因是决定性因素,外因通过内因而起作用。面瘫分两大类,她患的是周围性面瘫;还有一种是中枢性面瘫,由脑血管意外(脑梗塞、脑卒中、脑瘤等)引起。临床上前者多见,易治;后者少见,难治。

幸亏笔者每次外出都带着针具、火罐、刮痧板、消毒棉球等。笔者当即为她针刺右侧面部穴位:地仓透颊车、下关、承泣、四白、巨髎、迎香、睛明、丝竹空、翳风、瞳子髎、风池。左侧取合谷穴,再加两侧足三里。3日而愈。这一来可热闹了,一下子来了40多个人,排队看病。一路义务诊治,直到乌鲁木齐车站。

穴位介绍:(1)地仓:口角旁0.4寸。(2)颊车:下颌骨前上方一横指凹陷中,咀嚼时咬肌隆起最高点处。(3) 下关:颧弓下缘,下颌骨髁状突之前方,切迹之间凹陷中,合口有孔,张口即闭。(4) 承泣:目正视,瞳孔直下,当眶下缘与眼球之间。(5) 四白:目正视,瞳孔直下,当眶下孔凹陷中。(6) 巨髎:目正视,瞳孔直下,平鼻翼下缘处。(7) 迎香:鼻翼外缘中点,旁开 0.5 寸,当鼻唇沟中。(8) 晴明:目内眦旁约0.1寸,目眶内凹陷中。(9) 丝竹空:眉梢处的凹陷中。(10) 翳风:乳突前下方,平耳垂后下缘的凹陷中。(11) 瞳子髎:目外眦旁约0.5寸处,眶骨外缘凹陷中。(12) 风池:胸锁乳突肌与斜方肌停止部之间的凹陷中。(13) 阳白:眉毛中点鱼腰穴上1寸处。(14) 合谷:手背,第1、2掌骨之间,约平第2掌骨中点处。(15) 足三里:外膝眼下犊鼻穴下3寸,胫骨前嵴外1横指处。(16) 印堂:两眉头之间。(17) 承浆:颏唇沟的中点。(18) 人中:人中沟上 1/3 与中 1/3 的交界处。(19) 太阳:眉梢与目外眦之间向后约 1 寸处凹陷中。(20) 百会:耳尖连线与前后正中线交点。

取穴特点:以阳明经为主[(1)~(7),(14),(15)],辅以少阳经[(9)~(13)],再兼任脉、督脉、足太阳膀胱经。不会针刺的人可用推拿手法刺激穴位。

如果是中枢性面瘫,还必须配合头针疗法。重点取患侧对面的运动区、感觉区、舞蹈震颤区、血管舒缩区。不会针刺的人可把手掌张开"穿百阳",即从百会穴摩擦到健侧太阳穴,来回快速摩擦。摩擦200 下,休息 5 分钟;再摩擦 200 下,休息 5 分钟;最后摩擦 200 下。早晚各摩擦 600 下。这样有利于从根本上治疗,既能治面瘫,又能治偏瘫。要坚持去做。

在针刺、推拿治疗面瘫的同时,还有一些辅助疗法。

1. 涂抹鳝鱼尾血 用剪刀将黄鳝近尾部约 1/3 处剪断,以血滴在患侧面部。晚上滴血,早晨洗掉。其作用是温经通络、活血化瘀,能将松弛的肌肉扳紧。谈起鳝鱼,笔者想起了 1974 年 12 月 10 日发生的一个故事。有一个 23 岁的云南楚雄州化肥厂女工施某找笔者治疗面瘫,说:"周医生,你一定要把我治好!不然的话,我的男朋友要不与我好了。"话音未落,一个黑黑的、高高的小伙子推门走进门诊室,说:"医生,治好了,我要她;治不好,我也要她!"笔者说:"放心,可以治好。只是要你帮我买六条黄鳝。"笔者有些担心:这是冬天,又没有自由市场,哪来黄鳝?黑小伙居然拍拍胸脯说:"我从小在农村长大,不成问题,我会捉。"第2天,他提来一只桶,里面是活蹦乱跳的6条黄鳝!哦,爱情的力量是伟大的。经过治疗,12天后患者痊愈了。半年后,笔者也吃到了喜糖。

2. **中成药**　服用中成药牵正散,由制全蝎、制蜈蚣、僵蚕组方。

3. **热熨疗法**　将半斤盐炒热,用纱布包好,敷于患处。也可用频谱仪、红外灯等照患侧。

4. **膏药**　贴活血化瘀的膏药于患处。

5. 对多年未愈的面瘫,可在下关、颊车等穴位适当应用刺络拔罐的疗法,以祛瘀生新。

笔者将治疗面瘫的经验编成歌赋:

> 口眼歪斜面瘫症,中枢周围要分清,
> 中枢先从脑来治,周围着重三叉经。
> 左侧右侧细观察,健侧患侧不能混,
> 面瘫主取三阳经,手足阳明打头阵。
> 地仓颊车加下关,合谷承泣加睛明,
> 迎香人中加承浆,四白翳风取穴精。
> 针灸推拿加导平,热熨膏药加熏蒸,
> 患者防寒戴口罩,自我按摩入佳境。

治疗面瘫还必须注意:(1)若是中枢性面瘫,那是脑血管意外造成的,应按脑病治疗方法重点治疗,包括药物治疗、头针疗法。(2)治疗期间要注意防寒保暖,出门要戴口罩。(3)治疗期间要多喝水,多休息,少看书报杂志,少看电视。(4)辨别面瘫的性质和患侧是治疗的前提。(5)笔者治愈面瘫患者一千余例,该是常见病、多发病,只要治疗得法,及时治疗,预后良好。(6)心态要好,不发怒,不抑郁,要宽宏大量,要乐观、开朗。

（原载于 2015 年第 9 期《科学生活》杂志）

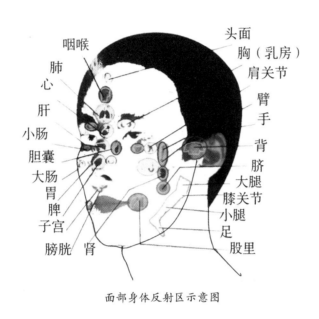

咽喉
肺
心
肝
小肠
胆囊
大肠
胃
脾
子宫
膀胱　肾

头面
胸（乳房）
肩关节
臂
手
背
脐
大腿
膝关节
小腿
足
股里

面部身体反射区示意图

十五、五脏六腑华双脚

——漫谈足疗

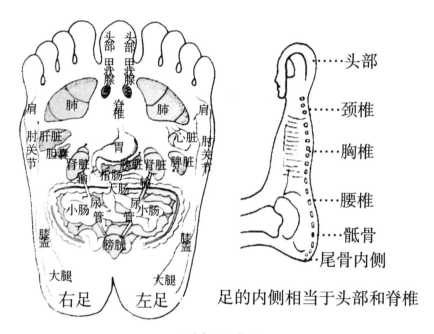

足的内侧相当于头部和脊椎

足反射区示意图

中医经络学说认为,人体的五脏六腑在脚上都有相应的穴位,脚底是各经络起止的汇聚处,脚背、脚底、脚趾间汇集了很多穴位。脚掌上有无数的神经末梢与大脑相连,是人体的保健"特区"。充分开发这个"特区"的保健潜能,对防治某些疾病有一定益处。

（一）足疗源于中国

足底按摩起源于中国,属于中国传统医学的一部分。足底按摩在中国发展已有几千年历史。远古时代人类都是赤脚,当人们在高兴时会有节奏地舞蹈,或在寒冷时使劲跳动,他们发现舞蹈后能振奋精神,解除疲劳。此外,当人们得了某种疾病,脚部也有痛觉。疾病转好后脚部的痛感也随之好转。通过反复实践发现规律,即形成摸脚诊病和按摩脚治病强身的基础。随着社会的不断进步,足底按摩治病强身的理念在秦汉时期十分盛行。到了汉朝,名医华佗在"华佗秘籍"中将其称为"足心道"。他研究的"五禽戏"主要功效在于"除疾兼利蹄足","逐客邪于关节"。唐朝时期药王孙思邈的长寿秘诀之一便是每天揉按脚底,重点在涌泉穴,并坚持足浴。唐朝时期足底按摩传入了日本,成为日本今日的"针灸"和"足心道"。宋代时期,因礼教的束缚,停滞不前。元朝时期逐渐传入欧洲,并在欧洲一度掀起脚部按摩的狂潮。明清时期,众多的医学家将之视为养生保健的好方法。著名医学家李时珍在《奇经八脉考》中指出"寒从脚下起"。清代乾隆皇帝信奉"晨起三百步,晚间一盆汤"的养生之道。

20 世纪,美籍医师利用现代医学方法研究、整理有关此种"区域治疗"的理论,在医学界公开发表后,才渐渐引起了西方人士的重视。同时期的瑞士籍修士也开始研究阅读足底按摩的各种书籍,慢慢地开始替人进行足底按摩,效果非常显著,并逐步形成了一套"足部反射区健康法"。近代以后足底按摩在中国民间广为流传,1982 年正式创立了足底按摩的专业机构——国际若石健康研究会,每两年召开一次世界大会。它的宗旨是:研究发展,教育推广,服务社会。1999年 5 月劳动和社会保障部将足部按摩师纳入了《中华人民共和国职业分类大典》,足部按摩师成为中国政府承认的一个职业。从此,足底按摩这一中国的传统文化结束了数千年在民间流传的方式而正式登上了大雅之堂。足底按摩的发展也登上了历史的顶峰,足底按摩业必将朝着更规范、更健康的方向发展。

(二) 第三医学的一枝奇葩

古人整日赤脚在田中劳作,脚底直接接触地面,因而受到刺激促进血液循环,促进新陈代谢,发挥人体的治病功能。足底按摩法,是以手或特定仪器刺激病变器官或者腺体的反射区带,使其恢复有效功能,达到治疗效果,保持健康的自然保健法,是第三医学的一门传统医疗方法。

人的两只脚共有 52 块骨头,占人体全部骨骼逾 1/4。

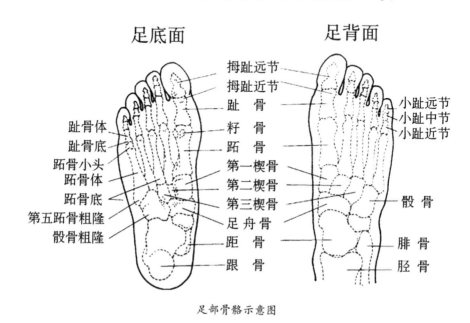

足部骨骼示意图

人有"四根"——耳根、鼻根、乳根和脚根,其中以脚跟为四根之本。人体共有 12 条正经,其中足部就有 6 条,而经络是运送人体精华物质的通道,相当于公路运输中的国道主干线。因此,脚的生理特点决定了脚在人体组织中的重要性,双脚的健康与人体的整体健康息息相关。从解剖学上看,脚的解剖结构非常复杂,脚周围末梢神经异常丰富。

人的脚趾代表着人的头部,脚掌代表人的胸腔,脚心代表腹腔,脚跟代表盆腔,脚内侧代表脊柱。因此,坚持足底按摩会增强自身的抵抗能力。人体脏腑各部位在脚底都有反射区,用按摩刺激反射区,通过血液循环、神经传导,将会对身体的相应部分起到保健作用。又由于脚踏地面,地心引力使血液回流较慢,特别是老年人血液回流更慢。因此,可通过脚底按摩,刺激血液循环,让血液回流上来,这样可强身健体。在季节变换时,人体的抵抗力会下降,人们患呼吸系统、循环系统疾病的机会增多,经常按摩足部相应的反射区可以促进血液循环,提高机体抵抗力。

据专家测算,在进行脚部按摩前,脚部血液流速一般是 12 毫米/秒,而按摩后会增加到 24~25 毫米/秒。脚是人体中离心脏最远的器官,血液流经的路途很长,脚部的血液循环相对较差,脚易受凉,所以,要注意保护好双脚。糖尿病患者应经常接受脚底按摩,让血液通达末梢神经大有好处;经常失眠、体质虚弱者进行脚底按摩后,疗效显著。每晚睡觉之前是做足底按摩的最佳时间,按摩后,可以让人解乏安神,提高睡眠质量。

(三) 双足保健法

刺激足部各反射区,使血液循环畅通,排除积聚在体内的废物和毒素,能够使新陈代谢作用正常运作,防治疾病。

1. **足浴** 古书《琐碎录》曰:"足是人之底,一夜一次洗。"大文豪苏东坡赞道:"主人劝我洗足眠,倒床不复闻钟鼓。"足浴与通常的洗脚相似,但不尽相同。开始时水不宜过多,浸过脚趾即可,水温在40℃~50℃。浸泡一会儿后,再逐渐加温水至踝关节以上。同时两脚不停地活动或相互搓动,以促进水的流动。每次持续 20~30 分钟。这可收到温阳益气、通调三焦、通经活络、行气止痛的效果,可治疗头痛、失眠、心绞痛、鼻炎、支气管炎、足扭伤、足骨刺等病。

2. **晒脚** 早晨或傍晚脱掉鞋袜,将两脚心朝向太阳晒 20~30 分钟,专家称之为脚心日光浴。此法的妙处在于让阳光直射脚心,促进全身代谢,加快血液循环,提升内脏器官的活力,使其功能得到充分发挥。足心有肾经井穴涌泉,日光照之,有引火下行、清热解毒之功。此法对佝偻病、失眠、鼻衄、贫血、血压异常、咽喉肿痛、头痛等疾病有较好的疗效。

3. **摩脚美容** 面部皮肤疾患一部分是由病原微生物所致,如扁平疣、毛囊炎、疖疮等，其余大多与人体内环境的失调及系统的功能紊乱有关，如痤疮、黄褐斑、湿疹等。研究表明，利用足反射的全足按摩美容法可以通过神经—体液调节及局部器官、组织、细胞的自动调节，使机体内环境达到平衡，收到一定的治疗效果。

具体做法是每次先将全足按摩 3~5 遍，再有针对性地按摩，如痤疮多按摩足外侧的卵巢（睾丸）反射区；黄褐斑可按摩右侧足底的脑垂体、甲状腺、肾上腺、生殖腺等反射区；湿疹则按摩足背部的面部、胸部淋巴腺等反射区。每日或隔日 1 次，每次半小时左右。

4. **赤脚健美**　脱掉鞋袜在鹅卵石上赤脚行走，至少可以获得以下几点好处。一是充分锻炼并调节五脏六腑；二是可锻炼脚心不着地的部分，而这部分又是人体平衡的重要支撑点，如果人体平衡功能不强，体内各部位负担不一，就会导致健康质量下降；三是赤脚可使五个脚趾保持一定间隔，自由运动，而不是像穿上鞋袜那样紧紧贴在一起。正是因为脚趾之间协调的动作，人的行走姿势才更健美，还能强身。天寒地冻时，骨质疏松者慎用。

5. **动趾健胃**　经常活动脚趾可以健胃。经络理论认为，脚的大拇趾与第 2 趾之间是肝经的行间穴，第 2 趾和第 3 趾之间是胃经的厉兑穴，第 4 趾和第 5 趾之间是胆经的侠溪穴，对促进胆汁分泌、康复胃肠功能有积极作用。胃肠功能较弱的人，不妨经常锻炼脚趾。每天抽出一点时间，练习用脚趾夹东西，或在坐、卧时有意识地活动脚趾，持之以恒，胃肠功能就会逐渐增强。

6. **捶脚**　用一根木质棒槌轻轻捶击脚心，每次 50~100 下，使之产生酸、麻、热、胀的感觉，左右脚各做 1 遍。通过捶击来刺激脚底神经末梢，促进血液循环，可健身防病。

7. **晃脚**　取仰卧位，两脚抬起悬空，然后摇晃两脚，最后像蹬自行车那样有节奏地转动。每次做 5~6 分钟。此法可促进全身血液循环，解除疲乏感。让大拇趾左右按摩，有利于防治颈椎病。

8. **滚球**　脱掉鞋，把一个网球大小的球状物顶在脚心，来回滚动几分钟，这样能够帮助你防止足弓抽筋或者过度疲劳。

9. 暖脚 "寒从足下起",冬天要特别注意。脚掌远离心脏,血流供应少,其表面与上呼吸道尤其鼻黏膜有着密切的神经联系。所以忽视脚腿的保暖,易伤风感冒。秋冬时节,耐寒力差的老年人一定要注意足部的保暖。

10. 修脚 趾甲容易受到真菌的感染。应该勤剪趾甲,以免趾甲意外断裂。另外,趾甲尖向内弯曲生长并戳到肉里,通常是由于剪趾甲不当造成的。所以剪趾甲不要留下一个尖,而且两个边角处不要剪得太短,否则趾甲就能穿破皮肤而向肉里生长。最好请有经验的师傅帮助修脚。有脚癣,可用鹅掌风药粉溶于水泡脚,再涂达克宁药膏。

(四) 足底按摩法

足底按摩保健法是按摩足部反射区,以达到防治疾病的一种方法。其原理是全息理论,即人体的某个部位能反映出全身的信息,全身各部分在相应部位都有特定的反应点。通过对这些部位进行按摩,可以祛病强身。

怎样认识足部反射区呢? 双脚并拢,可以看成是一个坐着的人:拇趾相当于头部;足底的上半部分相当于胸部(含心、肺);足底中部相当于人的腹部,左侧有脾,右侧有肝胆;足跟相当于盆腔;足的内侧,构成足弓的一条线,相当于脊柱。

按摩足底反射区时位置要准确,用力要适当、均匀,姿势要正确,手法要有节奏感。每个反射区按摩 3 次,由轻到重,先左后右。此前还应做些准备,如抚摩足部,以促进足部血液循环,提高疗效。

1. **预备式** 即是指脚底按摩前准备的基本手法,具有舒筋活络、温阳暖身的作用。

(1) 清洁法:准备温水,先将脚底浸湿,并加以清洗。其用意是重在脚底按摩进行时应有的卫生,温水则有促进血液循环的好处,尤以小腿以下的浸泡效果更好。

(2) 热敷法:用毛巾热敷脚底,其用意在于促进血液循环以及舒缓紧张的脚部肌肉。如无浸泡设备,热敷也可以用来清洁脚底。

(3) 轻擦法:手指轻轻地擦,适用于脚的部位。可扩张脚底表皮微血管,加速血液与淋巴循环,放松精神;向心脏反射区轻擦,有助静脉血液回流到心脏,减轻心脏负担。

(4) 揉捏法:揉捏法的揉,以拇指指腹在肌肉或皮肤表面做单项旋转式的运动摩擦;捏为拇指与食指所构成一个捏的动作。可舒缓肌肉组织,松弛与柔软脚底肌肉和神经组织等,以及充足肌肉细胞的养分。

(5) 运动法:促进足部各关节的运动。垂直牵引各关节和活动关节,按摩脚趾头与脚骨关节,并揉捏脚后韧带,可消除紧张,松弛脚部各关节与韧带紧度。

2. 操作式　经由预备式热身后,足部放松了,即可开始进入反射区按摩阶段,即刺激反射区以达到预防疾病与保健身体之目的。可依个人情况,或是针对特别想改善之处加强处理。操作方式有指颗、指腹、指侧 3 种手指的操作方式,再配合滑按压法、推压法、夹压法 3 种手法,交叉运用整合为以下操作方式。

(1) 指颗滑按压法:握拳固定,食指弯曲向前,以食指第 2 关节弯曲成指颗状,以手腕作为施压轴,带动关节面左右滑动,在脚底反射区做同方向滑动的施压操作。为避免伤害手指,关节一定要好好弯曲,使用关节的顶点部位施力,或以辅助棒代替,可省力,且有效达到深入效果。适用于整个脚底的反射区,或是加强刺激按摩,此为按的一种手法。

(2) 指腹推压法:以手指腹(主要是拇指指腹)来进行推压,在脚底反射区做同方向施压操作。此法适用于较缓和的刺激操作,以及脚底各反射区及内、外侧,此为"摩"的手法。操作此法的按摩者,应避免在推压时使用自己的指尖按压,或过度刺激到末梢神经而伤害自身的神经。

(3) 指侧夹压法:手指侧如夹子般,在脚底特定反射区单一的夹压点施力。此法可用拇指、食指、中指的指侧,夹压在脚趾及脚底的特定反射区,定点按摩刺激。

3. **统整式** 脚底反射区疗程后,再以统整式缓和,放松因按摩所引起的疼痛感,就是舒缓对脚底的刺激。

(1)扣打法:脚部肌腱会因按摩疼痛而紧绷,以扣打法就会开始放松。握拳后用右手小鱼际进行,用力平稳适当,其振动效果可减轻按摩后的疼痛感,使脚或身体得到舒缓。

(2)牵引法:按摩时有人害怕疼痛,因而使血管收缩,关节、肌肉、韧带紧绷,牵引法可将紧绷的部位拉开,放松肌肉。拇指与食指拉每一脚趾或旋转,以牵引动作来舒缓脚底肌肉、关节、韧带的僵硬感,并可提高关节或肌肉的可动性与强化功能,促进血液循环。

(3)清洁法:按摩时,被按摩者若脚底涂有润滑油。按摩完毕后须加以清洁,避免阻塞毛细孔,因此应选择纯植物油润滑油较能被皮肤吸收,促进舒缓,达到放松的功能。

按摩前后切忌喝冰冷的水,以免寒气留在体内,影响气血的循环。搭配精油芳香疗法操作,效果可以倍增。若能熟悉上述按摩手法的操作方式,持之以恒,天天按摩,除了收到促进血液循环与新陈代谢的良好效果外,也可减轻平日工作压力或患病的不适感,从而达到养生的目的。

(五)应用举例

以肝胆病患者的足底按摩保健法举例,肝炎、胆囊炎、胆石症患者常选用的部位和手法如下所述。

1. **肝病患者足底按摩保健部位** 右足掌第4、5跖骨上半部,前方与肺反射区有一小部分重叠。手法为用食指扣拳法,自足趾向足跟外端压刮3次。适用于胆囊和胆管疾病及肝炎、肝硬化等。

2. **胆囊病患者足底按摩保健部位** 右足掌第3、4跖骨向中上部,在肝反射区之内。手法为单食指扣拳法,以食指靠近手掌一端的指节顶点施力,定点向深部足跟方向顶压或压刮3~4次。适用于胆石症、胆囊炎及其他肝胆疾病。

3. **脾相关症状的患者足底按摩保健部位** 左足旁第 4、5 跖骨间基底部,横向与十二指肠反射区相对。手法为单食指扣拳法,直接向下按压 3~4 次。适用于食欲不振、消化不良、贫血、发热。具有增强免疫力作用。

4. **胃病患者足底按摩保健部位** 足掌第 1 足趾跖关节后方,即第 1 跖骨体前段。手法为单食指扣拳法,以食指近指间关节顶点施力,由足趾向足跟方向从轻逐渐到重压刮 3 次。适用于脾胃病症,如呕吐、腹胀、消化不良等。

5. **十二指肠相关症状的患者足底按摩保健部位** 足骨第 1 趾骨基底段。手法为单食指扣拳法,以食指近指间关节顶点施力,由足趾向足跟方向从轻逐渐到重压刮 3 次。适用于腹胀、肠鸣、消化不良、食欲不振、十二指肠溃疡、食物中毒等。

6. **胰腺相关疾病的患者足底按摩保健部位** 足掌第 1 跖骨体下段,在胃和十二指肠反射区之间。手法为单食指扣拳法,以食指近指间关节顶点施力,由足趾向足跟方向从轻逐渐到重压刮 3 次。适用于胃脘胀、肠鸣泄泻、纳呆、完谷不化及胰腺炎、糖尿病。

（原载于 2016 年第 8、10 期《科学生活》杂志）

十六、夏季经络治病法

（一）夏季常见病的经络治疗

1. 泄泻 大便溏薄者为泄，大便如水注为泻。泄泻一般指肠道疾病，夏季多见。夏季细菌容易繁殖，人们吃了不洁食物，造成湿热下注；也有过食冷饮，或者空调过冷过久，夜不盖毯护腹所致；还有的肾阳虚导致五更泻。

经络治疗可以健脾祛湿、温中散寒、扶正驱邪。取脾经、胃经、任脉为主。脾经取三阴交、阴陵泉、地机、大横；胃经取足三里、上巨虚、下巨虚、丰隆、天枢、水道、归来；任脉取神阙、气海、关元、中极；督脉取命门；膀胱经取脾俞、胃俞、三焦俞、八髎；心包经取内关。

疗法以艾灸为主，辅以推拿、拔罐、热熨、电针和中成药（如藿香正气丸、四神丸、香连丸、异功散）等。

2. 中暑 中暑乃夏季高温所致，头晕、头痛、纳呆、高烧、恶心呕吐，甚至昏迷倒地。

经络治疗宜以清热醒神、扶正止呕为主，先泻后补。泻法以刺血、刮痧为主。刺血取人中、中冲、耳尖；刮痧刮 3 条线：风池到肩井，大椎到肩井，大杼到膈俞，并以右手食指、中指蘸刮痧油在患者颈部拧痧。

待高烧退去后，可让患者静卧于床，保持空气清新，喝杯淡盐开水。艾灸足三里、上巨虚、下巨虚、三阴交、中脘、神阙，轻按内关穴。

3. 空调病 夏天人们常在办公室或家中开冷空调或者电风扇。当空调温度开得过低，时间过长，易患空调病。经络治疗，穴位除阿是穴外，主取：任脉的中脘、上脘、下脘、巨阙、神阙、气海、关元、中极；胃经的足三里、上巨虚、下巨虚、梁门、天枢；脾经的三阴交、阴陵泉、地机、大横;督脉的命门;膀胱经的背腰部各俞穴、八髎穴。疗法以艾灸、走罐、刮痧为主,同时喝点生姜红糖汤。

4. 皮肤病 阴雨连绵,天气湿热很容易诱发皮肤病,出现皮肤瘙痒、湿疹等。一般来说,上身痒,取大肠经的曲池;下身痒,取脾经的血海;全身痒,取督脉的大椎。以按摩、刺血、拔罐为主。有的湿疹患者还可以自己煎制中药擦洗:香樟木 50 克,苦参 50 克,明矾 10 克。如果是癣(真菌感染),可用鹅掌风药粉或足光散泡洗患处。

(二) 冬病夏治治未病

中医主张"上工治未病",而冬病夏治就是"上工治未病"的具体实践之一。冬病——好发于冬季,或在冬季加重的疾病,如支气管炎、哮喘、风湿病等。夏治——乘着夏天炎热之际,夏季阳气旺盛选择适当方法治疗。"春夏养阳,秋冬养阴"。中医认为,夏季对阳虚者使用助阳药,对内寒凝重者使用温阳驱寒药,以及利用针灸、敷贴、远红外线、日光浴等方法,以温阳驱寒、扶助正气、祛除病根。冬病夏治,为秋冬储备阳气。阳气补足,则冬季不易被风寒湿邪所伤。

冬病夏治方法众多,这里介绍几种简单易操作的方法。

1. 脐贴 将某些中药研末后用姜汁调和贴在神阙(脐中)穴。

哮喘:麻黄 3 克,地龙、白芥子各 10 克。

寒湿腹泻:吴茱萸 10 克,胡椒 2 克。

湿热腹泻:车前子 10 克,六一散 3 克。

自汗、盗汗、遗尿:五倍子 10 克,辰砂 3 克。

尿潴留:葱白 10 克,白胡椒 3 克。

肝硬化腹水:皮硝 20 克,肉桂 3 克。

乳房小叶增生:蒲公英、白芷、栀子、地丁、黄芪、郁金各 10 克,广木香、薄荷各 5 克,当归、瓜蒌各 15 克。

痛经:肉桂、丁香各 3 克。

带下:党参、五味子、炮附片、白术、补骨脂各 10 克。

滑胎:黄芪 10 克,熟地黄 15 克。

2. **敷贴** 将中药处理后贴在相关穴位上。

咳嗽：将竹沥油、白芥子、地鳖虫各适量研磨为粉末，用姜汁调和后贴天突、膻中、肺俞、心俞、膏肓、大椎穴。

哮喘：白芥子7克，延胡索7克，甘遂4克，细辛4克。研末后用姜汁调和，敷贴于心俞、肺俞、膈俞、大椎、定喘穴，培土生金。

肩周炎：葱汁、姜汁、蒜汁各150毫升，凤仙花叶50克，米醋150毫升，面粉30克，牛皮胶60克。先将葱汁、姜汁、蒜汁、凤仙花叶、米醋置于锅内煎熬，其浓汁加入牛皮胶及面粉，煎至膏状。敷贴阿是穴，每次4小时。

膝关节炎：透骨草30克，伸筋草30克，苏木20克，海桐皮20克，嫩桑枝15克，威灵仙15克，红花12克，鸡血藤2克，白芷12克，乳没药9克，川草乌9克，秦艽9克，当归9克。纱布包药入锅，加水1 000毫升，煎煮50分钟，泌汁，温敷患处。7天为1个疗程。

冻疮：灸合谷、足三里、阿是穴。也可用辣椒水煎洗患处。

3. **熏洗法** 熏洗是先将中药煎煮，然后将其汁液倒入澡盆，外挂浴罩，患者坐在坚固的木头板凳上，先熏后洗。若嫌气闷，可以将浴罩开一条缝隙，透透空气，然后继续熏洗。有严重肺病和心脑疾病患者慎用。此法可活血化瘀、祛风除湿、温经散寒、消肿止痛。适应证有风湿病、类风湿关节炎、跌打损伤、坐骨神经痛、浑身冷痛、腰背痛。取当归尾、伸筋草、络石藤、西泽兰、鸡血藤、落得打、虎杖、羌活、独活、威灵仙各15克，红花、乳香、没药、地鳖虫、路路通、川芎、川乌、草乌各9克，入锅合煎后熏洗。

4. **麦粒灸** 麦粒灸是指三伏天将艾绒搓成麦粒大小的艾炷，灸在特定穴位上治疗哮喘的方法。恩师金舒白教授是此法的领跑者。

初伏取穴大椎、肺俞；中伏取穴定喘、膏肓；末伏取穴陶道、风门。灸后注意消毒，并让患者吃鸡鱼之类发物，令疮口扩大。

总之，冬病夏治，充分体现了"上工治未病"的精神，有益于人类健康长寿。

（原载于2016年第9期《科学生活》杂志）

十七、一针治愈的怪病

——经络治耳鸣

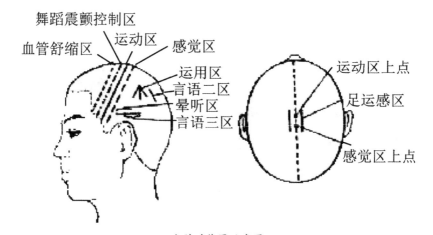

人脑功能区示意图

（一）一针治愈的怪病——神经性耳鸣

回顾笔者四十余年的针灸生涯，能一针治愈的怪病就是神经性耳鸣。故事发生在1969年春，那天上午七时许，笔者提前来到河南路上的上海市针灸经络研究所实习。笔者的老师一头白发，他的办公桌旁待诊患者如长蛇阵一直排到门外。笔者呢？一头黑发，一个患者没有。看来笔者的实习出问题了，只能低头看头针疗法的书。突然一位约35岁的女患者坐到笔者桌旁轻轻地说："我在机械厂工作。我耳鸣，痛苦极了，今天有要事，等不及了，你就马马虎虎地给我看看吧。"笔者抬头一看，那人瘦个子，面色憔悴，双眼惺忪，不断打哈欠，穿着蓝工服。她在诉苦："轰隆隆，轰隆隆，我耳朵叫个不停，上班叫，走路叫,睡觉叫,随时随地都在叫,烦死了! 我已经1年不上班了。一家3口全靠老公,经济困难呀! 没办法!"她说她没有得过中耳炎,鼓膜也未穿孔,五官科医院诊断为神经性耳鸣,口服药、打针、滴耳药都没用。笔者立即给她针刺晕听区约15分钟,轰隆隆的杂音顿时消失。隔了3天复诊,她说已经照常上班,毫无耳鸣的痛苦,从此不再复发。

(二) 耳鸣的症状

朋友,您有过耳鸣吗? 耳内鸣响,如潮声、知了声、机器轰鸣声,妨碍听觉。《医学入门》曰:"耳鸣乃是聋之渐也。"耳鸣会导致耳聋。

有人对1 453例耳鸣患者进行了分析,发现耳鸣患病率为17.8%,其中49.1%的患者偶有耳鸣。听力下降的患者中至少有70%伴有耳鸣症状。以耳鸣为主诉的患者占耳鼻喉科门诊的10%～20%。随着饮食习惯的变化等因素引起心血管系统疾病的增加,人口老龄化以及工业、环境噪声的增加,耳鸣的发病率也逐年升高,耳鸣严重影响生活、睡眠、精力集中、工作能力和社交活动。

中医将耳鸣分为实证和虚证两大类。1. 实证:暴病耳聋,或耳中觉胀,鸣声隆隆不断。兼见风火上逆,如头胀、面赤、咽干、烦躁易怒,脉弦;外感风邪,可见畏寒发热、脉浮数。2. 虚证:久病耳聋,耳中蝉鸣,劳累会加剧;头晕、腰酸、遗精、带下,脉虚细。

(三) 耳鸣的病因

为什么会出现耳鸣? 中医认为多与肾、肝、胆、脾诸脏失调而引起的耳窍闭塞有关。除遗传因素外,还与下列因素有关:肾气不足;脾胃虚弱;情志不节,肝郁化火或肝阳上亢;脾胃湿热;风热外袭;外感风热,或反复感冒,邪热蒙耳。

(四) 耳鸣的类型

耳鸣按发病部位分为三种类型:

1. 因外耳和中耳病变引起的传导性耳鸣　因外耳、中耳发生病变,使声音传导出现障碍。常见致聋原因有外耳道耵聍、异物、炎症、先天性耳道闭锁、急慢性化脓性中耳炎、急慢性非化脓性中耳炎、先天性畸形、肿瘤、大疱性鼓膜炎、耳硬化症早期等。

2. **因内耳和听神经病变引起的感音性耳鸣** 指耳蜗螺旋器发生病变,不能将音波变为神经兴奋;或神经及其中枢途径出现障碍,不能将神经兴奋传入;或大脑皮质中枢病变,不能分辨语言,统称感音性耳鸣。如梅尼埃综合征、药物中毒、噪声损伤、听神经瘤等。药物中毒性耳鸣多见于服用了氨基糖苷类抗生素,如庆大霉素、卡那霉素、多黏菌素、链霉素、新霉素等,还有如奎宁、水杨酸、顺氯氨铂等药物。临床上各种急慢性传染病的耳并发病、药物或化学物质中毒、迷路炎、膜迷路积水、颞骨骨折、听神经瘤、颅脑外伤、脑血管意外、脑血管硬化或痉挛等引起的耳聋及老年性耳鸣均属感音性耳鸣。

3. **因外中耳和中耳神经共同病变引起的混合性耳鸣** 传音和感音机构同时发生病变,如长期慢性化脓性中耳炎、耳硬化症晚期、爆炸性耳鸣等。

(五) 耳鸣的治疗方法

耳鸣的治疗方法可分为以下几种:1. 耳鸣咨询。2. 声音治疗。3. 配助听器。4. 心理治疗。5. 药物治疗。6. 耳鸣活动治疗。7. 耳鸣自助治疗。8. 电刺激治疗。9. 经络疗法。

(六) 耳鸣的经络疗法

耳鸣的经络疗法的原则是补肾强身,疏通少阳经和督脉。

1. **手少阳三焦经** 外关(腕背横纹上 2 寸,桡骨与尺骨之间)、中渚(握拳,手背第 4、5 掌骨小头后缘之间凹陷处)、翳风(耳垂后方,乳突下端前方凹陷处)、耳门(面颊部耳屏上前方,下颌骨髁状突后缘凹陷处,张口取穴)。

2. **足少阳胆经** 听会(面颊部耳屏切迹前,下颌骨髁突的后缘,张口有凹陷处)、率谷(耳尖直上,入发际 1.5 寸)。

3. 手太阳小肠经　听宫(面颊部耳屏前部,耳珠平行缺口凹陷中耳门穴稍下方,张口取穴)。

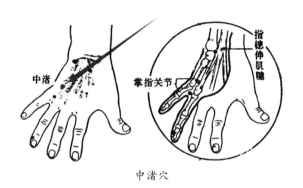

中渚穴

刺激耳门、听宫、听会,须半张口,然后用针刺或拇指尖掐按之。

另外,还可用水针疗法,取听宫、翳风穴。针水:用 654－2 注射液(盐酸消旋山莨菪碱注射液),每次两侧各选一穴,每次注射 5 毫升,进针 0.5~1 寸;或用维生素 B_{12} 注射液 100 微克/毫升,每穴 0.2~0.5 毫升,进

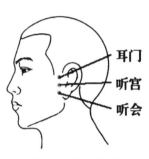

耳门、听宫、听会穴

针 0.5~1 寸。西医多采用静脉给药与肌肉注射结合的疗法,也可选用血管扩张剂加入葡萄糖溶液中静脉滴注,同时配合维生素 B_1、B_{12} 肌肉注射。或配以中药针剂,如盐酸川芎嗪注射液、复方丹参注射液、复方当归注射液等静脉滴注。

4. 督脉　哑门(后发际正中直上 0.5 寸,即第 1、2 颈椎之间)、风府(后发际正中直上 1 寸)。用手心摩擦哑门和风府穴 5 分钟,速度越快越好。也可艾灸之。

5. 足少阴肾经　太溪(内踝高点与跟腱之间凹陷处)。以针刺或拇指指腹按压之。

6. 足厥阴肝经　太冲(足背,第 1、2 跖骨结合部之前的凹陷处)。用针刺,或以拇指指尖掐按之。

7. 手阳明大肠经　合谷(手背,第 1、2 掌骨间,约平第 2 掌骨中点)。

（七）耳鸣的头针疗法

治疗耳鸣,头针疗法有特效。选穴晕听区:耳尖上 1.5 厘米(相当于率谷穴),向前、向后各画 2 厘米的水平线,此长 4 厘米的水平线为晕听区。间歇运针,每分钟运针 200 下,每隔 5 分钟 1 次,共 3 次 600 下。早晚各 1 次,10 次为 1 个疗程。适用于神经性耳鸣、听力下降。不会针刺者可用大鱼际快速摩擦之,也可涂刮痧油后用刮痧板快速来回刮,也是 5 分钟 1 次,共 3 次。

此外,双手搓掌 40 次左右至掌心发热按住双耳,再轻轻放下。如此反复 10 次。

（八）耳鸣的中成药

酌情选用二至丸、耳聋左慈丸、磁珠丸、首乌丸、六味地黄丸等。

（九）耳鸣的食疗

食疗是个好办法,耳鸣患者宜食"两高两低"的食物(高蛋白、高维生素、低脂肪、低盐),适当补充富含锌、镁、钙、铁元素的食物,以及补肾益肝的食物,如瘦肉、鲜鱼、胡萝卜、青菜、番茄、核桃、芝麻、黑枣、蘑菇、龙眼、木耳、牛奶、豆制品、鸡蛋、猪肾、猪肝等。推荐"黑芝麻糖粉方":黑芝麻、桑葚各 160 克,黄精 70 克。一起研粉加糖,每日服 2 次,每次服 5 克。不少患者食后病症缓解,甚至痊愈。

（十）耳鸣的预防

1. 坚持体育锻炼,增强体质,以减缓衰老,防止耳鸣发生。

2. 多采用经络和食疗方法,少用药,慎用药,特别忌用链霉素、庆大霉素、卡那霉素等。

3. 注意劳逸结合,提高睡眠质量,不可纵欲,注意保养肾精。

4. 不乱掏耳朵,避开噪声和爆炸声,以免伤及鼓膜。

5. 及时治好中耳炎等耳部疾病。

（原载于 2016 年第 9 期《科学生活》杂志）

十八、通经排毒数刮痧

刮痧,是用刮痧工具在患者某处皮肤反复刮动,以治疗疾病的中国传统自然疗法之一。"痧"字从"沙"衍变而来。最早"沙"是指一种病证。刮痧使体内的痧毒(即体内的病理产物)得以外排,从而达到治愈痧证的目的。很多病症在刮拭过的皮肤表面会出现红色、紫红色或暗青色的类似"沙"样的斑点,人们逐渐将这种疗法称为"刮痧疗法"。在原始社会,人们患病时,出于本能用手或者石片抚摩、捶击身体表面的某一部位,有时竟然能使疾病得到缓解。通过长期的实践与积累,逐步形成了砭石治病的方法,这也是"刮痧"疗法的雏形。砭石治病多次出现在《黄帝内经》里。刮痧疗法,历史悠久,源远流长。较早记载这一疗法的专书是元代医家危亦林在公元1337年撰成的《世医得效方》。清代,我国有位对痧症有研究的医生叫郭志邃,曾写过一本专门介绍痧症的书籍《痧胀玉衡》。

(一) 刮痧的妙用

刮痧是根据中医十二经脉及奇经八脉的理论,根据皮部理论,运用手法刺激经络,使局部皮肤发红充血,从而起到防治疾病的目的。其功用是:疏通经络,调和气血,解表透肌,改善微循环,调整脏腑功能,平衡阴阳,放松肌肉,滑利关节,镇静止痛,养颜美容,消除疲劳。

1. 预防保健作用　刮痧疗法的预防保健作用,包括健康保健预防与疾病防变两类。健康人常做刮痧(如取背俞穴、足三里穴等)可增强卫气,卫气强则护表能力强,外邪不易侵表,机体自可安康。若外邪侵表,就会出现恶寒、发热、鼻塞、流涕等表证。及时刮痧(如取肺俞、中府等),可将表邪及时祛除,以免表邪蔓延进入五脏六腑而生大病。

2. 治疗作用

(1)活血祛瘀:刮痧可调节肌肉的收缩和舒张,使组织间压力得到调节,以促进刮拭组织周围的血液循环,增加组织流量,从而起到活血化瘀、祛瘀生新的作用。西医学认为,刮痧可使局部皮肤充血,毛细血管扩张,血液循环加快。另外,刮痧的刺激可通过神经—内分泌调节血管舒展、收缩功能,调节血管壁的通透性,改善全身血液循环,加强局部的新陈代谢。

(2)调整阴阳:刮痧对内脏功能有明显的调整阴阳平衡的作用。

(3)舒筋通络:刮痧是消除疼痛和肌肉紧张、痉挛的有效方法,主要机理有三:一是加强局部循环,使局部组织温度升高;二是在用刮痧板为工具配以多种手法的直接刺激下,提高了局部组织的痛阈;三是在于经脉与十二皮部的关系,"欲知皮部,以经脉为纪者,诸经皆然"。《素问·皮部论》曰:"皮者脉之部也,邪客于皮则腠理开,开则邪客于络脉,络脉满则注于经脉,经脉满则舍于府藏也"。

(4)调整信息:人体的各个脏器都有其特定的生物信息(如各脏器的固有频率及生物电等)。通过各种刺激或各种能量传递的形式作用于体表的特定部位,产生一定的生物信息,通过信息传递系统输入到有关脏器,对失常的生物信息加以调整,从而起到对病变脏器的调整作用。

(5)排除毒素:刮痧过程(用刮法使皮肤出痧)可使局部组织形成高度充血,血管神经受到刺激使血管扩张,血流及淋巴液流动增快,吞噬作用及活力增强,使体内废物、毒素加速排除,组织细胞得到营养,从而使血液得到净化,增强全身抵抗力,可以减轻病势,促进康复。

正因为刮痧功用大,所以它对许多疾病的康复都有效,如感冒、咳嗽、发热、中暑、头痛、肠胃病、肾炎、泄泻、落枕、肩周炎、腰肌劳损、肌肉痉挛、风湿性关节炎等。

（二）刮痧的工具

苎麻、麻线、棉纱线团；铜钱、银圆；瓷碗、瓷调羹；小蚌壳；檀香木、沉香木刮板；木梳背；小水牛角板；玉石刮痧板等。为了防止划破皮肤，刮痧一般使用专门的刮痧油、刮痧乳、精油。

（三）刮痧手法

1. 一般刮痧法　背脊颈骨上下及胸前胁肋、两背肩臂痧症，用铜钱蘸香油刮之，或用刮舌子脚蘸香油刮之。头额、腿上之痧，用棉纱线或麻线蘸香油刮之。大小腹软肉内之痧，用食盐以手擦之，常用于减肥。手拿刮板，治疗时刮板厚的一面对手掌，保健时刮板薄的一面对手掌。刮拭方向从颈到背、腹、上肢再到下肢，从上向下刮拭，胸背部从内向外刮拭。刮板与刮拭方向一般保持在 45°～90°进行刮痧。刮痧板一定要消毒。刮痧时间一般每个部位刮 3～5 分钟，最长不超过 20 分钟。以患者感到舒服为原则。刮痧时间需间隔 3～6 天，以皮肤上痧退为标准。体位以卧位、坐位为主。

刮痧手法多种多样：按法、推法、点法、揉法、摩法、拍法、敲法、挑法、点揉法、按揉法等。

如按法，须沉肩，垂肘，运腕，一把抓式握板，用刮痧板厚角一侧，板与肌肤呈 60°～70°角，用刮板厚面棱角侧端着力于特定部位，逐渐用力加压下按。垂直用力，向下按压，按而留之，连续 2～3 秒，反复进行。每个部位按压 7～9 次。尤以阿是穴为主。功用：行气活血，开通闭塞，放松肌肉，镇静安神，缓急止痛。常用于急性疼痛。头疼按合谷、风池、太阳；牙疼按颊车、下关、合谷；胃痛按足三里、公孙、三阴交；胆石症按阳陵泉、胆囊穴；痛经按三阴交、内关。

再如推法，一把抓式握板，沉肩，垂肘，以刮板厚角侧端呈 40～45度紧贴施治部位，用适当的板压，缓慢进行单方向的直线推动的手法，速度缓慢，均匀有力。功用：理筋舒筋，消肿止痛，健脾和胃，调和气血。

又如摩法,术者沉肩,垂肘,运腕,掌心置于板上,拇指自然分开,其余四指自然微屈搁置板上,以全板(平面)置于施术部位,按顺时针方向作环形旋转。这是一种以腕关节连同前臂作环形、有节奏的、轻缓的盘旋摩动的运板法,均匀柔和,频率90次/分钟。功用:和中理气,消积导滞,调节肠胃,行气活血,散瘀消肿。例如摩中脘、章门、气海、关元、中极。

2. **淬痧法**　在头额和胸胁出现小出血点或小充血点,用纸捻或大个的灯心草蘸上少量香油点燃,然后用火头直接淬到痧点上,火头爆出一声响即熄灭,再点燃去淬烧其他痧点。此法少用。

3. **放痧法**　在委中、少商、中冲、十宣、印堂、耳尖放血,就是"放痧法",也叫刺血疗法或放血疗法,重在排毒、退热。常用于咯血、风湿痿痹、带状疱疹、银屑病、高血压、高热等。

4. **撮痧法**　用手指撮拧、拿捏、提拉患者的皮肉,使局部充血或现出血点,此法若用于治疗痧症,则叫撮痧法。常用于中暑。

(四) 注意事项

刮拭的部位必须辨证施治。根据患者的虚实、寒热、表里、阴阳八纲辨证选择正确部位,采取适当手法。

孕妇的腹部、腰骶部,妇女的乳头禁刮。白血病、血小板减少症患者慎刮。心脏病出现心力衰竭、肾功能衰竭、肝硬化腹水、全身重度浮肿者禁刮。凡刮治部位的皮肤有溃烂、疮疖、瘢痕、损伤、炎症、肿瘤都不宜刮痧。大病初愈、重病、气虚血亏及饱食、饥饿状态下也不宜刮痧。空腹、过度疲劳患者忌刮。低血压、低血糖、过度虚弱和神经紧张特别怕痛的患者轻刮。

刮痧治疗时应注意室内保暖,尤其是在冬季应避寒风。夏季刮痧时,应避免风扇与冷空调直接吹刮痧部位。刮痧会使汗孔扩张,故刮痧后暂勿碰冷水。

当刮痧时出现头晕、面色苍白、心慌、出冷汗、四肢发冷、恶心欲吐或神昏扑倒等晕刮症状,应迅速让患者平卧,勿垫枕头;让患者饮用一杯温糖开水;保持室内空气清新。

刮痧后勿喝冷饮,而可喝一杯热(温)开水,并休息 15~20 分钟。刮痧不必强出痧。下肢静脉曲张,刮拭方向应从下向上刮,用轻手法。怕疼的人,可先泡热水澡或热敷后再刮痧,以减少疼痛。

(五)头部刮痧健脑排毒

头部刮痧疗法是用有活血润养功效的天然牛角做成的刮痧板,根据患者的情况,刺激头部相关穴位,疏通头部经络。如刺激风池穴有利于疏通脑部神经,减少疲劳;刺激头窍阴穴(耳后部,乳状突起上方的外耳缘后侧凹陷处)可起到淋巴排毒功效;刺激玉枕穴(后头部,当后发际正中直上 2.5 寸,旁开 1.3 寸)有利于给大脑补充氧分,减轻压力等。头部是一个全息器官,对五脏六腑有调节功能。经常头部刮痧可以促进头部血液循环,消除疲劳,消除头痛,改善大脑供血,因此很多老人都以梳头的方法来达到保健的效果,长期做头部刮痧还有利于改善头发干燥、脱发的现象。如果有神经衰弱,最好选择在白天进行头部刮痧。

(六)面部刮痧消斑美容

面部刮痧美容法是传统和现代的结合,具有一定的中医理论依据。当在面部进行刮拭、刺激,通过全息元传递经络穴位反射区至内脏双向调节,以外达内,以内养外,调节各个器官的生理活动,以求体魄的健康,肌肤的亮艳润泽。面部刮痧美容对于面部经常出现的一些问题如暗疮、色斑、皱纹、黑眼圈等,会收到意想不到的效果。良性的面部"刮痧"刺激会改善面部血管的微循环,增加血液和淋巴液、体液的流量,使皮肤毛孔细胞得到充分增殖,维护纤维的弹性状态,激发肌体"潜能",使信息反馈而重新分配能量,增加"固卫"作用,获得吐故纳新、排毒养颜、舒缓皱纹、行气消斑、保健美肤的功效。

面部刮痧的方法及手法:

1. 刮痧板的提法:以刮痧板角 45°,左手按压地仓穴,右手刮承浆穴,再刮至右侧地仓穴。

2. 同上方式由右侧开始。

3. 左手按压地仓穴,由右往左侧唇上刮至人中穴到地仓穴,右手按压右侧,由左手往右侧唇上刮至人中穴到地仓穴。

4. 双手握刮痧板,以侧边由下颚滑至耳下(经大迎、颊车)。

5. 双手握刮痧板,板尖处轻提下巴3秒,再轻放。

6. 再由承浆穴刮至迎香穴按压。

7. 在迎香穴两侧轻压3秒,再轻放。

8. 双手握板倾斜45°,平滑双颊至耳门,轻按翳风穴。

9. 由巨髎穴刮至四白穴,再至承泣,横至太阳穴。

10. 双手四指握刮痧板上,拇指握板下固定姿势。由板尖角按压攒竹穴(眉头)。以板刮滑鱼腰,刮至眉头,直至丝竹空穴。

11. 双手握板,左右交替在额头上刮6~10次。

12. 双手握板由迎香平滑至鼻翼,再到鼻根。

13. 刮痧板面按压经由下关至耳门、板轻提按下,再按翳风穴。

(原载于2016年第11、12期《科学生活》杂志)

十九、关节腔长碎石的恶病

——经络、食疗治疗痛风

（一）嘌呤过多　尿酸偏高

痛风患者不仅肾脏、输尿管能长结石,而且手足关节腔也能长出大小不等的碎石。何谓痛风? 体内嘌呤物质代谢紊乱,肾脏排泄尿酸较少,而体内尿酸产生过多,从而引起血中尿酸升高,形成尿酸血症以及反复发作的痛风性关节炎、痛风石沉积、痛风性慢性关节炎、关节畸形、肾脏病变等为特征的综合征。

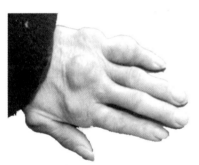

痛风关节炎的病变手

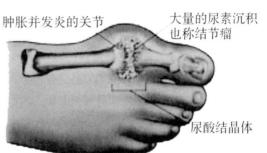

肿胀并发炎的关节　大量的尿素沉积也称结节瘤

尿酸结晶体

痛风足部病变示意图

高尿酸血症的具体指标为：男性血尿酸>0.42 毫摩尔/升,女性血尿酸>0.36 毫摩尔/升。

中医把痛风划为痹证,认为它是由于寒湿毒邪外袭,郁而化热,导致血运失常,聚于肌肤腠理,引发红肿热痛。

西医则认为痛风患者血中尿酸增高是罪魁祸首。尿酸浓度过高时,尿酸会以钠盐形式沉积在关节、软组织、软骨和肾脏中,形成痛风石,导致肾衰竭、冠心病、高血压、泌尿系结石等。

(二) 通经活络　行气活血

如何治疗痛风呢？中医以通经活络、行气活血为治疗原则。治疗目的：1. 缓解并终止关节炎的发作；2. 逐步纠正高尿酸血症；3. 防止或减少痛风石、肾结石的产生。

主取经络为督脉与三阳经。主穴为：阿是穴(以痛处为穴,但前提是该处无正式穴位名称)、八风(脚背上相邻两个脚趾的交合处,即各趾缝端凹陷中,左右共八穴)、八邪(手背上,相邻两个手指的交合处,即各指缝中的赤白肉际处,左右共八穴)。

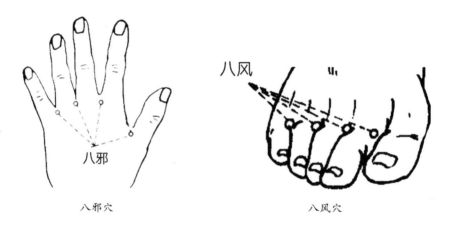

八邪穴　　　　　　　　八风穴

若浑身关节痛可开四关,即取双侧合谷(手背,第1、2掌骨之间,约平第2掌骨中点处)与太冲(足背,第1、2跖骨结合部之前凹陷中)。

经络治法包括针灸、推拿、刮痧、拔罐。针刺,可上电针15～30分钟。灸法,可用隔姜灸、温和灸。刮痧,可重点刮八风、八邪、阿是穴。拔罐,可在痛处用刺络拔罐。

西医治疗痛风,在急性发作期以消炎为主,在间歇期则重点控制高尿酸血症。至于治疗痛风石,则用痛定风胶囊、金甲排石胶囊、双石通淋胶囊、净石灵胶囊、排石颗粒。中医排石药方多用金钱草、海金沙、鸡内金、滑石、大黄、车前子等。

（三）一味附子显神通

有一个单方验方值得重视：制附子，即熟附片，50克。先加冷水浸泡1小时，再武火煎开，然后以文火煎煮1.5小时。若煎煮的水蒸发了，可加开水（切勿用冷水）继续煎之。煎好后，其汁液与等量蹄髈汤混匀，温服之。多人饮用此方，效果奇佳。例如，上海交通大学老年大学经络班边班长有次痛风发作，脚痛异常，卧床不起，愁眉苦脸，无法到学校听课。他服用此方后，行走自如，喜笑颜开。

附子，又称附片，大热、辛、甘，归心、肾、脾经，能回阳救逆、温肾助阳、驱寒止痛。其有效成分为乌头碱、次乌头碱，对关节炎有明显的消炎、镇痛作用，还能强心。但它有毒，特别是生附子，故用熟附子较妥。生附子经过炮制、加工、煎煮后，毒性减弱。若煎煮后用筷子蘸其汁液置于口中，舌头不麻，则毒性去也，可食用。蹄髈汤起和胃、护胃的作用。一周服用1次。此方还适合于类风湿关节炎等风湿病患者。20年前笔者用此方为邻居35岁妇女治疗类风湿关节炎，服半年即愈。

（四）高度重视食疗

1. 痛风患者要不要忌口？　要。需控制含嘌呤高的食物，减少关节炎的急性发作次数。

猪肉、牛肉、羊肉、火腿、香肠、鸡、鸭、鹅、兔、鸽、鱼皮、鱼卵、鱼干、沙丁鱼、凤尾鱼、贝壳类（蛤蜊、干贝等）、海参、海鳗、松花蛋、蟹、肉馅及各种动物内脏（肝、肾、心、肺、肠、脑）和骨髓中含嘌呤量高，应尽量少吃。

严格忌酒，尤其不能酗酒。酒中所含的乙醇能使血乳酸浓度升高，后者可抑制肾小管对尿酸的分泌，可降低尿酸的排出；同时乙醇还能使尿酸合成增加。研究表明，乙醇对痛风的影响比膳食严重得多，特别是在饥饿后同时大量饮酒和进食高蛋白高嘌呤食物，常可引起痛风性关节炎的急性发作。啤酒因其中含有大量的嘌呤，也不宜饮用。

鸡蛋、牛奶、河虾、河鱼，嘌呤物质相对少些。但是要注意量，如鸡蛋一天一个为好，不宜过多。

2. 蔬菜、水果能吃吗？　大多数蔬菜、水果属于碱性食物，嘌呤物质含量少，但菠菜、蘑菇、豆类、紫菜、香菇、香蕈、花生米、扁豆等含有中等量嘌呤，要少吃。白菜、油菜、胡萝卜与瓜类等能促使尿酸排泄，防止结石。

3. 能喝水吗？　为促进尿酸排泄，宜多饮水，要使每日尿量保持在2 000毫升以上，因尿路结石的发生与小便尿酸浓度及小便的酸碱度有关，必要时可服用碱性药物，以预防尿路结石的发生。

（五）远离痛风　防字当先

1. 远离痛风，需预防为主，防字当先。

2. 调节饮食，不暴饮暴食，少吃含嘌呤高的食物。多饮水，戒烟酒，不喝咖啡和浓茶。咖啡含咖啡碱（强烈兴奋剂），易加重病情。

3. 积极治疗与痛风相关的疾病，如高血压、高血脂、糖尿病和冠心病等，防止体重超重。肥胖者要积极减肥，减少热量摄入，以降低体重。

4. 妥善处理诱发因素，禁用或少用影响尿酸排泄的药物，如青霉素、四环素、大剂量噻嗪类及氨苯蝶啶等利尿药、维生素 B_1 和 B_2、胰岛素和小剂量阿司匹林（每天小于2克）等。

5. 劳逸结合，适当运动。临床上常可见到痛风性关节炎的发作，往往与患者长途步行、关节扭伤、穿鞋不适及过度活动等因素有关，这可能与局部组织损伤后尿酸盐的脱落所致。因此，痛风患者应注意劳逸结合，避免过劳、精神紧张、感染，穿鞋要舒适，勿使关节损伤等。一般不主张痛风患者参加跑步等较强的体育锻炼，或进行长途步行旅游。秋冬要注意保暖避寒。

（原载于2017年1月《科学生活》杂志）

二十、子午流注　天人合一

——漫谈经络的生物钟

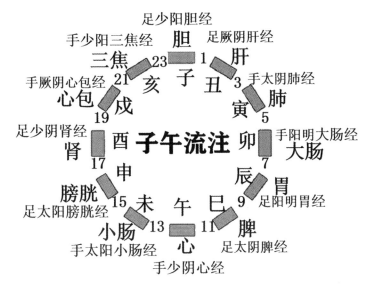

子午流注示意图

子午流注——经络的生物钟,是针灸于辨证循经外,按时取穴的一种操作方法。子、午是十二地支中的第一数和第七数,它们表示相反相成、对立统一的范畴或概念。

流者,往也,流动也;注者,住也,输注也。流注表示运动变化之意。子午流注是我国古代天人合一理论在传统生命科学的体现。

(一) 十二时辰

23~1 时,为子时,阴气盛,乃一阳生;11~13 时,为午时,阳气盛,乃一阴生。阴极生阳,阳极生阴。

一年12个月,分四季;一天12个时辰,也分四季:寅卯辰——春;巳午未——夏;申酉戌——秋;亥子丑——冬。

一天12个时辰,用12个字代表,每个字占据2小时,其经络传递的顺序是:寅肺—卯大肠—辰胃—巳脾—午心—未小肠—申膀胱—酉肾—戌心包—亥三焦—子胆—寅肺,首尾相接,如环无端。

子时:23~1时,胆经经气旺。属鼠。"胆是表来肝是里,胆主储藏排胆汁。胆气虚怯惊恐至,胆火亢盛烦怒急。按时作息休熬夜,胆清脑清勿忘记。子时养胆利于肝,饮食有节不可缺"。人在子时前入睡,胆方能完成新陈代谢。胆有多清,脑有多清。子时前入睡,翌日头脑清醒,气色红润。子时不入睡,翌日面色青灰,易患肝炎、胆囊炎、胆结石,还会胆怯。

丑时:1~3时,肝经经气旺。属牛。"肝主疏泄调气机,藏血主筋主生殖。属木属春华在爪,开窍双目忌怒气。肝阳上亢血压高,肝气郁结更年期。疏肝理气精神爽,滋阴潜阳肝风息。"肝藏血。人的思维和行动靠肝血的支持。旧血要淘汰,新血要诞生。这种代谢要靠肝经在丑时完成。《黄帝内经》言:"卧则血归于肝"。如果丑时不入睡,肝经难以完成这种代谢,翌日面色青灰,神疲乏力,烦躁不安,易患肝病。

寅时:3~5时,肺经经气旺。肺朝百脉。属虎。"肺主气来司呼吸,又主皮毛开窍鼻,肃降喜辛属金秋,大肠是表肺是里"。肝在丑时把血液推陈出新后,将新鲜血液交给肺,通过肺将血运往全身。人在寅时面色红润,精神焕发。有肺病者,寅时反应激烈,剧咳,哮喘,发热,甚至于死亡。

卯时:5~7时,大肠经经气旺。属兔。"传导糟粕居下焦,腑气通畅肺逍遥,大肠属腑肺是脏,便秘腹泻抛九霄。"大肠与肺相表里。肺气推动血液分布全身,促进大肠吸收食物中的水分与营养,排除渣滓。此时大便较佳。若大便不正常,可在此时调理。

辰时:7~9时,胃经经气旺。属龙。"胃为阳土化水谷,水谷之海靠腐熟。脾主升来胃主降,喜润恶燥胃气舒。"胃为后天之本。此时吃早饭,最易消化。若胃火旺,则嘴唇干裂,生疮。若畏寒者,可温胃健脾。

巳时:9~11时,脾经经气旺。属蛇,即小龙。"脾属阴土主运化,统血升清任自豪。开窍于口华在唇,在志为思怕水浇。若为湿困会呕恶,腹胀腹泻伤中焦。"脾主运化,脾统血。脾开窍于口,其华在唇。脾健运,则消化吸收好,血的质量好,嘴唇红润;脾气虚,则唇苍白,或紫暗,便溏。此时宜于健脾,湿盛者宜于祛湿。

午时:11~13时,心经经气旺。属马。"心主血来又藏神,阴中之阳火通明。开窍于舌属盛夏,血是红来苦入心。心火灼热移小肠,小便赤涩血尿渗。午时太阳当头照,小睡片刻神志清。"心主神明,开窍于舌,其华在面。心气推动血液运行,养神,养气,养筋。午时睡半小时到一小时,对于养心大有好处,可使下午至晚上精力充沛。

未时:13~15时,小肠经经气旺。属羊。"小肠受盛而化物,承上启下别清浊。小肠有热心火旺,口舌生疮勿蹉跎。"小肠能受盛和化物,分别清浊,把营养物质送于脾脏,把糟粕送给大肠,把废水送给尿道。在此时可以疏肝理气,降肝火;可以清膀胱热,治疗膀胱咳,即咳时遗尿。羊肠小道长又长,在此时调节肝胆,也很适宜。

申时:15~17时,膀胱经经气旺。属猴。"储存排泄壶中尿,化气行水肾之表。膀胱气滞蕴湿热,尿频尿急血尿糟。"膀胱经从头到脚,线路最长,如猴子上蹿下跳。此时宜于治疗瘫痪患者,特别适宜于滋补肾阴,以治疗阴虚火旺患者为主。当然也可用于泻火排毒。阳时补阴,此时服用六味地黄丸、杞菊地黄丸、大补阴丸、左归丸,恰到好处。针刺太溪、太冲,可补肝肾二阴。在申时,对颈、背、腰骶、臀部膀胱经所经过的部位,酌情应用推拿、刮痧、走罐、艾灸等法,对防止疾病和保健均较适宜。

酉时:17~19时,肾经经气旺。属鸡。"先天之本肾藏精,开窍于耳和两阴。肾主水来肾主骨,其华在发恐伤肾。肾为气根主纳气,升清降浊代谢灵。水火之宅分阴阳,肾阳肾阴须平衡。"肾藏精,肾主骨,肾为先天之本。此时进入储藏精华的时刻。阴时补阳,若肾阳虚者此时宜于温补肾阳,如服用金匮肾气丸、壮腰健肾丸、四神丸,皆为适宜。五更泻患者,或秋冬手足不温,手足冰冷患者,若此时灸膀胱经,特别是命门穴(第2腰椎棘突下),会获奇效。

戌时: 19~21 时,心包经经气旺。属狗。"心脏外围是心包,保护心脏做保镖,热犯心包乱心神,神昏谵语发高烧。"心包是心之包膜,心之保镖,又是气血的通道。在此时,心发冷可温补肾阳;心热者可清心火,也可滋心阴。在此时,耳尖放血退烧效果特佳。笔者曾在几年前某晚上七点半钟,为发高烧40℃的6岁孙女耳尖放血,三小时退了3℃。当然也可于中冲、少商放血。

亥时: 21~23 时,三焦经经气旺。属猪。"上中下焦系三焦,水渎之官是外号,包罗诸脏腑老大,运水通气利三焦。"三焦是最大的腑,主持诸气,疏通水道,通百脉。他是你的总管家。亥时三焦如水库,有调节作用,帮你总结一天经络的运行状况,经络盛则储存,经络弱则灌注。如果在此时睡觉,可以休养生息而建立健康的生物钟。千万不要熬夜,要早睡早起。

(二) 子午流注的意义

《灵枢》曰:"经脉流行不止,与天同度,与地同纪"。人要顺其自然,就应白天跟着太阳走,晚上跟着月亮走,即天醒我醒,天睡我睡。

12 条经脉对应着 12 个时辰。人的生活习惯应该符合自然规律。现代科学证明,人体的生命现象都具有相对稳定的时间节律性,这包括季节、昼夜节律,这就是生物钟。天人合一,人与自然有密切联系,要和谐相处。

子午流注是把人的十二条经脉在 12 个时辰中的盛衰规律有序地联系起来,又通过人体的五脏六腑与十二经脉、十二生肖相配的关系预测某一脏腑经络气血在某个时辰的盛衰。我们按气血的盛衰来治病养生具有针对性,能达到事半功倍的效果。

(三) 子午流注的应用

1. **养生防病** 例如,按时作息,不同的时间有不同的治法。

2. 指导用药 例如,阳药用于阳长之时,阴药用于阴长之时;升提药用于升时,沉降药用于降时;温阳药宜于上午服用。心律不齐者,在上午 11 时服药。滋阴补血、镇静安神、清热解毒药宜于傍晚服用。有肺部疾病者在寅时病情会加重,寅时给药效果较佳。滋阴降火、安眠镇静药在晚上服用较佳。皮肤病,晚上用药比白天好。解表药,中午以前阳分时间服用较佳。泻下药,入夜前服用。

3. 经络取穴 子午流注,是中医的时间经络学。针灸临床根据气血盛衰的表现、穴位开合的时间采取不同的补泻手法以平衡阴阳的实践证明,子午流注针灸法的功效远远高于普通针灸法,其取穴法主要在五输穴的基础上采用补母泻子法。若某个时辰某经经气旺盛时,一般采取泻法,泻其子;若运行到下一个时辰时,该经的经气已衰退,一般采取补法,补其母。例如喘咳,病在手太阴肺经,肺属金,母穴属土,为太渊穴;子穴属水,为尺泽穴。若肺经邪气实,就在肺气亢盛的寅时(3~5 时)泻尺泽;若肺气虚就在肺气渐衰的卯时补太渊。

如何辨别各经的母子呢? 请看表1。

表1 各经的母穴子穴表

脏腑	肺经	大肠经	肾经	膀胱经	肝经	胆经	心经	小肠经	心包经	三焦经	脾经	胃经
母穴	太渊	曲池	复溜	至阴	曲泉	侠溪	少冲	后溪	中冲	中渚	大都	解溪
子穴	尺泽	二间	涌泉	束骨	行间	阳辅	神门	小海	大陵	天井	商丘	厉兑

一般来说,在某经当道时,针对实证、热证、腑证,用泻法,泻其子;在流动到下一时辰,该经经气减弱时,针对虚证、寒证、脏证,用补法,补其母。具体应用如下。

1. 手太阴肺经 寅泻尺泽,卯补太渊。主治喘咳、胸痛。

2. 手阳明大肠经 卯泻二间,辰补曲池。主治牙痛、咽喉痛。

3. 足阳明胃经 辰泻厉兑,巳补解溪。主治纳呆、腹胀痛。

4. 足太阴脾经 巳泻商丘,午补大都。主治腹胀、腹泻。

5. 手少阴心经　午泻神门,未补少冲。主治咽干、舌痛、掌心热。

6. 手太阳小肠经　未泻小海,申补后溪。主治项强、颌肿。

7. 足太阳膀胱经　申泻束骨,酉补至阴。主治头痛、目眩、癫痫。

8. 足少阴肾经　酉泻涌泉,戌补复溜。主治心悸、腰痛、耳鸣。

9. 手厥阴心包经　戌泻大陵,亥补中冲。主治心烦、痉挛、胁痛。

10. 手少阳三焦经　亥泻天井,子补中渚。主治耳聋、目痛。

11. 足少阳胆经　子泻阳辅,丑补侠溪。主治胁痛、偏头痛。

12. 足厥阴肝经　丑泻行间,寅补曲泉。主治疝气、胁痛。

子午流注是天人合一的重要指南,是经络生物钟的指针,对人类的健康长寿具有十分重要的作用,必须认真地学习、研究、应用之。

(原载于 2017 年第 2 期《科学生活》杂志)

二十一、从里约拔罐风谈起

——中医拔罐疗法保健康

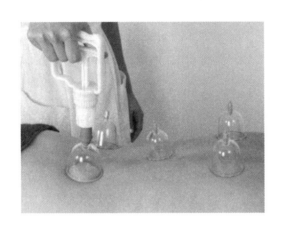

（一）拔罐走红里约

里约奥运会不仅捧红了中国制造的蚊帐，还让拔罐疗法名扬四海。看吧，美国游泳名将、夺得 21 金的"飞鱼"菲尔普斯背上能看见清晰的拔火罐痕迹，他是拔罐的"铁粉"；拥有 3 块奥运金牌的娜塔莉·考芙琳也是它的忠实信徒；白俄罗斯游泳运动员帕维尔·桑科维奇，立陶宛女子游泳运动员茹塔·梅鲁塔耶特都是拔罐疗法的推崇者。美国体操选手阿历克斯·纳多尔在接受采访时说："拔罐能把我从疼痛中解救出来！"

（二）扶正祛邪、活血化瘀

拔罐法又名"吸筒疗法"，古称"角法"。这是一种以兽角、竹罐、玻璃罐、塑料罐、陶罐等作为工具,采取闪火法、投火法、滴酒法、抽吸法、水煮法等方法,利用燃烧、挤压、吸附等排除罐内空气,造成负压,使罐紧贴于体表特定部位(患处、穴位),产生刺激作用,达到防病治病、强壮身体为目的的治疗方法。拔火罐是物理疗法中最优秀的疗法之一。

拔罐疗法是中国传统医学遗产之一,古代医家在治疗疮疡脓肿时用它来吸血排脓,后来又扩大应用于肺痨、风湿等内科疾病。晋代医学家葛洪著的《肘后备急方》里就有"角法"的记载。所谓角法,是用挖空的兽角来吸拔脓疮的外治方法。唐代王焘著的《外台秘要》也曾介绍使用竹筒火罐来治病,如文内记载:"取3指大青竹筒,长寸半,一头留节,无节头削令薄似剑,煮此筒子数沸,及热出筒,笼墨点处按之,良久,以刀弹破所角处,又煮筒子重角之,当出黄白赤水,次有脓出,亦有虫出者,数数如此角之,令恶物出尽,乃即除,当目明身轻也。"后来,由于不断改进方法,使拔罐疗法有了新的发展,进一步扩大了治疗范围,成为针灸治疗中的一种重要疗法。

(三)拔罐何以能防治疾病

中医认为拔罐可以开泄腠理、扶正祛邪。拔罐产生的真空负压有一种较强的吸拔之力,其吸拔力作用在经络穴位上,可将毛孔吸开并使皮肤充血,使体内的病理产物从皮肤毛孔中吸出体外,从而使经络气血得以疏通,使脏腑功能得以调整,达到防治疾病的目的。中医认为拔罐可以疏通经络、调整气血。通过拔罐对皮肤、毛孔、经络、穴位的吸拔作用,可以引导营卫之气始行输布,鼓动经脉气血,濡养脏腑,温煦皮毛,同时使虚衰的脏腑机能得以振奋,畅通经络,调整机体的阴阳平衡,使气血得以调整,从而达到健身祛病疗疾的目的。

西医学认为,拔罐时形成的负压作用能使局部毛细血管扩张、充血,促进局部血液循环,加强新陈代谢,改变局部组织营养状态,增强血管壁通透性及白细胞吞噬活动,增强机体体能及人体免疫力。拔罐能产生一种组胺和类组胺的物质,随体液周流全身,刺激各个器官,增强其功能活动,提高机体的抵抗力。拔罐内的压力能加速血液及淋巴液循环,促进胃肠蠕动,改善消化功能,加快肌肉和脏器对代谢产物的消除和排泄。

举个典型例子,20年前上海汽车齿轮厂的工人徐某因颈背痛到笔者处求治。笔者给他颈背部拔罐6处,1周1次,将近半年。后来因故暂停治疗。半年后,他又找到笔者,说老婆讲他颈背部长出头发。笔者仔细一看,果然在6个拔罐处密密麻麻长出1寸多长的黑发,像6盆秧苗。这足以说明活血化瘀、改善局部营养的道理。

(四)三大常用工具

1. 竹罐

材料与制作:竹罐是采用直径3~5厘米坚固无损的竹子,制成6~8厘米或8~10厘米长的竹管,一端留节作底,另一端作罐口,用刀刮去青皮及内膜,制成形如腰鼓的圆筒,用砂纸磨光,使罐口光滑平整即可。

材质优点:取材方便、制作简单、轻便耐用、便于携带、经济实惠、不易破碎;竹罐吸附力大,不仅可以用于肩背等肌肉丰满之处,还可应用于腕、踝、足背、手背、肩颈等皮薄肉少的部位,与小口径玻璃罐比较,其吸附力具有明显优势。另外,竹管疗法在应用时可放于煮沸的药液中煎煮后吸拔于腧穴或体表,即可通过负压改善局部血液循行,又可借助药液的渗透起到局部熏蒸作用,形成双重功效,加强治疗作用。

材质缺点:易燥裂漏气;且不透明,难以观察罐内皮肤反应,故不宜用于刺血拔罐。

2. 玻璃罐

材料与制作:玻璃罐由耐热玻璃加工制成,形如球状,下端开口,小口大肚,按罐口直径及腔大小分为不同型号。1号到5号的玻璃罐,其口径分别为49毫米、52毫米、61毫米、67毫米、74毫米。

材质优点:边阔,罐口光滑,质地透明,便于观察拔罐部位皮肤充血、瘀血程度,从而掌握留罐时间,是目前临床应用最广泛的罐具,特别适用于走罐、闪罐、刺络拔罐及留针拔罐。

材质缺点:导热快,易烫伤,容易破损。

3. 抽气罐

材料与制作:抽气罐由有机玻璃或透明的工程树脂材料制成,采用罐顶的活塞来控制抽排空气。利用机械抽气原理使罐体内形成负压,使罐体吸附于选定的部位。

材质优点:抽气罐不用火、电,排除了安全隐患,且不会烫伤皮肤;操作简便,可普遍用于个人和家庭的自我医疗保健,是目前较普及的新型拔罐器。

材质缺点:遇热容易变形、损坏。

(五) 拔罐的应用

1. **留罐**   将罐吸附在体表后,使罐子吸拔留置于施术部位,一般留置5～10分钟。多用于风寒湿痹、颈肩腰腿关节疼痛。拔罐时要注意保暖。

2. **走罐**   拔罐部位涂刮痧油或橄榄油,将罐吸住后,手握罐底,上下来回推拉移动数次,至皮肤潮红。适用于面积较大、肌肉丰厚的部位,特别是腰背部的膀胱经(距离腰背脊椎骨督脉两横指和四横指的部位)。主治:颈腰背骶痛,中风偏瘫;中暑高烧,感冒咳嗽;顽固性失眠;浑身不舒服等。它相当于变相的刮痧。1970年笔者到云南支边遇到的第一个患者是楚雄州教育局方局长。他一个晚上只能睡2小时,十分痛苦。笔者给他膀胱经走罐,当晚能睡6小时。

3. **闪罐**   罐子拔住后,立即起下,反复吸拔多次,至皮肤潮红。多用于面瘫。

4. **刺络拔罐**   又叫刺血拔罐。先用梅花针或三棱针在局部叩刺或点刺出血,再拔罐。敲打扣刺部位以痛点或病灶区域为主,10分钟后,将紫红色的瘀血擦去,再拔,每隔10分钟拔一次,总共拔3次。功用:祛瘀生新,清热排毒,活血化瘀,邪去正安。适用于顽固性的肌肉、关节疼痛,对跌打损伤、风湿疼痛有特殊疗效。笔者还以此法结合中药内服,治疗银屑病,屡试屡验。恩师李大可教授力推此法,曾在上海市针灸经络研究所开了全国首家"刺络拔罐专科门诊",还创造性地运用辊针代替梅花针在背腰部膀胱经刺血。40年前在云南省某县某公社,笔者曾用此法治疗一位驼背与地面平行呈90°的牧羊人,半小时即令他腰直起45°,令社长等人惊叹不已。

(六)拔罐的注意事项

1. 拔火罐时切忌火烧罐口,否则会烫伤皮肤。留罐时间不宜超过10分钟,否则会起水泡,损伤皮肤。若烫伤或留罐时间太长使皮肤起水泡时,宜用消毒针将水泡刺穿,将水放出,涂以龙胆紫药水,或用消毒纱布包敷,以防感染。治疗后,可将含氯的消毒片按说明书规定的比例置于干净的水中,将用过的火罐放在消毒水中浸泡1~2小时。

2. 皮肤过敏、溃疡、水肿、疮疖及心脏、大血管部位,孕妇的腰骶、下腹部,均不宜拔罐。对于骨质破坏、严重冠心病及有出血性疾病的患者要慎用。

3. 拔罐时要选择适当体位和肌肉丰满的部位。若体位不当、骨骼凸凹不平、毛发较多的部位均不适用。

4. 拔罐时要根据所拔部位的面积大小选择大小适宜的罐。操作时必须迅速才能使罐拔紧,吸附有力。

5. 拔火罐后4小时内不要洗澡,更忌着凉,否则会加重病情。

(原载于2017年第3期《科学生活》杂志)

二十二、经络治腰痛

腰痛并不是一个独立的疾病，而是一种症状，是指腰部一侧或两侧疼痛为主证的病症。

引起腰痛的原因约有数十种，但归纳起来有四大类。

第一，寒湿——外受风寒所致，拘急，遇冷加剧。

第二，湿热——肾结石、输尿管结石、菌痢等会导致腹、胁、腰痛，有时痛不欲生。

第三，血瘀——跌打损伤、搬挑重物，或长期劳累、弯腰时间过长、姿势不正所致，包括腰椎间盘突出、腰椎骨折、骨裂、腰肌劳损、腰椎肿瘤，或剧痛，痛有定处。从生物力学的角度上看，腰4至腰5及腰5至骶1椎间盘所承受的压力最大，其活动度也最大，而位于这两个节段的后纵韧带却相对较窄(只有上部宽度的1/2)，因而腰4至腰5及腰5至骶1椎间盘最容易受损，故搬、挑、抬、背重物，必须慎之又慎。临床上以这些部位的椎间盘突出最为常见。

第四，肾亏——久病重病多病之后，或年迈体衰，肝肾阴虚所致。腰为肾之府，故腰隐痛，兼有神疲乏力、耳鸣、头晕、失眠、盗汗。

(一) 辨证施治　壮腰健肾

从经络角度说，腰痛宜主选足太阳膀胱经、足少阳胆经、督脉，辅以足少阴肾经。其中，足太阳膀胱经是重中之重，主穴除阿是穴外，有肾俞、气海俞、大肠俞、关元俞、小肠俞、八髎、腰阳关、十七椎、环跳、秩边、承扶、殷门、委中、承山、飞扬、昆仑、太溪、复溜。

1. 寒湿腰痛　宜散寒行湿、温经通络。刺络拔罐是散寒行湿的良方。1972年6月,笔者到云南楚雄彝族自治州大姚县招生,遇到一位弯腰90°的年约58岁的羊倌,腰背几乎与地平行,痛苦异常,社长请笔者为之治病。原来羊倌放羊时,让羊在山上自由吃草,自己躺在山洞里睡了2小时,醒来时腰已直不起来。他用树枝当拐杖走了20公里山路,终于找到了笔者。征得他同意后,笔者抽出梅花针在他腰部膀胱经上敲了四个圆圈,拔上火罐,隔十分钟后起罐,血色如鸡鸭血。擦干净后,再拔十分钟,共拔3次。羊倌立即能直起腰板45°,疼痛显著减轻。他竖起大拇指,连说:"上海医生好!"由于招生任务忙,翌日将到其他公社,故笔者将此法教给公社卫生院院长,并预言2~3次即可痊愈。刺络拔罐是泻法,意在祛瘀生新,邪去正安。但对寒邪诱发的腰痛,还要重视温经通络,其法多种多样,如艾灸、热熨、中药熏洗、红外灯照、频谱仪照、热的电吹风吹,部位以痛点为主,主取督脉、膀胱经。如果是痛经,可艾灸肾俞、关元俞、命门、气海、关元、中极、水道、归来、三阴交、足三里等穴。

2. **湿热腰痛** 宜清热利湿、舒筋止痛。如果是肾结石、输尿管结石,可以口服排石颗粒(冲剂),其组方以金钱草、鸡内金、大黄、车前草等为主。如果剧痛,可口服阿托品,以缓解平滑肌痉挛。激光碎石、开刀手术是不得已的选择。如果是菌痢,可口服白头翁汤或痢特灵。针对湿热腰痛,经络多用泻法,取穴多用阿是穴、阳陵泉、足三里、委中、肾俞穴。可在腰骶部膀胱经部位刮痧、拔罐。

3. **瘀血腰痛** 宜活血化瘀、理气止痛。刺络拔罐是最佳选择,敲打部位以痛点为主,越痛,梅花针敲得越重。金代医学家张从正代表作《儒门事亲》,他根据《灵枢九针十二原》中"宛陈则除之"的治则,认为"邪去正安",力主祛邪扶正。中医临床多用汗、吐、下法,针灸学则倡导刺络泄血法。恩师李大可教授常说:"坏血不去,好血不来;旧血不去,新血不生。"全国唯一的刺络拔罐专科门诊就是他创办的。为了方便在背腰部刺络拔罐,他还赠送笔者一只他亲自监制的辊针,辊针刺血比梅花针快捷多了。医治由于跌打损伤引起的腰痛,笔者还提倡服用云南白药,该药有止痛、止血、接骨、抗风湿之功。另外,值得一提的是推拿手法的应用在正骨理筋、治疗瘀血腰痛方面效果显著,特别是对于腰椎间盘突出患者。还可敷贴活血化瘀的膏药。

4. 肾亏腰痛 肾为水火之脏,分肾阴、肾阳。

肾阴虚者,腰酸背痛,五心烦热,午后潮红,晚上盗汗,头晕耳鸣,失眠多梦,脱发,舌质红少苔,脉细数,宜滋补肾阴。中药方宜用六味地黄丸、杞菊地黄丸、知柏地黄丸、左归丸、大补阴丸。经络主用肾经、肝经、膀胱经,常用穴位有太溪、复溜、涌泉、太冲、委中、昆仑、肾俞、大肠俞。饮食多用黑芝麻、桑葚、黄精、甲鱼、乌骨鸡等,食疗方有枸杞子猪腰汤、杞地山药粥等。

肾阳虚者,四肢不温,少腹拘急,面色苍白,腰膝冷痛,舌淡苔白,脉沉细,宜温补肾阳。中成药以右归丸为主,还可用金匮肾气丸、壮腰健肾丸等。食疗方有韭菜子桃仁汤、杜仲煲猪腰、当归生姜羊肉汤、桑叶芝麻粥等。经络以任督二脉与膀胱经为主,可针刺气海俞、大肠俞、环跳、殷门、承山等穴,艾灸大椎、命门、腰阳关、神阙、气海、关元、中极、水道、归来、足三里等穴。

(二) 重视三早 预防为主

1. 腰痛要早发现,早诊断,早治疗。

2. 运动强腰。早晨起床首先活动腰部。每日早晨起床后,要首先活动腰部。平时多做收缩腹肌、伸展腰肌运动,以及散步、慢跑、倒步行走等,都能防止和减轻腰痛。按摩皮肤肌肉,可促进患部血流,加速代谢功能。

(原载于2017年第4期《科学生活》杂志)

二十三、咔嚓一声跛脚鸭

——谈经络治坐骨神经痛

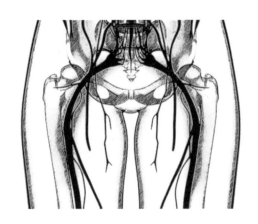

（一）坐骨神经痛的案例

笔者刚退休曾在嘉定区南大街开了个中医诊所。一天,有一个小伙子右手扶着右腰,右腿弯曲,左腿能伸直,力量全压在左腿上,一瘸一拐地来找笔者,犹如跛脚鸭,直呼腰痛。一打听,原来他是外地来上海国美电器公司分部工作的安装工人,今年 25 岁。今天,他和另一位工友赵某共同去为客户装空调。他站在桌子上敲打完毕,要求赵某递上空调器。赵某可能尿急,刚递上空调器转身就走,张某一手接过,力不能支,只听腰部"咔嚓"一声,无法动弹,忙呼赵某接过空调器。笔者叫他朝天仰卧,左腿伸直,右腿弯曲,压在左腿上。笔者压着右腿膝盖处,往下一压,他忙叫右臀部疼痛异常。这就叫"4 字试验呈阳性"。接着做直腿抬高试验,右腿也呈阳性,跟腱反射减弱。笔者说:"你可能是腰椎间盘突出诱发坐骨神经痛,建议到医院立即做

CT 或核磁共振。"两天后,他带来检测报告,L4－L5、L5－S1 腰椎间盘突出。一般来说,第 4、5 腰椎间盘、第 5 腰椎与第 1 骶椎腰椎间盘最容易突出。笔者叫他暂停工作,接受中医治疗,养伤休息。笔者利用推拿复位术、腰椎牵引、针灸、拔罐、热熨、紧束护腰带等法对他进行治疗,1 周 2 次,3 个月治愈。

(二) 坐骨神经痛的病因

坐骨神经痛是人体内各种神经痛中最主要的常见疾病,但坐骨神经痛只是疾病的一个症状,它本身不是一个独立的疾病。发病年龄常在 20~60 岁,其中 40 岁左右最多见,男性较多。坐骨神经是下肢一条很大的神经,它由第 4、5 腰神经及前 3 条骶神经汇集而成,经过臀部大腿后侧,而在膝关节的后方分成腓总神经及胫神经。所谓坐骨神经痛,指的就是一种顺着坐骨神经走向传导的痛,通常由臀部沿大腿后部而下,有时会传到小腿。多为一侧腰腿部阵发性或持续性疼痛。臀部、大腿后侧、小腿后外侧及足部发生放射性、烧灼样或针刺样疼痛,行动时加剧。

坐骨神经痛分两大类。一为原发性坐骨神经痛,又叫干性坐骨神经痛。起病急,沿坐骨神经通路上有放射痛和明显的压痛点。数日后最剧烈,经数周或数月后逐步缓解。风寒湿邪外袭或臀部细菌感染可诱发。例如,有一次上课结束时,一位约 70 岁的学员王奶奶对笔者说:"我的孙子在某小学读一年级,我每天下午 4 点到小学门口等。由于站着累,我总爱坐在校门口花圃的石沿上等。石沿冰冰凉,坐的时间一长,屁股总感到冷痛,走路都困难。"再如,不少老人在公园围着石头方桌,坐在石凳上打牌、下棋、搓麻将,不幸患了此病。其病变主要在椎管外坐骨神经分布区域,是由于寒湿外袭、局部细菌感染或中毒直接损害坐骨神经引起。

二为继发性坐骨神经痛,又叫根性坐骨神经痛。腰椎有压痛及叩击痛,腰部活动障碍,活动时下肢有放射痛,咳嗽、喷嚏、排便能使疼痛加剧。多为一侧腰腿部阵发性或持续性疼痛。臀部、大腿后侧、小腿后外侧及足部发生放射性、烧灼样或针刺样疼痛,行动时加剧。文中开头列举的空调安装工之病,就属于此类。

常见的原因有以下几个方面:

1. **椎管内病变**　压迫腰骶神经根,如脊髓肿瘤、炎症、血管畸形、外伤、蛛网膜炎等。

2. **脊柱病变**　侵及腰骶神经根,如腰椎间盘突出、脊椎骨关节病,脊柱炎症、结核、肿瘤、脱位,椎管狭窄,脊柱裂等。

3. **骨盆和盆腔疾患**　侵入坐骨神经干,如骶髂关节病、炎症、结核、脱位、骨盆炎及肿瘤、盆腔内子宫附件炎症及肿瘤、妊娠子宫压迫等。

(三) 坐骨神经痛的经络治疗

经络治疗坐骨神经痛的原则是通经活络、活血化瘀。主取足太阳膀胱经、足少阳胆经、督脉,主要穴位为阿是穴、肾俞、气海俞、大肠俞、关元俞、小肠俞、腰阳关、十七椎、八髎、环跳(股骨大转子高点与骶骨裂连线的外 1/3 与内 2/3 交点)、秩边(第 4 骶椎棘突下,旁开 3寸)、居髎(髂前上棘与股骨大转子高点连线之中点)、承扶、殷门、委中、承山、飞扬、昆仑、阳陵泉、悬钟、华佗夹脊穴(在背腰部,当第 1 胸椎至第 5 腰椎棘突下两侧,后正中线旁开 0.5 寸,一侧 17 个穴位)。

1. **针刺疗法(包括电针)**　选好以上穴位,刺激量中等强度,考虑患者的耐受力,每天或隔天一次,每次 20 分钟左右,10 天为 1 个疗程,每个疗程间隔 3~5 天。

2. **刺络拔罐**　可选华佗夹脊穴、阿是穴、环跳穴,但以痛点为主。先将所选穴位进行常规消毒,用梅花针或三棱针点刺出血,然后立即将火罐拔于所点刺的穴位上,留罐 10 分钟,拔出紫色的瘀血。敲 1次、拔 3 次,每周治疗 2 次。

3. **推拿**　正骨复位,舒经活络。沿着坐骨神经痛的方向,施展斜扳、直腿抬高、磙法、打法、按法、揉法、弹拨法、反背法等。上海市岳阳医院青海路分部推拿专科在整复腰椎间盘突出上颇有建树,值得推荐。

(原载于 2017 年第 5 期《科学生活》杂志)

二十四、经络简易急救法

日常生活中,人们常常会遇到许多突发病症,甚至猝死,怎么办?当然,首先向 120 求救,送医院急救是较佳的选择。但是,有时候等待120 发车,路上如遇到堵车,或者路程太长,耽搁了宝贵的时间,那可是性命攸关的大事,所以命悬一线,分秒必争。也有些常见病、多发病,一旦用上经络疗法,举手之劳,迎刃而解。中医经络疗法是一种易于学习、易于掌握、效果立竿见影、转危为安的好办法。

(一)晕厥(昏迷、休克)

1. 用力弹拨曲池穴 曲池穴,屈肘成直角,当肘横纹外端与肱骨外上髁连线的中点。曲池穴,轻按降压,使血压稳定;重弹升压,恢复心脏的正常跳动。手法不同,效果两样。在操作时,医者宜掌心对准患者的肘尖,大拇指指尖深掐曲池穴,然后用力朝肘尖方向弹拨,一次不行,再来一次,反复多次,即可转危为安。笔者应用此法抢救中外患者多人,屡试屡验。曲池穴,属于手阳明大肠经的合穴,而阳明经是多气多血之经,合穴犹如大海,威力无穷。

2. 拇指指尖掐人中 人中穴,又名水沟,属于督脉,在鼻下人中沟的上 1/3 和中 1/3 交界处。用大拇指指尖用力掐之,有醒神通窍之功。

(二)心肌梗死、心绞痛

最佳穴位:弹拨心经的极泉(上臂外展,在腋窝中部有动脉搏动处取穴),重掐心包经的郄门(在前臂掌侧,当曲泽穴与大陵穴的连线上,腕横纹上 5 寸)、重敲心包经的天池(在胸部,当第 4 肋间隙,乳头外 1 寸,前正中线旁开 5 寸),重捶膀胱经的膈俞(背部第 7 胸椎棘突下旁开 1.5 寸)。

较佳穴位:重掐内关(前臂正中,腕横纹上 2 寸,在桡侧屈腕肌腱同掌长肌腱之间取穴)、劳宫(手掌心,当第 2、3 掌骨之间凹陷处)、中冲(手中指末节尖端中央)刺血;重掐少府(位于手掌面,第 4、5 掌骨之间,握拳时,当小指尖处)、阴郄(位于前臂掌侧,当尺侧腕屈肌腱的桡侧缘,腕横纹上 0.5 寸)、灵道(阴郄穴上 1 寸),少冲(在小指末节桡侧,距指甲角 0.1 寸)刺血。

注意:以上诸穴均取左侧。按之,揉之,敲击之,弹拨之,刺之,用力稍重。

(三) 酒后心动过速

耳针:取穴心、小肠。用短针刺之,每隔 5 分钟捻转 1 下。或用王不留行子置于耳穴,每隔 5 分钟按压 1 次。15~30 分钟见效。

(四) 毒蛇咬伤

先用绑带绑住患处的上部,若咬了小腿部,绑带一般要紧贴膝盖上面大腿部,以免毒血迅速上行。再用皮肤针用力敲击患处,或用三棱针重重点刺患处,敲刺出血,再以火罐拔之,接连 3 次,每次相距 6 分钟。在拔出毒液的同时,应报 120 求救。

(五) 高烧不退

1. **放血疗法**　耳尖最佳,中冲次之,若兼咯血,则以少商(拇指桡侧指甲角旁 0.1 寸)为宜。

2. **刮痧疗法**　颈、腰、背部刮痧。先从风池刮到肩井,再从大椎刮到肩井,然后从大椎穴两侧沿膀胱经从上往下刮,以肩胛骨下方为度。最后将食、中指弯曲后蘸油,在下巴骨下颈部从上到下拧痧。

（六）吃饭哽噎

使劲掐按内关穴,5~10 秒即可见效。

（七）鼻衄

鼻子出血,要坚持上凉下热的原则。首先,在鼻部、脑门前额用冷水拍打之,或用冰袋敷上。然后将大蒜捣成泥,用纱布包于肾经的井穴涌泉(位于足前部凹陷处第 2、3 趾趾缝纹头端与足跟连线的前 1/3 处),可放置 6~8 小时。这是传统的、典型的导引法,即引火下行。中医认为,鼻衄一般是肺热,应清肺热。肾属于水,水能克火,而井穴为经气之根。故此法屡屡奏效。

（八）呃逆

1. **紧按睛明穴** 在面部,目内眦角稍上方凹陷处。紧按有助于控制迷走神经紊乱。

2. **重掐内关穴** 有镇静之功。

3. **按揉天突穴** 位于颈部,当前正中线上,两锁骨中间,胸骨上窝中央。能缓解气管的痉挛。

（九）寒性痛经

针刺:三阴交(三条阴经气血交会于此。在内踝尖直上 3 寸,胫骨后缘)、足三里(在小腿前外侧,外膝眼直下 3 寸,距胫骨前缘一横指)、上巨虚(足三里直下 3 寸)。

艾灸:神阙(脐中)、气海(神阙下 1.5 寸)、关元(神阙下 3 寸)、中极(神阙下 4 寸)、水道(关元旁开 2 寸)、归来(中极旁开 2 寸)等穴。

注意:同时口服生姜红糖汤,效果更佳。

（十）胆绞痛

胆绞痛,包括胆结石、胆囊炎、胆道蛔虫症引起的剧烈疼痛,不仅右侧胁肋疼痛,而且往往反射到右肩、右背,严重者可致晕厥。经络急救,效果极佳。针灸宜促使胆囊蠕动,利石排虫,解痉止痛。

针刺:足三里、上巨虚、阳陵泉(腓骨小头前下方凹陷中)、胆囊穴(阳陵泉下2寸找压痛点)。强刺激。

艾灸:肝、胆区,特别是阿是穴,配以中脘(脐上4寸)、上脘(脐上5寸)、下脘(脐上2寸)、足三里、上巨虚、阳陵泉。

1972年10月某日,在草海农场,笔者利用上述针灸法抢救了一位因胆道蛔虫症而晕厥良久的女患者,再加针灸耳屏上切迹前、下颌骨髁状突后缘,效果立竿见影,转危为安。

(十一) 水泻

腹泻如水注,舌苔白而湿润,边有齿痕,此多为寒湿所致。宜温经散寒、健脾止泻。

针刺:足三里、上巨虚。

艾灸:中脘、天枢(脐旁2寸)、大横(脐旁4寸)、神阙、气海、关元、中极等穴。可温和灸,也可用艾炷隔姜灸。先灸上腹,再灸下腹。悬灸时可顺时针旋转灸。也可用灸罐。

2011年夏季的一个晚上,上海老年大学年过七旬的学员孙惠根打电话向笔者求救,说老伴水泻如注,到许多大医院去看,吃药打针都不管用,而且病情越来越重,丧失了活命的希望,以至于交代了后事,叫他好自为之。笔者告诉他赶快用艾灸法,早上灸半根,晚上灸半根。结果5天而愈。他激动地写了一篇《五根艾条灸一命》交给我。

注意:同时可服用生姜红糖汤、藿香正气丸。若吃酸奶补充益生菌等有助于控制大肠杆菌等,可早日康复。

(十二) 剧咳

针刺:孔最(尺泽至太渊为12寸,尺泽下5寸)、列缺(桡骨茎突上方,腕横纹上1.5寸)、天突(胸骨柄上窝正中)、丰隆(条口穴外1

寸）、尺泽(肘横纹中,肱二头肌腱桡侧缘）。孔最,是肺经的郄穴,经气深聚之所,有急救的作用。针刺天突时先直刺两分,再将毫针平卧在咽喉上,针尖紧贴胸骨柄下方,刺 1~1.5 寸深,患者觉得针如筷子粗,有窒息感。不留针。当针拔出后,患者有轻松感。不会针刺者,可用推拿法,如用右手食指揉天突、用拇指指腹弹拨孔最穴、用拇指指尖掐按列缺穴。

拔罐：于中府(胸前壁外上方,前正中线旁开 6 寸,平第 1 肋间隙处）、风门(第 2 胸椎棘突下旁开 1.5 寸）、肺俞(第 3 胸椎棘突下旁开 1.5 寸）、心俞(第 5 胸椎棘突下旁开 1.5 寸）、膏肓俞(第 4 胸椎棘突下旁开 3 寸)处。

刮痧：肺经、大肠经。若属于实证,苔黄,脉浮数,痰浓,喉痛,发热,可在寅时(即 3~5 时,最好是 4~5 时)刮痧。实则泻其子,尺泽是子穴。可从尺泽(在肘横纹中,肱二头肌腱桡侧凹陷处,微屈肘取穴)刮至太渊(仰掌,腕横纹之桡侧凹陷中)。

拍打背部膀胱经、手上肺经,均从上而下,大肠经从下而上。

(原载 2017 年第 6 期《科学生活》杂志)

二十五、神经性皮炎无踪影

马某,女,38岁,教师。颈部后面患神经性皮炎,呈茶杯口大圆块,于第1胸椎附近。患病五六年,用药外擦内服,均未痊愈,奇痒难忍。自1971年3月3日起,笔者为之治疗6次已好大半,治30余次已痊愈,即使吃鱼虾也不复发。直至今日仍未发作。

治法

1. 针曲池、大椎、足三里、血海等穴;

2. 用梅花针敲打患部,使其轻微出血,特别要破坏边缘处;

3. 再用火罐拔于患部;

4. 洗清患处瘀血,用920药水涂于患处。每日1次,10日为1个疗程。每个疗程间隔5天。

笔者用此法,屡治屡效,且治愈后无踪影,无瘢痕。

（原载于1979年第2期《楚雄科技》）

第三章

药物篇

"用药如用兵。"

——《应用中药应注意的原则》

一、应用中药应注意的原则

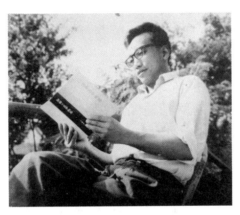

1978—1980 年间,周德医生时任《楚雄药物科技》杂志副主编

　　用药如用兵。用兵有兵法,用药也有药法。法,即法则、原则。若不尊重客观规律,不重视研究一定的对策,不注意掌握必要的原则,那么,无论打仗或用药,都会遭到惨败。

　　我国中药有悠久的历史,是祖国宝贵的遗产,要努力发掘,加以提高。应用中药,也必须注意掌握若干原则,才能充分发挥药物与疾病作斗争中的积极作用,使患者早日恢复健康。否则,医生不可能开好处方,患者也不可能吃好中药,就会减弱中药的疗效,甚至适得其反。那么,这怎能谈得上继承和发扬祖国医药学的遗产呢?因此,这一问题不能等闲视之。

　　下面,笔者就 12 个方面的问题谈谈应用中药应注意的原则,供中医药爱好者参考。

（一）注意中药的四气五味

四气和五味,代表药物的药性和药味的两个方面。

1. **四气** 四气又称四性,即指寒热温凉四种药性。这是人们根据药物作用于人体发生的反应和产生的疗效而归纳出来的。寒凉和温热是相对立的两种药性;寒与凉,热与温,只是程度上的差别,如微寒相当于凉,微热相当于温。此外,还有平性,即性质比较平和的药物,但实际上也有偏寒与偏热的区别,因此仍称"四气"。

一般说来,温热药具有温里、散寒、助阳、通络等作用;寒凉药具有清热、泻火、凉血、解毒等作用。

处方治病,一般应根据"寒者热之,热者寒之"即"疗热以寒药,疗寒以热药"的治则,针对病情适当应用。寒凉药,常用来治疗热性病证;温热药,常用来治疗寒性病证。至于寒热错杂的病证,也可寒、热二药同用。

"**寒者热之**",温法是治疗寒证的主法。外寒侵袭为主的应温散寒邪,常用附子、肉桂、干姜、吴茱萸、紫苏等药,其中附子、肉桂还具有温阳的作用。阳气虚为主的应温阳益气,益气可酌加人参(或党参)、甘草、白术等补气药。参附汤、理中丸、人参合四逆汤是温阳益气的代表方剂。

"**热者寒之**",清热法是治疗热证的主法。清实热常用石膏、知母、黄芩、大黄、黄连等药,白虎汤是代表方剂;清虚热以养阴为主,清热次之,清虚热药常用青蒿、白薇、银柴胡、地骨皮、黄柏、牡丹皮等,青蒿鳖甲汤是代表方剂。

2. **五味** 五味,即辛、甘、酸、苦、咸五种不同的滋味,主要是通过味觉器官来分辨的,也有一些是通过反复实践,参照其疗效来认定的。药味不同,作用也不同。

辛味,即辣味,能发散、行气、润养。常用于表证和气滞血瘀之证。如麻黄发汗,生姜散寒,木香行气,红花活血。某些补药也有辛味,如益智仁等。

甘味,即甜味,能滋补、和中、缓急。适用于各种虚证和某些拘急疼痛之证,以补气益血、缓解拘急疼痛、调和药性等。如人参补气、熟地补血、甘草调和诸药、缓解毒性、缓急止痛等。

酸味,能收敛、固涩、止汗、止泻、止咳、固精缩尿。适用于体虚多汗,脾虚久泻,肺虚久咳,肾虚滑精遗精,尿多尿频等证。如五味子收敛止汗,五倍子涩肠止泻,覆盆子固精缩尿。

苦味,能泻火、燥湿、通泻、降逆。适用于实热便秘,或湿热疮疖、湿泻等证。如大黄泻下通便,杏仁降气,黄连泻火,苍术燥湿,黄柏、知母降火坚阴(泻火存阴)。

咸味,能软坚、散结、泻下、润肠通便。适用于肿疖、痞块、大便坚硬等证。如芒硝泻下以通大便燥结,牡蛎软坚以消瘰疬痰核。

此外,还有淡、涩二味。淡味,能渗湿、利尿。适用于小便不利、水肿之证。如茯苓、通草等渗湿利水。但"淡附于甘",将它和甘味并列,故不另立一味。涩味,能收敛止汗、固精、止泻、止血等。它和酸味作用相近,故酸涩并题,也不另立一味。所以习惯上仍称"五味"。

四气五味是论述药物性能的主要依据。每种药物具有一定的气,又具有一定的味。分析药物,必须将它的气和味的作用综合起来看待。如荆芥、紫苏,性温味辛,温能散寒,辛能发散,故荆芥、紫苏的主要作用是发散风寒以解表。可见,一般气味相同的药味,其主要作用也大致相近。气味不同的药味,其功效也就有所区别。

若干不同药物,如果气同味不同,或味同气不同,则它们的功效必有异同之处。气同味异,如黄连与浮萍,同样是寒性药,都有清热的作用,但黄连味苦,能泻火热于内;浮萍味辛,能疏散风热于外。再如,同是温性药,麻黄辛温发汗,大枣甘温补脾,杏仁苦温降气,乌梅酸温收敛,胎盘咸温助阳。气异味同,如鹿茸与生地,同样味甘,都有补益作用,但鹿茸性温,能温肾以壮阳;生地性寒,能滋肾以养阴,也是同中有异。还有一气而兼数味的,其作用范围也就更广泛了。如当归辛甘温,甘温补血、辛温行血、散寒。总之,药味气味比较复杂,这就要求我们仔细辨识,不仅要掌握四气五味的一般规律,而且要掌握每一药物气味的特殊治疗作用。

(二) 注意中药的升沉浮降

升沉浮降,指药物作用于人体的四种不同的趋向。升,就是上升、升提的意思,能治病势下陷的病证。降,就是下降、降逆的意思,能治病势上逆的病证。浮,就是轻浮、外行发散的意思,能治病位在表的病证。沉,就是重沉、内行泄利的意思,能治病位在里的病证。总之,凡升浮之药,主上升而向外,有升阳、发表、散寒、催吐等作用。凡沉降之药,主下行而向内,有潜阳、降逆、清热、泻下、渗湿、收敛、平喘、止呃等作用。

当人体发生病变时,常可分析出向上(如呕吐、呃逆、喘息)、向下(如泄泻、脱肛、阴挺)、向外(如阳气浮越而发热、汗出)、向里(如腹部胀满、便秘)等病势趋向。因此,在治疗上就需要针对不同的病情选用适当的药物,那就必须考虑药物的升降浮沉作用趋向的这一重要原则。病势上逆者,宜降不宜升,如胃气上逆的呕吐,当用姜半夏降逆止呕,不可用瓜蒂等涌吐药;病势下陷者,宜升不宜降,如久泻脱肛或子宫脱垂,当用黄芪、党参、升麻、柴胡等益气升提,不可用大黄等通便药;病位在表者,宜发表而不宜收敛,因表证须发汗解表,当用紫苏、生姜等升浮药,而不能用糯稻根、浮小麦等收敛止汗药;病位在里在下者,宜沉降而不宜升浮,如肠燥便秘里实证,当用大黄、枳实等沉降药,而不宜用羌活、防风等解表药。再如,肝火上升引起的头痛眩晕目赤,若误用升散药,反而造成肝阳更为亢盛的恶果,故当用石决明、牡蛎、黄连、夏枯草等沉降药物以清热降火、平肝潜阳。

药物的升降浮沉,与药物的四气五味和质地的轻重有关,还和药物的加工、炮制、配伍有关。以气味来说,凡性温热、味辛甘的药物,如桂枝、细辛、升麻、黄芪等多主升浮;凡性寒凉、味苦酸咸的药物,如大黄、芒硝、黄连等多主沉降。以质地来说,凡花、叶、皮、毛及质轻的药物,如款冬花、辛夷、荷叶、桑叶、马勃等,多主升浮;种子、果实、矿石及质重的药物,如苏子、枳实、代赭石、磁石等,多主沉降。但上述情况,也并非绝对的。如诸花皆升,旋覆花独降。胡荽子是种子,苍耳子是果实,理应沉降,但前者辛温,后者甘温,故主升浮。再如,苏子辛温,沉香辛微温,从气味来说,应主升浮,但因质重,故主沉降。此外,由于加工、炮制及配伍不同,也可使升降沉浮有所变化。如酒炒则升,姜炒则散,醋炒则敛,盐炒则下行。又可随配伍而改变,如某种升浮药在大批沉降药中便随之下降;某种沉降药在大批升浮药中也可随之上升。又有少数药物,还可以引导其他药物上升或下降,如桔梗、薄荷能载药上浮,牛膝能引药下行。总之,我们不仅要在临床中掌握一般原则,还要知道影响升降沉浮变化的因素,才能灵活运用,有的放矢。

(三) 注意药物归经

药物归经,是以脏腑经络学说为理论基础。归经,就是指每一种药物对于人体特定的脏腑和经络的病变有着特殊的治疗作用。药物归经不同,治疗作用也会不同。这是从人们长期临床疗效观察中总结出来的。如紫菀、白果能止咳平喘,故归入肺经;蜈蚣、全蝎能息风止痉,青皮、香附能治胁痛,故归入肝经;麝香、菖蒲能苏醒神志,故归入心经……

疾病的性质有寒热虚实之差,用药也有温(治寒证)、清(治热证)、补(治虚证)、泻(治实证)之别。根据"疗热以寒药"的原则,治疗热性病证一般用寒凉药,但还应考虑脏腑经络的区分,如鱼腥草可清肺热,竹叶可清胃热,莲子心可清心火,夏枯草可清肝火。温肺的药,未必能暖脾;清心的药,未必能清肺;补脾的药,未必能补肾。这都是由于药物归经所致。所以我们在临床用药时,首先要根据脏腑、经络所表现的实热或虚热等症状来诊断,找出具体的病变所在的脏腑、经络,然后才能较准确地选用相应的药物进行治疗。

药物归经,一是根据脏腑所主病证归类,属于脏腑"本病",二是根据经络分布部位归类,属于经络"标病"。举例如下:

1. 脏腑在体内,以五脏为主

(1) 款冬花、桔梗、五味子、天冬、麦冬、桑白皮、杏仁、麻黄等属肺经。

(2) 苍术、白术、草豆蔻、吴茱萸、缩砂仁等属脾经。

(3) 柴胡、青皮、龙胆草、桃仁、皂角、当归等属肝经。

(4) 黄连、代赭石、桂心、生地黄、栀子、五味子等属心经。

(5) 知母、黄柏、地骨皮、玄参、牡蛎、山茱萸、益智仁、泽泻等属肾经。

2. 经络分布体外,以阳经为主

(1) 阳明经分布在身体前面,内属肠胃,其药物有升麻、白芷、防风、石膏、葛根、神曲等。

(2) 太阳经分布在身体后面,内属膀胱,其药物有藁本、蔓荆子、羌活、防己、赤茯苓、猪苓、滑石、黄柏等。

(3) 少阳经分布在身体侧面,内属胆和三焦,其药物有川芎、柴胡、青皮、连翘等。

3. 奇经八脉的若干药物

(1) 督脉——附子、苍耳子、细辛、羊脊骨、鹿角霜、鹿茸、藁本、枸杞子、肉桂、黄芪、鹿衔草。

(2) 任脉、冲脉——龟板、巴戟天、香附、川芎、鳖甲、木香、当归、白术、槟榔、苍术、吴茱萸、枸杞子、丹参、甘草。

(3) 带脉——当归、白芍、川断、龙骨、艾叶、升麻。

有些药物可归数经,其治疗范围较大。如杏仁归肺与大肠,既能平喘止咳,又能润肠通便;石膏归肺与胃,既能清肺火,又能清胃火。

宋代名医李东垣曾提出"引经报使药":对太阳经证,以羌活为主,里证用黄柏;阳明经证,以白芷、升麻为主,里证用石膏;少阳经证,以柴胡为主,里证用青皮;太阴经证,以白芍药为主;少阴经证,以知母为主;厥阴经证,以青皮、柴胡为主。

用药时不仅要掌握药物的归经,还要注意四气五味、补泻等药性。如黄芩、干姜、百合、葶苈子均属肺经,可治肺病咳嗽,但黄芩清肺热,干姜温肺脏,百合补肺虚,葶苈子泻肺实(如痰饮停聚)。

关于药物归经,古人曾将它和五味联系起来：酸入肝、苦入心、辛入肺、甘入脾、咸入肾。这种观点,笔者认为只适合于一部分药物,并不完全符合客观实际情况。

总之,药物归经只是中药特性之一,因此要求每个医生全面掌握药物各方面的性能,根据患者脏腑经络病变,抓住主要矛盾,适当照顾兼证,才能正确指导临床用药。

(四) 注意中药的炮制

中药的炮制有两千年的历史。因为中草药大多数是生药,其中有的具有毒性、烈性,不能直接服用;有的易于变质,不能久存;有的还须除去非用药部分,去掉恶劣气味才能入药;还有的经过适当加工炮制后,才能应用于临床。炮制的主要目的有以下几个方面：

1. **减低药物的不良反应**　如生半夏有毒,用甘草、姜或矾制后就减低了毒性;巴豆峻泻猛烈,去油后作用缓和;何首乌生用有泻下的不良反应,经酒蒸后可予以消除;大戟、甘遂用醋煮后可降低其毒性。

2. **增强药物的疗效**　如地榆炒炭后加强其止血作用;马兜铃蜜制后可增强润肺止咳的功效;延胡索经醋制后就加强了止痛作用。

3. **改变药物的性能**　天南星可散风、化痰,用牛或羊胆汁制成胆南星后,便能清热化痰镇惊;生蒲黄能行血破瘀,炒炭后能止血;生地性寒而清热凉血,熟地性温而滋阴补血。

4. **便于切制和煎出有效成分**　一般植物药用水浸润后,便于切片。矿物及介壳类药材,性质坚硬,经煅、淬后易于粉碎,获得有效成分,缩短煎煮时间。

5. **除去杂质及非药用部分,使药物清洁纯净**　炮制的方法是多种多样的,有洗、泡、润、漂、水飞、炒、炙、煅、蒸、煮、煇、淬、煨等。

临床医生不仅要了解生药的作用,而且要知晓炮制后对药效的影响,以便处方选药。例如,生姜散风寒、和中止呕;干姜暖脾胃、回阳救逆;炮姜则温经止血、祛腹部寒邪;煨姜则和中止呕,比生姜而不散,比干姜而不燥。当归用酒洗后可行血活血,炒炭后可止血。生石膏清热泻火,熟石膏敛疮止痒。生薏米偏于利湿,炒薏米偏于健脾。生大黄泻力最大,适于急下存阴;熟大黄则泻力缓和,适于老弱须用大黄者;大黄炭则泻力很小,但能止大便下血。生荆芥辛温散寒解表,炒荆芥止汗,荆芥炭则可治产后血晕及子宫出血。生牡蛎平胆潜阳、软坚散结、消瘰疬;煅牡蛎则敛汗、涩精、止白带。

综上所述,药物的生用与加工炮制后的效能是不同的,医生在开方时,要根据患者实际情况选药应用。

(五) 注意中药的配伍

根据病情需要和药物性能,选择两种及两种以上的药物合在一起应用,称为配伍。单味药通过配伍相互促进,提高疗效,减少或消除某些药物的不良反应。这样既可以对较复杂的病证予以兼顾,又能获得安全、高效。药方中药物配伍是否恰当直接影响治疗效果。

古人归纳的药性"七情",除了单行以外,其他都说明药物配伍需要注意的问题。内容如下:

1. **单行**　就是单用一味药来治病。如用一味马齿苋治疗痢疾,用一味人参(独参汤)大补元气,治疗虚脱。

2. **相须**　两种以上功用类似的药物合用可获得协同作用,提高疗效。如石膏、知母都能清热泻火,配合后作用加强;大黄、芒硝都能泻下通便,合用后更为明显。

3. **相使**　一药为主,他药为辅,辅药可以增强主药的功效。如黄芪、茯苓同用,茯苓可加强黄芪的益气利水作用;石膏清胃火,配牛膝引火下行,能促使胃火牙痛更快地消除。

4. **相畏**　一种药物的毒性、烈性或其他有害作用受到另一种药物的抑制。如用生姜可抑制生半夏的毒性。

5. **相杀**　一种药物能消除另一种药物的毒性反应。如防风能解砒霜毒,绿豆能杀巴豆毒。

6. **相恶**　一种药物可以减弱或破坏另一种药物的疗效。如黄芩能降低或消除生姜的温性，莱菔子能减弱人参的补气功能。

7. **相反** 两种药物合用能产生剧烈的有害作用。如乌头反半夏，甘草反芫花、甘遂。

一般地说，用药"当用相须、相使者良"，即相须、相使是临床上常用而较好的配伍方法，可提高疗效。而"若有毒宜制，可用相畏、相杀者"，即相畏、相杀是临床上应用毒药时的配伍方法。至于相恶、相反，则基本上是用药禁忌，故所谓"勿用相恶、相反者"。

医生在处方时特别要注意药物配伍引起的药性变化是否符合治病的需要。例如，麻黄本为发汗药，若配用适量的生石膏，则可减少它的发汗作用而发挥其宣肺平喘、开肺利水等作用。荆芥为解表药，配防风、苏叶则辛温解表，配薄荷、菊花则辛凉解表。防风可治头痛，如配白芷则偏于治前头痛；配羌活则偏于治后头痛；配川芎、蔓荆子或柴胡则偏于治两侧头痛；配藁本则偏于治巅顶痛。再如黄连配肉桂可治心肾不交的失眠，半夏配秫米（黏高粱）可治胃中不和的失眠。

有人曾对茵陈蒿汤做了动物实验，发现把茵陈、栀子、大黄三味药分开，单独投药时没有明显的利胆作用。只有把三者合用时，才见到胆汁排泄剧增，并且是量与质的排泄同时增多。宋代名医钱乙将四君子汤中加一味陈皮，则纠正了原方胸闷胃满的副作用，定名为"五味异功散"。可见配伍之重要。

众所周知，方剂的组合是在辨证立法的基础上，根据药物的性能和相互关系配伍而成的。说配伍重要，也并非否认某些单味药特殊的疗效，如苦楝根皮驱蛔、小儿腹痛草治疗小儿急性肠胃炎等。

（六）注意中药的禁忌

用药禁忌大致分为证候禁忌、配伍禁忌、妊娠禁忌、饮食禁忌等四个方面。若不识禁忌，则易贻误病情，产生恶果。

1. **证候禁忌** 由于各种中药性味均有差异，故各有一定的适应范围和证候禁忌。例如，麻黄辛温发汗、表散风寒、宣肺平喘，但适用于外感风寒、表实无汗或者肺气不宣的外感喘咳等症；若属表虚多汗或肺虚喘咳,就不宜用之。再如,生大黄性寒味苦,有泻下通便、清除积滞等功效,故必须用于大便燥结之实证,但对于老年体衰、津枯便秘者,就应忌用。一般中药均有证候禁忌,故医生必须熟悉每种药物的性味特点及其临床上的应用。

2. **配伍禁忌**　相反和相恶,均属配伍禁忌,不宜应用。

两种药物配合使用时能产生剧烈的不良反应的,叫做相反。古人"十八反歌"云:

"本草明言十八反,半蒌贝蔹芨攻乌,藻戟遂芫俱战草,诸参辛芍叛藜芦。"

即:乌头——(反)半夏、瓜蒌(包括瓜蒌皮、瓜蒌霜、瓜蒌子、天花粉)、贝母(包括川贝母、浙贝母)、白及、白蔹。

甘草——(反)大戟、芫花、甘遂、海藻。

藜芦——(反)人参、丹参、党参、沙参、玄参、细辛、芍药(分白芍、赤芍)。

两种药物配合使用时能相互减弱或丧失药效,叫做相恶。同样,古人在《珍珠囊补遗药性赋》中载"十九畏歌"云:

"硫黄原是火中精,朴硝一见便相争,
水银莫与砒霜见,狼毒最怕密陀僧,
巴豆性烈最为上,偏与牵牛不顺情,
丁香莫与郁金见,牙硝难合荆三棱,
川乌草乌不顺犀,人参最怕五灵脂,
官桂善能调冷气,若遇石脂便相欺,
大凡修合看顺逆,炮爁炙煿莫相依。"

即:硫黄畏朴硝(炼硝时浮结于上有芒者为芒硝,沉结于下的块状物为朴硝),水银畏砒霜,狼毒畏密陀僧,巴豆畏牵牛(即黑丑、白丑),丁香(公丁香、母丁香)畏郁金(黑郁、黄郁),牙硝(由芒硝加工而成)(芒硝、玄明粉)畏三棱,川乌、草乌畏犀角(分犀角、广角两种),人参畏五灵脂,官桂(肉桂、桂枝)畏石脂(赤石脂、白石脂)。

医生应当用实事求是的科学态度和"一分为二"的观点来看待"十八反歌"和"十九畏歌",供临床用药时参考。例如,大戟、芫花、甘遂反甘草,是中医临床长期以来遵循的用药禁忌。据初步动物实验结果证明,大戟、芫花、甘遂与甘草配伍后,确能使三药对小白鼠的毒性增强,同时也证明其毒性增强的程度与甘草配伍用的剂量有密切关系,即甘草剂量愈大,毒性亦越强;共浸组的毒性较分浸组显著增高。实验结果还表明,三药中芫花毒性较大,甘遂次之,大戟较小。(见 1966 年 1 月《中医杂志》)但是,切不可视"十八反"和"十九畏"为金科玉律,以致于错误地认为它们绝对不可同用。在古今配方中就有一些反畏同用的例子。例如,汉代《金匮要略》上用以治疗痰饮留结的甘遂半夏汤,即甘遂和甘草同用。清代《医宗金鉴》上用以治疗瘿瘤的海藻玉壶汤,海藻即和甘草同用。明代《本草纲目》上也有人参与五灵脂同用的记载,这二药同用可补脾胃、止胃痛,而药效无损。此外,在临床上,甘遂配甘草,还可治腹水,更好地发挥甘遂泻水之功效。总之,"十八反"和"十九畏"有待今后进一步研究。

3. **妊娠禁忌**　对于妊娠期间的妇女,应注意安胎;若用药不当,"轻则动胎,重则堕胎",有损于胎儿,甚至流产,故应特别注意哪些药物属于禁用或慎用的范围。

古人提出的"妊娠禁服歌"云:

> "蚖斑水蛭与虻虫,乌头附子配天雄,
> 野葛水银并巴豆,牛膝薏苡与蜈蚣,
> 三棱芫花代赭麝,大戟蝉蜕黄雌雄,
> 牙硝芒硝牡丹桂,槐花牵牛皂角同,
> 半夏南星与通草,瞿麦干姜桃仁通,
> 硇砂干漆蟹爪甲,地胆茅根与䗪虫。"

这首歌中蚖(yuán 音元),即虺(huǐ 音悔),与蝮蛇同类。斑,指斑蝥。野葛,即水莽草。黄雌雄,即指雌黄、雄黄。地胆,即蚖青。

现分述禁用药与慎用药如下:

（1）禁用药：大多是毒性较强或药性峻烈的药物。如：

峻下逐水药——巴豆、芦荟、番泻叶、芫花、甘遂、大戟、商陆、牵牛子等。

催吐药——瓜蒂、藜芦等。

麻醉药——闹羊花、洋金花等。

破血通经药——干漆、三棱、莪术、阿魏、水蛭、虻虫等。

通窍走窜药——麝香、穿山甲、皂荚、蟾酥、蜈蚣、蛇蜕等。

其他剧毒药——水银、砒石、木鳖子、斑蝥、生川乌、生草乌、生附子、轻粉等。

（2）慎用药：大多是破气破血、攻下滑利或有小毒的药物。如：

泻下药——大黄、芒硝等。

破气药——枳实、槟榔等。

活血祛瘀药——桃仁、红花、王不留行、乳香、没药、蒲黄、益母草、牛膝、五灵脂、苏木、槐实等。

通淋利水药——冬葵子、瞿麦等。

重镇降逆药——赭石、磁石等。

辛热药——附子、肉桂、干姜等。

其他——青礞石、天南星、半夏、犀角、牛黄、常山、贯众等。

上述禁用药，不宜使用。至于慎用药，若可用可不用，则尽量不用；若孕妇身患重病，非用不可，则应根据病情斟酌选用，用量也必须严格控制。

4. **饮食禁忌**　又称"忌口"，即指患者在服药期间，对于某些药物或于病情有碍的食物，应注意避免或节制使用。俗话说："吃药不忌嘴，跑断太医腿。"这说明忌口的重要。

（1）在药性关系方面：即指在服食某些药物后不宜同时服用某些食物或药物，以免减弱药效。例如，服食某些含有铁质的补血药时，不可饮茶（因茶叶含有鞣酸，能与铁质结合而妨碍吸收）等。在《本草纲目》上也有记载，如地黄、何首乌忌萝卜；甘草、黄连、桔梗、乌梅忌猪肉；商陆忌犬肉；薄荷忌鳖肉；鳖甲忌苋菜；常山忌生葱；土茯苓忌茶;服云南白药,忌食蚕豆、鱼虾、酸冷之物;服用附片,忌食生冷瓜果,并忌风寒等。此外,使君子与茶有碍,甘草与鲢鱼有碍。这些禁忌内容,尚有待进一步研究。

（2）在病情关系方面：即指患某些病证不宜吃的食物,若食之则病情加重。例如,水肿不宜吃盐;胃病反酸不宜食醋;麻疹初期忌食油腻酸涩物品;疮疡肿毒忌食羊肉、蟹、虾等腥膻之物;发热忌辛辣油腻之物;腹泻不宜食生冷瓜果;消化不良忌油炸质坚食物;失眠勿饮浓茶;经常头晕目眩、烦躁易怒的患者忌食胡椒、辣椒、大蒜及酒等。

上述禁忌,有必要向患者说明,以使患者配合治疗,提高疗效。

（七）注意中药的用量

用量,就是中药在临床上应用的剂量,通常写于医生的处方上,供药房按量配付。一般包括重量（如两、钱、克）、数量（如只、片）、容量（如汤匙、毫升）等。

中药用量的大小直接影响着药物的疗效。如果该用大剂量来治疗的却用小剂量,则会因药量过小而收效不显著,以致贻误病情;若该用小剂量的反而用了大剂量,则会因药物过量以致克伐人体的正气,从而加重病情。还应指出,一张通过配伍组成的处方,若将其中某些药物的用量变更后,其功效与适应范围也就会有差异。例如,桂枝汤中,桂枝和白芍的用量相等就有和营卫解肌表的作用;桂枝加芍药汤中,白芍的用量比桂枝多一倍就成为治太阳病误下,转属太阴,因而腹满时痛的处方;小建中汤中,白芍比桂枝的用量多一倍,又加饴糖,就成为温健中焦、止腹中痛的良方了。再如,小承气汤和厚朴三物汤,同样由大黄、枳实、厚朴三味药组成。小承气汤以大黄为主药,用量偏大,重在攻下,主治阳明里热结实之证;厚朴三物汤以厚朴为主药,用量较大,重在除满,主治气机阻滞之证。又如,枳术汤与枳术丸,同由枳实与白术二药组成,但是,枳术汤的枳实用量倍于白术,故以消积导滞为主,原治心下痞,有水饮,今有人用以治疗胃下垂。枳术丸的白术用量倍于枳实,故以健脾和中为主,以助化水谷之精微。

为了使用药适量,恰到好处,应注意下列若干因素:

1. **轻重** 对花、毛、皮、叶等质地较轻或容易煎出的药物,用量宜小,对金、石、贝壳、矿物等质地较重或不易煎出的药物,用量宜大。新鲜的药物因含有水分,用量宜加大,干燥的药物应较少些。

2. **药性** 性味淡薄的药物用量宜大;药性峻猛或剧毒药物,用量宜小,并从少量开始,视病情变化逐渐增加。若病势已退,应逐渐减少或立即停服,以防产生不良反应。过于苦寒的药物,多用会伤脾胃,故剂量宜小,且不宜久服。

3. **配伍** 一般说来,主药(即主要药,是处方中针对主病或主证起主要治疗作用的药物)用量较大,辅助药(即处方中协助主药发挥更大作用的药物,或处方中治疗兼证的药物)用量较小。复方用药比单味用药剂量要小。

4. **剂型** 同样的药物,入汤剂用量宜大,入丸、散剂用量宜小。

5. **病情** 轻病、慢性病用量宜小;重病、急性病用量适当增大。

6. **体质** 体质强实之患者,用量可适当大些;体弱之患者,用量宜小些。

7. **年龄** 青壮年患者用量较大,年迈年幼患者用量宜小。

8. **季节** 夏用热药,冬用寒药,用量宜小;夏用寒药,冬用热药,用量宜大。

9. **地区** 在高寒山区与低洼寒湿地带,用温燥药量可稍大;在温热地带,用清凉药物可稍大。同是大黄,因食物的差异,在蒙族聚居区,一般用量可稍大;在汉族居住区用量宜小。

10. **贵廉** 一般对价廉易得之药物,控制剂量幅度可视病情需要放宽些。但对那些价格昂贵而又有良效之药物,如犀角(现用水牛角代)、羚羊角(现用山羊角代)、麝香、牛黄、猴枣、鹿茸、珍珠、人参、阿胶等,应严格控制其用量,把药用在急需之处。

现在临床处方用量大致如下:

(1) 一般药物:干燥的 3~9 克(如麻黄、荆芥、知母),新鲜的药

食经药秘典
——周德科普文集

物 30～60 克(如鲜茅根、鲜生地)。

(2) 质地较轻的药物：0.9～1.5 克(如灯心草)，或 3～5 克(如薄荷叶)。

(3) 质地较重的药物：9～15 克(如熟地、何首乌)，或 30～60 克(如石膏、龙骨、牡蛎)。

(4) 有毒药物：毒性较小的用 0.15～0.3 克(如雄黄)，毒性较大的用 0.003～0.006 克(如砒霜)。

(5) 其他用量：1 支(如芦根)、1 条(如蜈蚣、壁虎)、3～5 只(如葱白、南瓜蒂)、3～5 片(如生姜)、1 角(即 1/4 张,如荷叶)、1 扎(如灯心草)、5 枚(如大枣)、数滴(如生姜汁)、10～20 毫升(如竹沥)等。

总之,要使用药准确、适量,必须根据具体情况作具体分析,而不能千方一律。

(八) 注意中药方剂的剂型与服法

根据中医治疗八法(即汗、吐、下、和、温、清、消、补),中药方剂作用的归类主要分为：解表剂、涌吐剂、泻下剂、和解剂、温热剂、寒凉剂、消导剂、补益剂。但八法尚难概括全部作用,故另列理气剂、理血剂、祛风剂、化湿剂、开窍剂、固涩剂、截疟剂、驱虫剂等。

为了防治疾病的需要,必须将中草药制成一定的剂型。选择适当的剂型,关系到疗效的好坏,不能等闲视之。常见剂型有以下几种：

1. **汤剂**　将药物加水煎煮成汤液(有时加酒少许),去渣取汁而成的制剂。此外还有煎剂,是将汤剂进一步加热浓缩即成。冲剂,即直接用沸水冲泡药物,闷透去渣便成。这些均属汤剂范畴。汤剂的特点何在呢？由于中草药多属原植物,水煎可使有效成分溶解于水,故服用后吸收快,作用较强,易于发挥疗效;且便于针对患者复杂多变的病情,在考虑主证时适当照顾兼证,便于医生灵活开写处方,所以它在各种剂型中为最常用的一种。此剂多用于新病、急病,也可用于慢性病,在临床应用上最为广泛。其缺点为：煎煮不便,尤以幼儿服用不便。

2. 丸剂　将药物碾碎、研细,或以水泛,或以蜜和,或以粉糊,制成圆形粒状的叫做丸剂。常用的有蜜丸、水丸两种。"丸者,缓也"。丸剂所含生药的剂量较小且吸收较慢,药效持久,服用方便,故多用于久服缓治的慢性病患者。但也有些峻烈药品,为使其缓慢溶解吸收而采用丸剂,如十枣丸、抵当丸等。还有芳香药品,如麝香、冰片等不宜煎服,且多在急病时应用,也可制成丸剂备用,如开窍剂苏合香丸等。一般不耐高热、难溶于水或毒性较烈的药物,均可制成丸药服用。用作治虚证的滋补药也多作丸药服用。丸剂的缺点何在呢? 因其药物有效成分未经提炼,连渣制成,服用少量效力不高(开窍剂除外),服用多量影响消化,常因不易吸收而减低疗效;同时,可因保藏不好、陈久过时而发霉变质,甚至失效,若发现这一情况,可另制新鲜丸药。

3. 散剂　将药物研细并均匀混合成干燥粉末。散剂分内服与外用两种。内服散剂(如气痛散)可用开水送服或调服,或入汤剂包煎,其作用与汤剂相似。外用散剂是将药物研成极细粉末,撒布或调敷患处,多用于外科、伤科、眼科、耳鼻喉科等各种疾患。对一些不宜加热、不溶于水的药材均可制成散剂应用。散剂的特点是:携带方便、节约药材,但遇潮易于变质。此外,颗粒散、冲剂(又叫甘粉剂)均是散剂的发展。

4. 膏剂　将药物煎煮取汁,浓缩成半固体。膏剂分内服与外用两种。内服膏剂,把药物浓煎,去渣后再文火浓缩,加冰糖或蜂蜜等制成稠厚的粘膏,用时可以开水冲服。其优点是:药物有效成分能充分利用,且经过浓缩和矫味,服用较方便。多用作滋补剂,调治慢性病或身体虚弱的患者。但不宜过久贮存,故多在冬季服用。外用膏剂,包括膏药与油膏两种。膏药常用来外贴,治疗跌打损伤和风湿病。油膏又称药膏,常用来外擦,治疗皮肤疮疡、肿疖。

5. 丹剂　用含汞、硫黄等矿物加热升华或溶化提炼而制成的丸或散,叫做丹剂,如升丹、黑锡丹、红灵丹等。由于应用习惯,为突出药物疗效,把某些散剂(如紫雪丹)、丸剂(如至宝丹、五粒回春丹)、锭剂(如玉枢丹)等也称为丹剂。至于神犀丹、甘露消毒丹等,也是为了表示药效灵验而称丹的。丹剂,可内服或外用。

6. **酒剂**　将药物切碎或碾成粗末,加入白酒或黄酒浸泡,容器密封,浸泡一月备用。一些滋补药、祛风湿药、疏筋活络药多作酒剂用。用时须搅拌或振荡。可分内服或外擦两种。

7. **糖浆剂**　将药料煎煮去渣取汁,再煎成浓缩液。另取清水加蔗糖溶化煮开,趁热用脱脂棉过滤,取得单糖浆(含糖70%~80%即可),将单糖浆与浓缩液按1:1配合即可。浓缩液中不加糖浆而加入适量防腐剂,如苯加酸、尼泊金乙酯等,就可长期保存备用。特别适合于惧服中草药者和儿童。

8. **片剂**　服用较为方便,也应注意防潮保存。这是中药中值得推广与重视的一种剂型。

9. **注射液**　将中草药制成针剂。如银翘注射液或复方柴胡注射液用以退烧,丹参注射液用以治疗冠心病,川乌红花注射液、灯盏细辛注射液用以治疗风湿痹痛,雪上一枝蒿注射液治疗坐骨神经痛,均有良好效果。多用于肌肉注射或穴位注射。

在上述九种剂型中,以汤剂应用范围最广,最为常见。汤药的煎服方法,直接关系到药物的功效,故值得引起人们的重视和注意。汉代名医张仲景的《伤寒论》载有桂枝汤的煎服方法:"……取药1剂用水7杯,微火煎取3杯,除去药渣,温服1杯,约过半小时,再喝热稀粥1杯,以助药力,盖上被约睡卧2小时,令遍身潮润出微汗为最好,不可令大汗淋漓,如大汗,病必不除。若服1杯即愈,就停服其余两杯,若未出微汗,可缩短服药间隔的时间,依前法再服1杯,约在半天内连服3杯。若病情较重,则可不分昼夜,连续服用。若服1剂未解,可再煎服1剂。遇汗难出者,可连服二三剂。"可见古人在煎服中药方面,已积累了不少经验。下面分别就煎药与服药的方法,谈谈注意事项。

(1) 煎药法

① 用水:以清净而无杂质的河水、井水以及自来水为宜。在煎

煮之前,先用冷水将药物浸泡半小时以上,使药物内外湿润以便有效成分易于煎出(急病时例外)。用水量根据采用药物的体积而定。一般头煎约2碗(约1 000毫升),第二次减半。但也要看药物多少、药物体积大小(如夏枯草、菊花等体积较大,用水宜多)、药物吸水情况(如茯苓、淮山药等易吸水,用水也较多)酌量增减。

② 煎具:煎药器具最好用砂罐,因其不易产生化学变化而使药物变质。

③ 火候:根据药物性味而定。如芳香发散药或容易挥发的花叶类药物,一般须武火急煎,煮沸3~5分钟即停火,再焖10分钟左右,即可服用。若全方只有一二味属于这类的药,可后下或冲服,以免失去药效。解表药也宜急火,煎的时间不宜太长(约15分钟)。至于油腻质重、不易出汁的根或根茎一类药物和补益药,宜文火久煎(30~40分钟),否则没有煮透会浪费药材。对于一些矿石、甲壳类药物,如石膏、珍珠母、鳖甲、生牡蛎等,最好敲碎,先煎15~20分钟,然后再加其他药物同煎,处方时注明"先煎"或"先入"。反之,那些含挥发油的芳香药物,如砂仁、豆蔻、薄荷等久煎易失药效,钩藤、大黄等药物受热后成分也易受到破坏,故在处方时要注明"后下"或"后入"。某些有毒的药物,如附片、乌头、草乌等,要先煎数小时,再入他药,以防中毒。

④ 包煎:某些粉末状或小粒的种子类药物,应该用纱布做成小口袋包起来煎煮,以免烧焦或使药汁混浊,还可防止产生一些不良反应。如车前子、苏子、葶苈子以及有纤毛的药物如旋覆花、枇杷叶等能刺激咽喉,引起咳嗽,应包煎。若不包煎,在服用前也应将药汁过滤。

⑤ 另煎或另烊:某些贵重药物应"另煎",煎好后再入其他药汁服用,特别是贵重而又难以煎出的药物,如人参、犀角(现用水牛角代)、羚羊角(现用山羊角代)等。胶粘的药物,如饴糖、蜂蜜、阿胶等,须"另烊",再溶化于煎好的药汁中饮服。有些药物不必煎煮或烊化,如芒硝等,只须将它冲入药汁溶化后即可服用。新鲜的中草药,必要时可榨汁冲服。体积大的药物如丝瓜络、功劳叶、青橘叶等可先煎汤去渣,再以此汤代水煎煨其他药;泥沙多的药物如灶心土也可先煎

汤,再滤清代水。

⑥ 先碎:果仁类药物,如酸枣仁、柏子仁、杏仁、桃仁、薏苡仁等,宜先打碎后再煎。

(2) 服药法

① 剂量:一般每天 1 剂,煎 2 次,每次煎成药汁 250~300 毫升,可分头煎、二煎,也可将各次煎的药汁混合后分服。但对于重病、急病,特别是重症外感热病,可考虑一天服 2~3 剂,每剂头二煎混合,分 2 次服下(隔 3~4 小时)。对于慢性疾病,也可一剂分 2 天服用,或隔日 1 剂。有些补药可以一日煎 3 次。

② 时间:一般每天服药 2 次,上午 1 次,下午 1 次,或上午 1 次,临睡前 1 次,在饭后 2~3 小时饮服为宜。治上焦病的药,宜饭后服;治中焦病的药,宜在两顿饭之间服;治下焦病的药,宜饭前服。治急性病的药,以快速为主,不必拘泥规定的时间。驱虫药和泻下药多在空腹时服用。镇静安神药,则宜在睡前服。治疟药宜于在发作前 2 小时服用。调补用的丸剂、膏剂,常在早晨空腹和临睡时吞服。

③ 温度:汤剂一般在药汁温而不凉时饮服。辛温解表的祛寒药宜热服,解毒药、清热药则宜冷服。止吐药宜少量多次频频冷服之,以免吐出(儿童服药也可分多次服)。真热假寒之证,用寒性药物宜于温服;真寒假热之证,用温热药宜于冷服,否则,寒与寒相拒,热与热相拒,不能服下。

④ 急救:对神志昏迷、牙关紧闭的患者,应先用通关散嗅鼻,或用乌梅擦牙,使口张开,然后再行灌服。近代有鼻饲法,可以克服不能口服之困难。

⑤ 送服:丸散剂内服,一般用温开水吞服。如为了达到升提宣通、行气活血和散瘀的目的,可用酒送服。如为了达到下行的目的,可用淡盐水送服。

综上所述,只要医生针对具体病情,选用适当的剂型,采取恰当的煎服方法,就会收到事半功倍、战胜疾病、保障健康的良效。

(原载于 1978 年第 4、5 期《楚雄药物科技》杂志)

二、对孩子用药要慎重

有些父母一发现孩子有病就忙着给药,巴不得孩子一服药就好,殊不知往往适得其反。西药有不良反应,一般都知道这一点,但认为中药没有不良反应,其实不然。下面举几个常见的例子,请家长们重视。

(一) 六神丸

有些家长想方设法搞几支六神丸,认为多服用可以不生痱子和疮疖,但不知道六神丸中含有蟾蜍等毒性药物。若用量过多,会产生恶心呕吐、心动过缓,甚至发生心房同心室之间的传导阻滞,继而发生惊厥、循环衰竭,乃至死亡。

(二) 肥儿丸与肥儿散

肥儿丸以消导化虫为主,兼具消积通便的作用,一般服用时间不能超过三个月。可是有的家长竟顾名思义,将它作为补品长期服用,如用于治疗小儿先天不足和后天失调所致的面黄肌瘦,结果竟伤脾胃,破气耗血,反而使病情加重。肥儿散具有健脾、和胃、止泻的作用。两者一攻一补,千万不能搞错。

小儿腹泻,不宜首选服止泻药,因腹泻虽暂时减轻,但肠道对毒素的吸收却反而增加,全身中毒症状加重。

(三) 珍珠散

有人用珍珠散撒在乳头上,认为婴儿吸吮会体质健壮,减少疾病。其实这种药含有汞金属等,会严重损害脏器功能。

　　以上一些例子,希望引起家长的重视,要对症下药,对那些可用可不用的药,尽量少用或不用。慎重用药是为小儿健康着想。孩子病重必须去医院,千万不能乱用药。

（原载于 1982 年第 1 期《为了孩子》杂志）

三、怎样鉴别人参、天麻、阿胶

（科教片）

"雷允上"中药店牌子拉出（音乐起）。

移摇药店各柜台,顾客进出药店。柜台前顾客在买药。

一中年妇女急匆匆进店,走近柜台,从袋中取出药材,问道:"师傅,这包人参,还有天麻、阿胶,请您看看是不是真的?"

王师傅接过,看货,反问道:"您是从哪儿买来的?"

"从外地出差带回来的。邻居说不像真货,请您给鉴别一下。"

王师傅仔细地看着,摇摇头:"这些药全是假的。"

"什么,全是假的? 您看,我身体不太好,头晕目眩,四肢无力,想买点补药冬天补补身体,没想到花了这么多钱,买来的全是假药! 上当,上当!"女同志既惊又急。

王师傅同情地说:"你们不懂药物知识,最好不要到市场乱买药,否则花钱受骗,还要影响健康。"

女同志疑惑不解地问:"师傅,那怎么知道这些药物的真假呢?"

"好,您等一会儿,我去请我们店的老药师来给您介绍一下。"

"谢谢!"

从各种样品中拉出碟片名:"怎样鉴别人参、天麻、阿胶"。

王师傅介绍道:"这是李药师。"

李药师说:"人参是一种贵重药材,能大补元气,主要用于治疗虚脱、心衰、心慌、气短、气急、盗汗、发冷、久病体虚、神经衰弱等。"

出示山参:"野生的为野山人参,吉林省为主要产地"。

出示园参:"栽培的为园参。"

李药师指着各类人参说："山参和园参统称为人参，有红参、白参、糖参、生晒参等各种规格，但都是用同一种植物的根加工的。山参与园参也有区别，用行话总结山参特点为十三个字'雁脖芦、枣核芋、珍珠疙瘩体螺纹'。"

出示伪品，各样品分别写着——商陆、野豇豆、沙参、桔梗、土人参、华山参、土大黄根等。

"这些是冒充人参的伪品——商陆、野豇豆、沙参、桔梗、土人参、华山参、土大黄根等。您说，这些和正品像吗？"

女同志左顾右盼，点点头道："是有点差别。"

李药师指着商陆说："您买的就是商陆。"

"那怎么识别呢？"女同志好奇地问。

李药师出示人参全株图："人参是五茄科植物。这是叶子，这是人参的药用部分——干燥根，形状好像人体，所以取名人参。"

李药师指着人参的根茎说："人参的根茎呈盘节状，叫做'芦头'。上面一节一节的凹陷叫做'芦碗'。芦碗是茎枯萎后留下的痕迹，一年一个节。芦碗越多，年份越大，药效越强。这是人参的主要特点。"

女同志若有所悟地说："啊，人参是多年生植物，芦碗就是标志。"

李药师指着人参的主根和侧根道："人参有一个主根，两个或者多个侧根。主根外表有横纹。"他又指着须根说："这些是须根，又叫珍珠须，须根上有小米粒状的小疙瘩，叫做'珍珠点'。这是人参的又一特点。"

女同志颇有兴趣地听完后说："真的，这些伪品都没有人参那样的珍珠须。"

"芦头呢？"

"粗看一下，野豇豆、桔梗、华山参有点像，细看不像。不过，我买的倒挺像。"

李药师从女同志的塑料袋里拿出商陆说："看来，芦头、芦碗统统有。但是，请您将芦头稍微用力扳扳看。"

女同志用手一扳，芦头脱落。她愤愤地说："原来是伪装上去的！"

"应该说是谋财害命。"李药师严肃地说,"像土大黄、商陆、华山参都是中草药,各有各的特点和功效。使用得当,可以治某些病证;使用不当,大量服用,就会中毒吐泻,头昏目眩,使中枢神经麻痹,甚至导致死亡!"

"幸好我还没有吃它呢!"女同志感叹道。

李药师站起来说:"请您再到里面看看真假天麻。"

展示天麻全株图。

"这叫天麻,俗名叫'定风草'。主要产于云南、贵州、四川。"李药师又指着天麻块根茎道:"药用部分为天麻的地下块茎,形状扁而弯曲,是长椭圆形。"

特写:鹦鹉嘴。"天麻顶端有残留的茎基,或红棕色干枯的芽,习惯上称'鹦哥嘴',末端有圆脐形疤痕。"显示其黄白色、淡棕色。

"它的表面是白色或浅黄棕色,有纵皱纹,还有点状环纹。天麻质地坚硬,不易折断,断面较平坦。"李药师喝口茶道:"天麻可以治疗头昏目眩、肢体麻木、小儿惊风、癫痫、耳源性眩晕等。"

李药师又指着伪品的全株和药用部分说:"这些都是冒牌货——马铃薯、芋头、紫茉莉根(又叫胭脂花根)、大理菊、芭蕉芋。"

"看全株,还可以,"女同志仔细看后摇摇头,"看药用部分,分不出来。"

李药师将芭蕉芋和天麻交给女同志:"你看,天麻和芭蕉芋有什么不同?"

"芭蕉芋的鹦哥嘴不明显,底部疤痕也不够自然。"

"对,再嚼嚼看。"

"天麻略有甜味,芭蕉芋却有涩味。"女同志嚼后说。

王师傅拿着紫茉莉根说:"这是紫茉莉根,它味淡,有些刺喉咙。"一会儿,他又拿起大理菊根说:"这是大理菊根,颜色是棕色的,形状像纺锤,味淡,嚼嚼粘牙齿。"

"它们的共同点是没有点状环纹。"李师傅告诫道,"有些伪品,像茉莉花根,还有毒,假使服用过量,会恶心呕吐,使中枢神经麻痹。"

"唉，真没想到会上当受骗。"女同志后悔地说。

王师傅取出袋中包装精致的假阿胶说："你看，假阿胶还有伪造的商标、发票、私刻的公章呢!"

李药师拿着真阿胶说："不怕不识货，就怕货比货。你看真阿胶呈棕色半透明。"

王师傅接着说："假阿胶质地坚韧，色泽晦暗。"

李药师用手作切削状说："真阿胶切削平坦、整齐，假阿胶切削高低不平。"

王师傅说："假阿胶质地浑浊，甚至还夹有气泡。"

李药师说："真阿胶是驴皮去毛后熬制而成的胶块，故又叫'驴皮胶'。"

王师傅说："假阿胶是狗皮、猫皮等去毛后和骨胶甚至树胶熬制成的胶块。"

李师傅道："真阿胶补血止血、滋阴润肺，常用于治疗血虚出血，如吐血、便血，妇女经血不调(如崩漏)、肺燥咳嗽、惊厥抽搐等。"

王师傅指着假阿胶说："假阿胶服后，使人恶心呕吐、肠胃痉挛、腹痛腹泻，甚至休克。"

"有没有识别阿胶的简单方法?"女同志问。

"有。那就是应用目视、耳闻、舌舔、鼻嗅、手摸等感官鉴别法。"李药师将假阿胶沾水，在研钵中边磨边说，"假阿胶沾水，磨几下，您闻闻看。""嗯，真臭!"女同志摇头说。

李药师将真阿胶沾水，磨几下，递给女同志，说："再闻闻这个。"

"嗯，不臭。"女同志点点头。

"您再尝尝这两种阿胶的滋味。"李药师又说。

女同志尝后说："一个甜味，一个焦皮味。哦，我懂了! 臭的，有焦皮味的，是假货;甜而不臭的，是真货!"

"对!"李药师和王师傅同时含笑点头说。

"嗯，药品最好到国家药店去买，不要随便到马路摊贩那里去买。"李药师说。

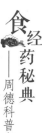

"我花了几百元钱,买个教训,以后再不乱买药了!"女同志若有所思地说。

"药,用得好,治病;用不好,送命!"李药师说,"我们一定要规范遵守《药品管理法》!"

"嗯。"女同志点头称是。

李药师又说:"当然,专业检验部门还另有一些比感官鉴别法更科学的方法,这里就不一一介绍了。"

"师傅,李药师,谢谢你们!"女同志将假货统统倒在畚箕内,"你们不仅服务态度好,还不怕麻烦,热情地向顾客普及药品知识,真是名牌老药店的好传统!"

"别客气,有事尽管上门来找我们。"

"好,再见!"女同志挥手告别。

"再见!"王师傅和李药师挥手致意。

(原载于 1989 年第 1 期《上海卫生影视》)

四、奇怪的石头

少年朋友,你知道吗?中药里的牛黄、狗宝……是什么东西?它们能治什么病?如果你不明白,就请到这个兽医诊所参观一下。

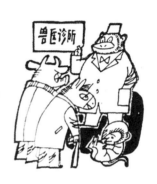

1. 一天,牛博士、马爷爷、狗大叔来到兽医诊所,对猩猩大夫说:"我们常常肚子疼。"调皮的猴小弟也捧着肚皮在地上翻滚着说:"我也疼。"

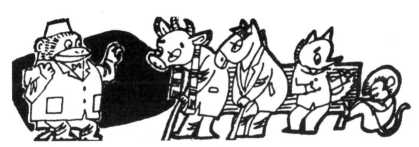

2. 猩猩大夫经过诊断,告诉他们:"你们都得了'结石症',就是奇怪的石头在肚皮里捣乱,要动手术取出来。"

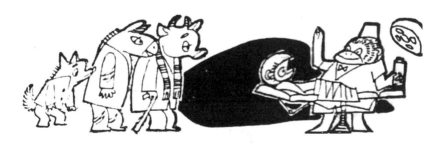

3. 从猴小弟的胆中取出的结石,形状如枣,叫做"猴枣"。猩猩大夫将它磨成粉,制成猴枣散。

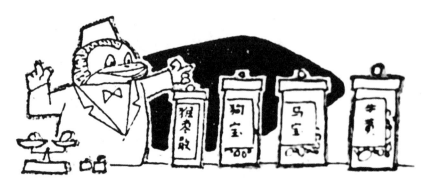

4. 这是从狗大叔的胃、胆、肠和膀胱里取出的圆形结石称为"狗宝"。猩猩大夫把它们装入药瓶。

"马宝"是从马爷爷胃肠道中取出的结石。猩猩大夫也把它装入药瓶。

从牛博士的胆囊和胆管中取出的结石,大的如鸡蛋,小的像黄豆,叫做"牛黄"。猩猩大夫用它做成牛黄解毒丸等中药。

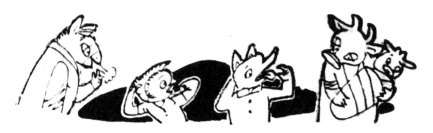

5. 动了手术,取出石头,大家的肚子不疼了。可是,马爷爷又说它咳嗽、痰多;猴小弟说自己常打呃、反胃;狗大叔说自己咽喉肿痛;牛博士说他新添的小孙子现在突然手足抽筋。

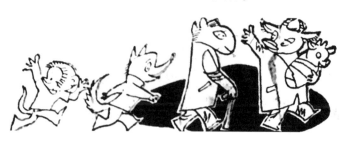

食经药秘典
——周德科普文集

6. 猩猩大夫给他们一一看了病,然后将"马宝"给小牛犊吃,将"猴枣散"给马爷爷吃,将"狗宝"给猴小弟吃,将牛黄解毒丸给狗大叔吃。后来,大家的疾病都痊愈了。

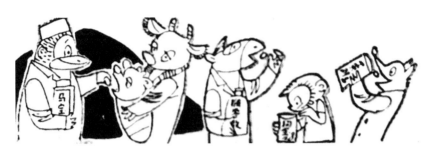

7. 牛博士笑着说:"一块石头在自己身上会捣乱,把它取出来,却能给别人治病,真是奇怪的石头呀!"

（原载于 1983 年第 2 期《少年科学画报》杂志)

注:《奇怪的石头》由周德、汪家俊编写文字,由我国著名画家缪印堂先生插画。

五、补药并非人人可服

人参、天麻、阿胶,是否人人可服?《医学源流论》曰:"虽甘草、人参,误用则害,皆毒药之类也"。

人参,补气药,能大补元气、补脾益肺、生津安神。对休克患者和气虚体弱的慢性患者,效果常很明显。但若乱用,则会出问题。例如,口舌生疮、鼻衄、胃脘胀闷、厌食、便秘、咽喉肿痛、脱发等实证、热证而属正气不虚者忌服人参。如,阴虚火旺而致的骨蒸劳热、吐血、鼻出血;肺部实热或痰涎壅滞引起的咳嗽;肝阳上亢导致的眩晕;正在发作的胆囊炎、胆结石等一切火郁内实的病证。若服用人参,有"闭门留寇""抱薪救火"之弊,反加重病情。刚吃过萝卜或饮过茶的人,不宜服人参,以免影响药力。

天麻,平肝息风药,有平肝息风、通络止痛和祛除风湿的功用。常用于治疗肝阳上亢、风痰引发的眩晕、头痛、小儿惊风、痉挛抽搐、风湿痹痛等。若肝火旺而兼血虚者,可加当归、白芍、枸杞子、钩藤、石决明等药。有人误把天麻当补药,凡眩晕皆服是不对的。因其药性偏温燥,故对于那些阴虚患者,有舌质红绛、苔剥离、气虚血少、津液亏损导致的眩晕者,应忌用。

阿胶,养血药,能补血止血、滋阴润肺。对便血、崩漏、血虚眩晕、心悸、虚烦不眠、内风欲动、阴虚咳嗽、肺燥咯血等证是一味良药。但它药性滋腻,脾胃消化功能差、呕吐泄泻以及体内有瘀血者,都不宜服用。感冒发热时,暂停服用。

总之,要合理用药,才能达到强身治病之目的。

(原载于 1985 年 12 月 1 日《新民晚报》)

六、天麻巧斗蜜环菌

有一种高等植物，其貌不扬，一无根，二无绿叶。既不能从土壤中吸取水分和营养物质，又不能将太阳能转变为化学能来制造自己需要的养料。笔者说的就是天麻。有句谚语："天麻是天生之麻，神仙播种，土地爷发芽。"

近年来，我国的野生天麻已十分稀少，而它是一味名贵的中药。早在两千多年前，就发现有平肝息风、祛风定惊、除湿止痛之功，主治眩晕头痛、口眼歪斜、肢体麻木、小儿惊厥等。故野生天麻锐减引起了我国医药工作者的重视，经过不懈的努力，终于揭开了天麻生长之谜。

在漫长生物进化的长河中，天麻练就了一套特殊的本领，专吃来犯之敌——蜜环菌，过着寄生生活。天麻的地下部分有马铃薯样的块茎，而露出地面的是红茎、红叶、红花、红果，一身红彤彤的，别致极了，故有"赤箭"的美称。其中最奇特的要数那花生米大小的果实，里面藏着2万至千万颗种子，每颗不到一粒芝麻的三千分之一。种皮两端延伸成"翅"，当果实成熟开裂后，成千上万颗种子犹如小鸟，展开双翅随风翱翔，飘落到潮湿的枯枝落叶层中，吸足水分，在胚的下部分泌出一种微妙的物质，刺激周围的蜜环菌。

蜜环菌是热带与温带森林中危害林木的一种真菌，它几乎无坚不摧，一旦靠近天麻种子的表面，就迅速穿破种皮，向胚芽进发；同时利用掠夺的养料，长出大量白色幼嫩的菌丝，成为入侵的主力军。这时，天麻的种子在菌丝的作用下，发芽长成一个个米粒大的天麻块茎——麻米，因其代谢作用十分强烈，蜜环菌无法靠近它们。可是在越冬后,麻米也成为袭击的对象。菌丝如果钻入麻米的表皮与皮层,便贪婪地吞噬着表层细胞。谁知,正当蜜环菌得意忘形地进入麻米消化层时就坠入了无法自拔的陷阱。原来消化层细胞能分泌溶菌酶,促使蜜环菌的菌丝体崩溃瓦解,释放出大量维生素与生长素等物质。随着菌丝的不断入侵和被消化,使天麻块茎不断地获得营养,得以茁壮成长。

呵!这聪明的天麻,它那忍痛牺牲的皮层细胞,实际上是诱敌深入的"钓饵",而天麻的消化细胞又最终吃掉真菌,使其由土壤或其他树木中吸取的养料统统拱手献给了天麻块茎。人们利用天麻的种子或块茎与真菌建立的共生关系,从而使人工栽培天麻获得成功,荣获了国家发明奖。

(原载于 1986 年 8 月 10 日《长沙晚报〈星期天〉专刊》)

七、比吗啡强 200 倍的奇药

——蛙类的药用价值

蛙类的药用在我国已有几千年的历史,而且应用广泛,众所周知的六神丸即以蟾酥为其组方之一。蟾酥来源于蛙类,是中华大蟾蜍和黑眶蟾蜍(又叫癞蛤蟆)的耳后腺及皮肤腺所分泌的白色浆液经加工干燥而成。它能解毒消肿、止痛杀虫、辟秽治疮。蟾酥甘辛温、有毒。据报道,华蟾蜍精及华蟾蜍毒素的强心作用皆与洋地黄类配糖体相似,有兴奋心肌及兴奋迷走神经两种作用。

蛙的种类甚多,有青蛙、泥蛙、金钱蛙、树蛙、林蛙等,统称蛤蟆。我国吉林、黑龙江所产的林蛙除去内脏的叫哈士蟆,有养肺滋肾作用。雌性林蛙的干燥输卵管叫蛤士蟆油,俗称田鸡油,性平味甘,其成分大部分为蛋白质,脂肪仅占 4% 左右,糖类约 10%,其他尚有少量磷、硫等,并含维生素 A、D,是一种良好的滋补强壮剂。中医用以治疗神经衰弱、产后病后虚弱、慢性胃炎、胃下垂、面黄肌瘦等,疗效较佳。

近几年来,西方科学家们才意识到蛙类的潜在价值。

澳大利亚动物学家迈克尔·泰勒和阿德莱德大学的生物学家、动物学家和生物化学家就在一种普通绿色树蛙上发现了新的肽等物质,这些化合物可当抗生素使用。其中一种物质能抑制金黄色葡萄球菌控制败血症等严重感染性疾病。日本研究人员最近把从澳大利亚树蛙身上提取的蛙皮素注射到慢性精神分裂症患者身上,1 个月后,患者症状消失。德国科学家还应用蛙皮素治疗肠肌无张力症。美国费城马盖宁制药公司从非洲爪蛙皮肤上提取一种肽,结果发现它有抗微生物作用。马里兰州国家保健研究所研究人员约翰·戴利在南美蛙身上发现一种生物碱,其止痛效力为吗啡的 200 倍,但该生物碱不属麻醉剂,不会上瘾。此外,澳大利亚沙漠的一种穴居蛙会产生一种天然胶黏液,能取代手术后缝合伤口用的线。此液无毒性,且粘合力特强,只有用特殊溶剂才能将它除去。

但是必须指出,并非蛙类所有提取物皆有益于健康的,即使有益于健康的蟾酥等也不能过量使用。所以,必须在医生指导下慎重使用。

我们深信,随着对蛙类药用的研究,从青蛙身上特别是其分泌物中提取的药物,将走进中西药房,造福于人类。

(原载于 1994 年第 4 期《康复》杂志)

八、中成药奇葩
——云南白药

云南白药是采用各种珍稀中草药材,经科学配置而成的复方制剂。云南白药历史悠久,疗效显著,享誉全球。白药的"白"谐音"百",意为近百种药材,它用途广泛,能止血愈伤、活血散瘀、消炎消肿、排脓去毒。

云南白药用途颇为广泛,可内服可外敷,剂型分粉末和胶囊两种。粉末型成人一次口服 0.5~1 克,一日 3~4 次;胶囊型成人一次口服 1~2 粒,一日 3~4 次。2~5 岁的儿童服用剂量为成人剂量的 1/4,5~12 岁的儿童服用剂量为成人剂量的 1/2。若遇跌打损伤重症可先服 1 粒红色保险子。

1. **刀伤、枪伤、创伤出血及跌打损伤**　出血者用温水送服,未流血及瘀血痈肿者用酒送服。

2. **痛经、闭经、白带、产后瘀血**　用酒送服。若月经过多、崩漏,用温水送服。

3. **红肿毒疮**　毒疮初期,先服用 1 粒胶囊,另取药粉用酒调匀,敷患处;若已化脓,只需内服。

4. **咽喉肿痛**　将 0.3 克的药粉吹喷于咽喉红肿糜烂处,一日3 次。

5. 云南白药还可治疗慢性胃炎、胃和十二指肠溃疡。

近几年,在临床实践中又发现了云南白药的许多新用途。

6. **支气管咯血**　每次口服 0.5 克。一日 3 次,与润肺止咳中药、止血敏、6 -氨基己酸、垂体后叶素合用则效果更佳。

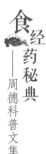
7. **复发型口腔溃疡** 将云南白药涂于溃疡处,一日 3 次,3 日即愈。

8. **黄水疮** 先将患处洗净擦干,将药粉涂于患处,一日 2 次,3 日即愈。

9. **冻疮** 未破者可用黄酒将药粉调成糊状,外敷患处;已破者用药粉撒于破溃处,2~6 日可愈。

10. **肋软骨炎** 取药粉 1~2 克,用 75%酒精或 60 度白酒调成糊状,临睡前先用温水洗患处,再涂上药糊,以纱布覆盖,用塑料薄膜及胶布固定,每日 1 次,7 日为 1 个疗程。

11. **乙状结肠和直肠出血** 可按 0.5 克/千克体重,将药粉溶于 20~30 毫升水中进行保留灌肠,每日或隔日 1 次,7 次为 1 个疗程。

12. 医疗临床应用还证明,云南白药能治疗多种内脏出血、瘀血证,以及慢性附件炎、子宫炎等。日本医学专家认为,云南白药有抗癌和抑制肿瘤增殖扩散而使肿瘤缩小的作用,将其应用于各种癌症治疗,效果显著。

云南白药之妙用与日俱增,不愧是中成药园地中的一枝奇葩。

(原载于 1995 年第 2 期《康复》杂志)

九、性病的药物治疗

（一）概述

性传播性疾病,包括梅毒、淋病、尖锐湿疣、生殖器疱疹、性病性淋巴肉芽肿、非淋菌性尿道炎、软下疳、艾滋病等 20 多个病种。性传播性疾病主要通过不洁性交,特别是乱伦而得病,也可通过胎盘、哺乳、输血以及不洁的毛巾、面盆、浴缸、衣裤等种种间接途径而致病。

性病是一种世界性的传染病。在我国有逐渐蔓延的趋势。性病就像可憎的苍蝇,有害于个人、家庭,也有害于社会,毒害了社会风气,加重了国家经济负担,给民族的繁荣昌盛带来极大危害。

一个人如果得了性病,要及时到医院求治,早治早愈,切勿自己乱投药物,切勿乱找所谓"江湖郎中"治疗,切勿讳疾忌医。如果夫妻或性伴侣中的一方患性病,那么,一般另一方也应作相应的诊治。

（二）治疗原则

到目前为止,药物治疗在性病康复中占有极其重要的地位。应用药物治疗性病要掌握下列 9 个原则:

1. **及时** 即一旦发病立即求医。

2. **足量** 即药量必须用足。

3. **敏感** 即选择制服性病的病菌或病毒较敏感的药物,以取得较高的疗效。

4. **连续** 按疗程坚持治疗,不可中断,以免病菌产生耐药性。

5. **全程** 即全过程治疗,终生服药。

6. **禁欲** 治疗期间暂停性生活,也不要酗酒。

7. **注意个人卫生**　短裤一日更换两次,洗脸、洗下身、洗脚毛巾独用,尤其是洗下身的毛巾要以肥皂洗涤,用开水煮沸。每日 1~2 次用洁尔阴稀释液洗龟头或阴道。

8. **规则**　用药要遵医嘱,不能主观武断、滥用药物。

9. **同步治疗**　夫妻或性伙伴应同步治疗,以免交叉感染、久治不愈。

(三) 治疗方法

下文就常见的几种性病简述其药物治疗方法。

1. **淋病**　淋病目前是我国发病率最高的性病。它是由淋病双球菌引起的急性或慢性的泌尿生殖道的感染。潜伏期为 2~5 天,初期表现为尿道口或阴道口红肿,流出黄白色黏液或脓性分泌物,伴有尿道灼热感,自觉尿急、尿频、尿痛。随着淋病病情的发展,男患者会并发前列腺炎、精囊炎、附睾炎等;女患者会并发前庭大腺炎、子宫内膜炎、脑膜炎、心内膜炎和菌血症等。

慢性淋病主证:尿道口时有分泌物,小便涩痛不禁,腰酸肢软,咽干,五心烦热,形体消瘦,脉细数,舌红少苔。此系肝肾阴虚、湿热滞留所致。宜滋阴降火,兼清湿毒。

可用下列中药煎水外洗:土茯苓 30 克,苦参 30 克,百部 30 克,蛇床子 30 克,生大黄 30 克,白花蛇舌草 30 克。

至于西药,选用敏感的抗生素是治愈淋病的关键。有条件者宜在用药前做药敏试验,或边试验边治疗。

过去,一般首先考虑用青霉素。如用普鲁卡因青霉素 G480 万单位,分两侧臀部 1 次肌肉注射,加丙磺舒 1 克顿服。也可用羟氨苄青霉素 3 克肌肉注射,加丙磺舒 1 克 1 次顿服,再加强力霉素 100 毫克,1 日 2 次口服,共 7 天。还可用青霉素钠或青霉素钾 800~960 万单位溶于 5% 葡萄糖溶液或 0.9% 盐水中静脉滴注,每日 1 次,连续输液 5~7 天,也有一定疗效。

但是,美国医学家提出,当一个地区产青霉素淋菌——PPNG 菌株的百分率超过 5% 时,青霉素不应再成为淋病治疗的首选药物。我国性病防治研究中心等单位从 1987 年起对南京、西安、上海三地进行调查,发现三个地区 PPNG 的阳性率为 5.7%,已达到并超过 PPNG 菌株高流行区的标准。所以,目前淋必治与菌必治已取代青霉素,作为治疗淋病的第一线药物。淋必治针剂,1 日注射 1 支(2 克),接连肌肉注射 2~3 日。菌必治针剂,1 日注射 1 支(1 克),也肌肉注射 2~3 日。同时,服用氟哌酸,1 次 5 粒(500 毫克),1 日 3 次,1 周后改为 1 日 3 次,每次 2 粒。再以洁尔阴液外洗。若患淋菌性眼炎,可用生理盐水冲洗眼部,1 小时冲洗 1 次,冲洗后再用 1% 四环素眼膏或 0.5% 红霉素眼膏或 1% 硝酸银液滴眼。

另外,值得一提的是大显神威的口服抗生素新药——克罗地亚普利瓦大药厂提供的阿奇霉素(又叫舒美特),在治疗淋病、非淋菌性尿道炎、宫颈炎等方面,用量少,疗效高,不用打针。单次口服 2 片,迅速奏效。1993 年该药被美国疾病控制中心作为治疗性病的推荐药物,1995 年被世界卫生组织列为性病的首选药物。

2. **尖锐湿疣** 尖锐湿疣是由人类乳头菌病毒引起。男性主要发生在冠状沟、尿道口、包皮等部位,女性主要发生在阴唇、尿道口、阴道口、处女膜及肛门会阴部等部位,常为多发。典型者为粉红色或灰白色、大小不等、质软的赘生物,外形可呈丘疹状、乳头状或菜花状,可相互融合,表面湿润,易出血。患者自觉有瘙痒、压迫或痛感,分泌物恶臭,女性白带增多。

中药用熏洗法。苦参 30 克,蛇床子、薏米仁、百部、黄柏各 20 克,雄黄、皂矾各 15 克,煎水熏洗。内服药宜清热利湿解毒、活血化瘀。方用:紫草、板蓝根、柴胡、薏米仁、桃仁、红花、灵磁石、煅牡蛎等。

西医西药办法也颇多,可用液氮冷冻疗法、CO_2 激光疗法、电灼疗法以及手术切除等。笔者临床上常用电灼疗法,这种方法简便易行,奏效快。至于外涂药,应首选疣脱欣,其他还有 0.5% 足叶草毒素、20% 足叶草脂酊、3% 酞丁胺霜、50% 三氯醋酸、5% 氟脲嘧啶等。外擦以腐蚀患处病灶。

3. **梅毒**　梅毒是由梅毒螺旋体引起的全身性传染病。潜伏期为2~4周。发病可分为三期：第一期是在龟头、包皮、阴茎、会阴或口唇、乳房等处出现不痛不痒的硬结或溃疡，称为"硬下疳"；第二期是全身出现广泛的、对称的、不痛不痒的皮肤和黏膜斑疹或丘疹，可伴有淋巴结肿大；第三期除了皮肤黏膜出现结节和树胶样肿外，常伴有心血管梅毒、神经梅毒等内脏损害，严重可致残甚至死亡。孕妇梅毒患者可通过胎盘传给胎儿，造成先天性梅毒。

中医学称之为"梅疮"，认为它主要是由于气化、精化、禀受或染受所致。一期梅毒分三型：

（1）秽毒挟痰型，宜健脾化痰、解毒散结。方用：法半夏、陈皮、云苓、浙贝母各10克，土茯苓20克，连翘15克，甘草6克。

（2）热毒内蕴型，宜清热解毒、提脓祛腐。方用：黄连、黄芩、黄柏、栀子、桔梗各10克，银花、蒲公英各20克，土伏苓、白花蛇舌草各30克，生甘草6克。

（3）气血亏虚型，宜调补气血、佐以解毒。方用：党参、白术、茯苓、当归、熟地、白芍、陈皮各10克，黄芪15克，甘草、川芎各6克，银花25克，土茯苓30克，大枣5只。

二期梅毒常见风火湿毒蕴积型，宜疏风清火、利湿解毒、疏经通络。方用：川芎、当归、防风、木瓜、木通、白鲜皮、苍术、甘草各10克，薏米仁30克，银花、威灵仙、土茯苓各20克，甘草10克，皂荚子15克。

三期梅毒系瘀毒交结、正气内亏型，宜活血化瘀、解毒散结，佐以扶正，可用八珍汤合化毒散加减。

中药外治，可用鹅黄散外扑，冲和膏外敷，各半丹合玉红膏外撒、涂敷，以治疗皮肤糜烂者、硬结者或溃疡者。

西医西药办法也颇多。一期、二期梅毒，可用苄星青霉素G（长效西林）240万单位，分两侧臀部肌肉注射，每周1次，共3次。或者，每日肌肉注射普鲁卡因青霉素G80万单位，连续半个月。对青霉素过敏者，可用盐酸四环素1日4次口服，每次500毫克，连服半个月。或

1日3次口服强力霉素,每次100毫克。

晚期梅毒,也可用上方,但打针时间宜延长50%,口服时间则宜翻一番。

至于心血管梅毒、神经梅毒、妊娠梅毒、胎传梅毒等也都是首选青霉素针剂,或肌肉注射,或静脉滴注。最好在打针前一天口服强的松,每日1次20毫克。对青霉素过敏者,可口服盐酸四环素500毫克,每日4次,或口服红霉素500毫克,1日4次,连服半个月至1个月。

4. **生殖器疱疹** 生殖器疱疹是由单纯疱疹病毒引起的,潜伏期为2~7天。发疹前后有发热、头痛、全身不适症状,在骶2~4节段神经出现感觉异常。在生殖器肛门周围发生丘疹,可成小水疱,破溃、糜烂形成溃疡,并伴有疼痛。如原发性皮损消退后,又反复发生多次。

中医将它分为两型:(1)肝胆湿热下注型,宜清热利湿解毒,方用龙胆泻肝汤加减。(2)阴虚恋邪型,宜滋阴降火,可用六味地黄汤加减。

处方则以马齿苋、大青叶、板蓝根、白花蛇舌草各30克,煎水湿敷或外洗,也可将桑螵蛸文火烧焦,研成细末,加芝麻油适量,涂抹患处。

至于西药,可嘱患者口服无环鸟苷200毫克,一日5次,共7~10日。局部保持清洁和干燥,可外擦3%酞丁胺霜。严重者,可用每公斤体重5毫克的无环鸟苷静脉滴注,每8小时1次,共用药1周。

（原载于1995年第10期《上海医药》杂志）

十、含兴奋剂的中成药安全吗？

万通筋骨片、小青龙合剂、枇杷止咳糖浆等临床常用的中成药中竟然含有兴奋剂！这些药品能确保安全使用吗？是不是该将这些药品请出家庭药箱呢？

日前,国家食品药品监督管理局公布了一份含兴奋剂药品的名单。这份名单收录了千余种药品,其中还有不少是临床使用十分广泛的中成药。在公众心目中,中成药一直是质优、价廉且不良反应轻微的一类药品。现在,这些应用于临床多年的药品却和兴奋剂"牵扯不清"。这些药品的安全性还有保证吗？为此,某记者专访了上海市药学会科普委员会的周德教授,就以下问题得到了专家的权威解说。

(一) 含兴奋剂药品 ≠ 不合格药品

国家食品药品监督管理局公布了含兴奋剂的药品名单后,不少人对相关药品的安全性表示了怀疑。健康咨询热线也接到了多位读者的咨询电话。从他们焦急的话语中记者发现,他们将这些药品当成了不合格产品。周德教授表示,这完全是一种误解。上述药品都是严格遵照药典和相关标准进行生产的,只要遵医嘱使用,安全性是有保证的。由于缺乏药理学知识,很多人对兴奋剂的了解不够,甚至认为它会导致使用者成瘾。其实,药品中添加的兴奋剂的剂量都在安全范围内,只要在医生的指导下对症使用,不仅对人体无害,还能起到显著的镇咳、止泻以及消炎的作用。

（二）药品中添加的兴奋剂主要有四种

记者仔细研读了含兴奋剂药品的名单,发现药品中添加的兴奋剂主要有四种,分别是士的宁、麻黄碱、吗啡和普拉雄酮。这些兴奋剂能起到怎样的治疗作用? 记者请教了周德教授。

1. **士的宁——兴奋神经**　士的宁也叫番木鳖碱或马钱子碱,主要添加在滋阴补肾丸、万通筋骨片、小金丹及风湿宁胶囊等中成药中。如果单从生物化学的角度来看,士的宁是一种有毒的生物碱。但是,在安全范围内小剂量使用,却能起到兴奋中枢神经、散结活络、镇痛等作用。所以,药物和毒物之间并没有绝对的界限,只要使用得当,严格控制剂量,就能帮助患者战胜病痛。凡事都是一分为二的,就像眼镜王蛇的蛇毒,医生常用它来治疗疑难杂症及一些危重患者,所以,没有必要因为药物中添加了一些有毒性的成分就因噎废食。

2. **麻黄碱——舒张支气管平滑肌、镇咳**　麻黄碱是中药麻黄的主要药理成分,具有舒张支气管平滑肌以及镇咳的作用。所以,在止咳宁嗽胶囊、止咳化痰片、小青龙糖浆及小儿清热止咳颗粒等中成药中都可以见到它的"身影"。有些人认为服用麻黄碱后会给人体的心血管系统带来损伤,这样的观点是不科学的。经典的中药方剂——麻黄桂枝汤中,麻黄就是君药,服用后可起到显著的发汗解表、宣肺平喘、驱寒退热的作用。这一方剂已经使用了数千年,安全性是完全有保证的。

3. **吗啡——平喘、止泻**　一提到吗啡,相信人们都会把它和毒品联系在一起。的确,如果不加限制地滥用,它确实会严重损害人体的健康。但是,中成药中添加的吗啡剂量很小,只是借助它平喘、止泻的作用,而不会使服用者成瘾。咳喘宁糖浆、小儿止泻片及枇杷止咳冲剂中都添加有吗啡,对久咳不止以及顽固性腹泻的患者有较好的疗效。

4. **普拉雄酮——抗炎**　普拉雄酮是雄激素的一种衍生物,其化学结构与雄激素相似,可起到促进局部血液循环和抗炎的作用。含普拉雄酮的中成药主要有紫金锭、诸葛行军散、六神丸以及局方至宝散等。从中医角度来看，这些药品都有清热解毒、消肿止痛的功效。

（三）运动员应对这些药品避而远之

国家食品药品监督管理局之所以公布这样一份名单，主要是针对即将到来的奥运会。运动员如果服用了名单中的药品，在尿检或血检时就会出现阳性反应。所以，运动员应对这些药品避而远之。至于普通人，只要按医生处方的剂量服用，就不必过于担心。

（四）服用含兴奋剂的药品应严格遵医嘱

周德教授特别提醒公众，尽管常用中成药中添加的兴奋剂的量都在安全范围内，但在服用这些药品时还是应严格遵医嘱，切不可擅自加大服用的剂量，否则可能产生各种不良反应。尤其是一些止咳平喘的中成药，若过量服用有可能成瘾。

（原载于 2008 年 5 月《康复》杂志）

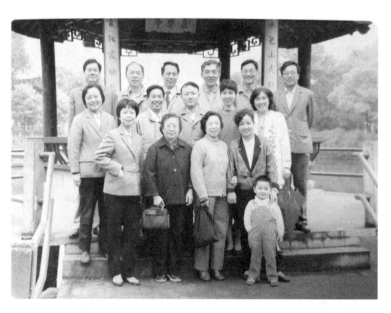

上海市药学会秘书长和药学科普委员会全体成员在嘉定风景区合影。第二排右一为王秘书长，第二排右三为汪宗俊教授，第三排右一为周德医生。

第四章

拍案惊奇篇

一、捉拿 STD

——一位性病医生的工作手记

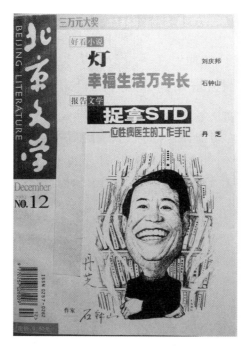

2002 年第 12 期《北京文学》杂志刊载周德的报告文学《捉拿 STD》，一石激起千层浪，引起社会的广泛热议和好评。

前言：性病，一个令人忌讳然而如今又不断蔓延并随时威胁中国人健康的疾病，它到底是怎么传播的？什么样的人、什么样的途径和场合最容易让人感染？性病到底有多么可怕？根治性病传播的良方到底在哪儿？一位多年从事性病治疗的医生，以忧愤的心情和强烈的社会责任感，将自己的亲身经历和所见所闻写了出来，为我们揭开了一个触目惊心的现实,读来令人痛心,掩卷长思……

STD——1975年世界卫生组织通过的对"性传播性疾病"统一的简称。它的概念,远比我们通常指的"性病"范围更广。常见的性病有哪些?——梅毒、淋病、非淋病性尿道炎、软下疳、性病性淋巴肉芽肿、腹股沟肉牙肿、生殖器疱疹、尖锐湿疣、艾滋病。此外,还有滴虫病、阴虱病、生殖器念珠菌病等也属STD范围。STD按病原体分类,可分细菌性(如苍白螺旋体引起的梅毒)、病毒性(如人类乳头菌病毒引起的尖锐湿疣)和微生物(如衣原体和解尿支原体引起的非淋病性尿道炎)三种。

STD的传染途径如何?——可分两大类:1.直接性接触传染途径。如卖淫、嫖娼、性乱、婚前和婚外性行为、同性恋等性接触,有性器—性交型、肛交—性交型、口交—性交型等多种方式。2.非性接触的间接传染途径。如血液(输血、注射血液制品,未消毒的注射器等)、皮肤黏膜、胚胎(母婴传播)、未消毒的生活用品(毛巾、脸盆、浴缸、浴池、马桶、内裤、牙刷、刮脸刀、被褥)等。

我国性病发展的趋势如何?——严峻。新中国成立初期,旧社会遗留给新中国的STD主要是梅毒,在性病中的比例占60%左右。为了清除污源,新中国政府对卖淫妇女进行集中收容、教养,不仅医治好她们的性病,而且教她们自食其力,重新做人。1964年,我国政府向全世界庄严宣告:中国已经基本上消灭了性病!这震惊了整个世界,传为佳话。但是,树欲静而风不止。1979年我国再次报告梅毒病例后,性病病例数逐年递增。1993至1999年,年均增长率为85%。2000年我国梅毒病例数为80 181例,是1993年的40倍。2001年我国艾滋病病毒(HIV)携带者估计已超过85万人,这个数据与前年相比增加了50%左右。我国艾滋病患者中,因吸毒感染的占70%左右。艾滋病又称"超级癌症",联合国艾滋病联合规划署(UN—AIDS)1996年发表报告:到2020年艾滋病将至少夺去6 800万人的生命,除非富裕国家向全球性预防计划投入更多的资金。

我国性病发展趋势正呈低龄化的特点,20~40 岁的活跃人群发病率占总数的 35%~40%。这是性病流行的危险型人口结构。至于流行病学关于 STD 传播的一种社会因素推导公式,是根据男女患者比例来算。如果男女比例相似,表明性乱行为已经相当普遍。如果女性比例低于男性,则表明性产业是主要原因。目前,我国 STD 的男女患者之比为 1.4∶1,按流行学的观点,性产业与性乱两种情况都有可能。2001 年起,我国 STD 的排序为非淋、淋病、尖锐湿疣、梅毒、生殖器疱疹等。中国预防医学科学院戴志澄指出:性病已经跃居我国三大传染病之一。

STD 胜似毒蚊、毒蝇,胜似鸦片,胜似瘟疫,它既伤害着人们的肉体,又腐蚀着人们的灵魂,更降低了中华民族的体质和素质,给社会和个人造成极大的危害,我们决不能等闲视之。一旦患病,多少人惶惶不可终日,无心学习和工作;多少人妻离子散,家破人亡;多少人腐化堕落,铤而走险,沦为罪犯;多少单位和个人公私财产付诸东流;多少人发展为癌症(如阴茎癌、皮肤癌、子宫颈癌等)。朋友,这是关系到国家兴亡的大事!从本质上说,STD 是一个不拿枪的"恐怖分子",是对人类社会的一个反动。它向我们发动了一场没有硝烟的战争,我们岂能束手待毙!我们必须捉拿它,消灭它!

作为泌尿科医生,笔者从事"捉拿 STD"的战斗已有十多年。十多年来,笔者医治了成千上万的性病患者,感触颇多,思绪万千。《诗经·大雅·荡》有云:"殷鉴不远,在夏后之世"。鉴于此,笔者愿将自己的所见所闻、所思所虑化成文字,与大家共同探讨。由于隐私问题,对于某些姓名、地址、单位则用化名或省略。

（一）纵欲:男人的悲哀

有人说:"男人有了钱,会变坏;女人有了钱,已经变坏"。

笔者认为这句话说对了某些人,特别是卖淫嫖娼的那些人,而不是所有的人。绝大多数卖淫嫖娼的人都患有性病。据笔者的病例统计,男性性病患者中,大多数是"长"字辈(镇长、局长、院长、厂长、董事长），还有如经理、主任、私人老板、采购员、供销员、驾驶员、职员等。他们手中有权、有钱，部分就用在女人身上。玩女人的钱，有的是自己的，有的是公家的。玩出问题了就会找医生。有个老板到深圳花了 17 000 元玩了一个三星级演员，据说还是"处女"，他说"值!"1993 年，有个年轻的驾驶员尿道口流脓，一小便就痛，内裤脏兮兮的，前来就诊。通过尿道分泌物涂片检验，在多形核白细胞内找到革兰染色阴性淋病双球菌。笔者对他说："你得了淋病。""怎么办?"他垂头丧气地说。"怎么办? 打针吃药呗。你一个人患病? 有没有传染给别人? 比如，老婆……""从广东刚回来，还没有回家。就是回家，我也会推说感冒，不做那事。"他露出狡猾的一笑。"到广东玩女人?"他东张西望，看看四周没有人，连忙关了诊室的门，轻轻地对笔者说："我们公司去了 4 人，总经理、副总经理、办公室主任、我，来回我开车。我们到广东谈笔生意，随身带五万元，负责住，住高级宾馆;负责吃，吃高级餐厅;负责泡妞，总经理和副总经理泡洋妞，我和主任倒霉，只能泡中国妞。""泡妞都不好。你们得淋病，说不定总经理和副总经理得了艾滋病! 赶快说服他们来看。"笔者严肃地对他说。

打着出差办公事的旗号，走东闯西，用公款嫖娼，如今已经不是什么新闻和秘密了。某厂业务厂长在保证质量、扩展业务、打开销路上有一套。20 世纪 90 年代初，市里有关部门组织郊区先进的工厂、企业、公司的负责人赴泰国考察，一行 20 多人，名单里有他。据他说，在泰国，同行中好多人都嫖了娼。他在"左邻右舍"的感染下，也嫖了娼。他说："泰国的鸡，都有妓女证，进宾馆都要凭证上楼。妓女都随身携带避孕套，你若不戴，要加钱。你付了钱，她们还会给你住宿或乘车的发票，让你回去报销。这是我第一次，没想到第一次就得了梅毒。"

笔者在门诊中发现，一些建设局局长、土地局局长、厂长等嫖娼得了性病，除了缺德、犯罪以外，也许可以说他们对性病知识"一穷二白"。但是，卫生局局长该懂得了吧? ——不幸的是，1999 年，笔者应聘到江苏省某市一所三级甲等医院坐诊时，曾给一位刚提拔上来的年轻的区卫生局业务局长看过性病。他是慕名而来的，但装作是普通工人。经诊断，他患了淋病。他拿了笔者开的处方，匆匆忙忙地走了。纸总包不住火。有位医生认出他来，悄悄地告诉了笔者。一个堂堂正正的卫生局局长，对性病的知识总该懂一些吧？

有些人不但有钱，而且有权、有势，选"美女"可谓是百里挑一，却仍然得了性病。一个星期天，在某市，有个大亨的手下开奔驰轿车把笔者接到高级宾馆。据说，这位"从山上下来"的大亨黑白两道全通，有次到澳门赌博，一次就输了200万，他还说："毛毛雨。"在宾馆楼下的休息室里，笔者足足等了半小时后才开来3部轿车，那位大亨被一群保镖前呼后拥着朝大厅走来。笔者被他们请到3楼。据说，他们在宾馆长年包了4套房间，其中最好的一间是大亨住的。当然，大亨的别墅还多着呢。当笔者告诉他患的是尖锐湿疣时，他愣住了，大惑不解地说："别人选美女，是百里挑一；我选美女，是千里挑一。怎么左挑右挑，还是得了性病？你是不是诊断错了？"笔者说："你的阴茎冠状沟长满了菜花状的异肉，肯定是这病，错不了。不信，可以剪一块做病理切片检查。""不用，不用！我信了。怎么治？""尖锐湿疣的病原体是人类乳头瘤病毒，潜伏期极长，传染性极大，复发率极高。它既可以通过性接触传染，也可以间接传染。先用激光，把异肉全部破坏掉，再用干扰素或者白芥素增强人体免疫功能以抗病毒。治疗要有耐心。"

俗话说"城墙失火，殃及池鱼。"有钱的男人，在外面拈花惹草，患了性病，往往会传染给自己的爱人和小孩。光治男人，不治女人，不治小孩，往往会交叉感染，久治不愈，后患无穷。

有个外地来上海的打工仔，艰苦奋斗了几年，居然当上了财产颇丰的建筑装潢老板。有了钱，他开始嫖女人，染上了淋病。为了省钱，也为了瞒着爱人，拒绝同步治疗，不给怀孕的妻子诊治。结果妻子生下了一个病婴——患性病的儿子。这是通过胚胎和血液传染的实例。俗话说"不到黄河心不死，一到黄河眼泪出。"他们这时才抱着婴儿来找笔者。只见那婴儿眼睛流脓，尿道流脓。一生下来，就要打针、吃药。药苦，针痛，婴儿"哇哇"的哭声不绝于耳，心痛得父母直流泪。父母作孽，下一代吃苦，这是何等残酷的现实！

还有一些经常出差的人（如采购员、供销员、业务科长等），长期驻外工作的人（如港、澳、台商在京、津、沪、穗等地投资办厂的老板、公司驻外办事处人员等），如果意志不坚定，不甘寂寞、花心不改，就容易步入嫖娼的歧途，从而染上性病。例如，一位从海南省返回上海的采购员，不顾周围还有其他患者坐在旁边，就得意忘形地告诉笔者说："我出差15天，泡了15个鸡。1天1个，1次100元，便宜！"笔者顶了他一句："你是快活了十几天，感觉是占了大便宜！可是你做梦也想不到会得梅毒（杨梅疮）吧！现在龟头上硬下疳已经长出，以后再扩展到全身，皮肤长疮、化脓、溃烂……""啊？这么厉害？""难道我会骗你？危害性还不止这些。你知道嫖娼是犯法的吗？""我，我没有想到。"

有一次，一个集装箱厂的台商来找笔者："我的小弟弟感冒了。""什么？"笔者想，感冒是内科病，怎么找我？"小弟弟流鼻涕啦！"他指了指下身笑着说，"你该懂得啦。后天我要回台湾探亲啦，老婆看见，不好看啦！""哦，懂了。"笔者这才知道，他是指尿道口流脓了。这准是淋病。"是不是干那事了，不然怎么会这样？""半年才回去一次，寂寞啦！谁没有七情六欲？""寂寞？也不能这样干啊！可以搞搞健康的娱乐活动嘛！"笔者不厌其烦地建议着。"好啦，别给我洗脑啦。先洗洗我的小弟弟吧！最好给我带点药回去。"我先让他打一针淋必治，再配了几盒舒美特，叫他每日服1颗。笔者想：寂寞决不能成为嫖娼的借口。

令人可悲、可笑、可诅咒的是，有人把妇女作为经商的手段。有一位38岁的老板得知自己患了性病，神情沮丧，懊恼不已，摇摇头说："没有办法，这是第一次！真倒霉！"原来他带了5个人，到无锡去谈一笔生意，谈了3天。第一、第二天，对方招待他们好吃、好住、好玩，并给他们分别配了6位漂亮姑娘陪吃、陪住、陪玩，直到第三天才谈生意。这个老板第一次就挂了彩。

妇女成为商业贸易讨价还价的砝码与花瓶。据那老板说,这种现象不在少数。也许是三十六计中的"美人计"的活生生的例证吧。在此,笔者要正告那些姑娘们,请自强、自尊、自爱吧!也要正告那些老板们,请尊重妇女吧,就像尊重你们的母亲和姐妹一样!她们绝不是你们经商的砝码。

我们应特别注意那些藏污纳垢、牵线搭桥的"皮条",他们是卖淫嫖娼者的桥梁,他们是 STD 的中介人。除了经商以外,还常常可以在发廊、歌舞厅、咖啡厅、茶馆、宾馆等处看见他们的身影。笔者是医生,也是交谊舞的业余爱好者,慢三步、慢四步曾分获上海市 K区摩登舞比赛 2 等奖和 3 等奖。有一次,3 位 30 岁左右的环卫所的妇女,约笔者到舞厅,请笔者教她们跳交谊舞,笔者一口答应了。笔者头发吹了风,穿上一套笔挺的藏青色西装,结上花领带,穿上锃亮的黑色尖头舞鞋,来到舞厅。舞曲响起,笔者一会儿教张三,一会儿教李四,忙得大汗淋漓,不亦乐乎。当迪斯科舞曲再次响起时,一位穿黑色西装的 30 岁左右的胖青年走过来,把笔者拉到一边,恭恭敬敬地递上一张名片给笔者。他说:"先生,你舞跳得很好。我姓张,昆山市市中心一个舞厅的经理,以后欢迎光临。你到昆山,事先通知我,我用轿车接你。我那里有 30 多位小姐,随你挑,都比你带的 3 位漂亮,包你满意。"笔者知道他误会了,看了笔者的打扮,以为笔者是爱采野花的大老板,一个人玩 3 个女人,特地前来拉客了。笔者故意问他:"什么价格?""伴舞 100 元,带出去随你怎么样,200 到400 元。漂亮的贵一些,次一点的便宜些。你第一次来,肯定优惠。欢迎光临!"他滔滔不绝地说着,笔者并不理睬,他以为笔者有些顾虑,就拍拍笔者的肩膀说:"老板,放心,我们公安局里有人。"昆山舞厅的老板拉客拉到上海来了,有这样众多的皮条,难怪 STD 成倍增长。根据我国的法律,容留卖淫、组织卖淫,已触犯刑法,必须严厉打击。

在上海汽车城,有个宾馆生意兴隆,常常客满,其经理赵先生就曾得意洋洋地向人炫耀自己的办馆诀窍:"我两只眼睛雪亮。谁住宾馆是为了玩女人,我一目了然。当公安人员来查时,我就叫服务员去提前通知他,别出洋相。再说,我和公安人员也很熟悉。要玩女人,我这里最放心,生意怎能不好?"

应该说,我国扫黄的成绩是巨大的,但为何"野火烧不尽,春风吹又生"呢?原因很多,其中重要的一条,就是社会主义精神文明建设和法制教育还不够深入,没有形成"老鼠过街,人人喊打"的局面,其次是上下勾结,内外串通,给黄流泛滥开方便之门。

是否有了钱,都会变坏了呢?——回答是否定的。有的农民发了财,回乡办厂办企业,走共同富裕的道路;有的下岗工人发了财,办起了集团公司,吸引了大量下岗工人再就业;有的老板在国内发了财,还要把业务扩展到国外,为国家赢得更多的外汇资金和更大的声誉……一个人变不变坏,关键在于自己:自己的道德、自己的思想、自己的情操、自己的理想、自己的意志……,而绝不在于是否有钱。当然,不可否认,钱也为某些人提供了变坏的方便之门。

笔者诊治过的性病患者中,有一部分人并不有钱。英俊的"帅哥"乐某就是一个范例。他,36岁,身高1.8米,面孔白净,体形匀称,黑黝黝的天生卷发,大嘴巴,大耳朵,高鼻梁,浓眉大眼。他是某厂的下岗工人,也是因通奸被捉而离婚五年的"光棍"。别看他没有钱,他总是西装笔挺,头发油光光,皮鞋锃亮,皮夹子鼓鼓的。下岗工人补贴费只有两三百元,他何以这么阔气?一打听,他有两个窍门:一是试婚,二是教舞。试婚的对象,到婚姻介绍所里去找,或者到舞厅里去找,条件只有一个——有钱。试婚期多数为一年,等把女方的钱骗到手后,就道声"拜拜"。有个胖胖的离婚下岗女工,33岁,她的钱只有股票证上的十多万元。她看中乐某的长相,竟在没有进行结婚登记的前提下,与他同居。试婚一年后,她的股票证上的钱几乎等于零。乐某学得一身好舞,令那些少女、少妇倾慕不已,纷纷请他伴舞或者教舞。在教舞过程中,他特别选择那些既漂亮又有钱的少女、少妇,甚至富婆。钱,是首选目标。自然那些被带教的舞伴会逐步发展到床上,钱会从她的口袋流向他的口袋中。有一位公司董事长的老婆约 46 岁,半老徐娘,颇有几分风姿,嗜好跳舞。她就投入小阿弟乐某的怀抱,并在外租房与小乐共赴爱河。你想,以吃软饭闻名的小乐钱会少吗?据说,小乐与胖寡妇试婚时,她的醋意还大发呢!在教舞过程中,许多妇女还成为与他同眠共枕的临时夫妻呢!嫖的人太多了,究竟是谁染给他的性病?他自己也搞不清。他得了性病,那个胖女人自然也染上性病,也跑来找笔者。

还有一种人并不富裕,却可免费嫖娼。例如,个别保安人员、打工者等。这属于"揩油"之类。前者有包庇卖淫者的作为,后者多数出于同乡之情。这两种人笔者都见过,并给他们治疗过严重的性病。有个安徽打工者,28 岁,在建筑工地干砌砖的活,他的未婚妻在上海市某纺织厂当合同工。还有 3 个月就要过年了,他们约好过年办喜事。没有想到,他的尿道流脓,左侧睾丸肿得像个鹅蛋,一碰着就痛。他问笔者:"我怎么会得性病?""我正要问你呢!"笔者望着他,"你爱人有没有……""不会。她每年都评为劳动模范,还是团支部宣传委员。""你有没有泡澡堂?有没有用别人的毛巾?""没有。我总是用自己的毛巾,总是淋浴。""那就奇怪了。""会不会发廊的同乡传染给我了?""你和她们……""嗯。"他讲述了自己的遭遇。有个星期天,他上街理发,来到一家发廊,里面 5 个姑娘都是安徽同乡,其中两个还是他的同村人。俗话说"外地见老乡,两眼泪汪汪"。他们讲起各自的情况,越谈越投机,相见恨晚。发廊旁的一间也是她们租的,平日卷帘门拉下,就是姑娘们的"接待室"。在"接待室"里,他先后与这 5 个同乡人饮酒作乐,发生了关系。由于是同乡,姑娘们网开一面,每次都免费。免费带来的不是幸福,而是对未婚妻的背叛,还外加性病。他说,未婚妻十分贤惠,十分能干,对他是一往情深,他感到自己的良心受到谴责,很对不起她。他千叮咛万嘱咐,叫笔者保密,让笔者务必把他的病治好,不能传染给她。他说,失去她,情愿死。说到这里,他眼睛都红了,声音都哽咽了,最后叹声长气:"哎!早知今日,何必当初!怪我,怪我!"

（二）女人，你何时能不出卖自己

在原始社会，没有私有财产，实行的是群婚制，因而不存在任何形式的买卖和交换，也不存在以色相作为谋生的手段。我国殷代成汤至纣亡（公元前1783年至前1123年）几乎与欧洲巴比伦同一时代，就有了"巫娼"，即所谓"宗教卖淫"，是为娼妓的发端。《尚书》云："酣歌恒舞，苟于色货。"燕赵王公多娶娼妓为姬妾。近代的娼妓始于唐代，名目繁多，花娘、养娘、官妓、营妓、饮妓、御妓、角妓、十字、录事、风声贱人、郡君、小姨、婊子等。嫖客要色，妓女要钱，臭味相投，各取所需。

妇女有了钱，不一定变坏。许多人有钱的途径是正大光明的，有大学毕业后找到一个好工作的（如成为白领阶层），有下海经商发财的，有摸奖中头彩成为百万富翁的，有继承父母或亲戚丰厚遗产的……君不见，她们有了钱，去深造、读大学、留学、获得硕士学位博士学位；君不见，她们有了钱，去办厂、办企业、办公司，扩大再生产，获得可观的经济效益和社会效益；君不见，她们有了钱，慷慨解囊，资助灾区人民和西部贫穷落后地区人民，捐助残疾人和孤寡老人，兴办慈善事业……当然，十个指头伸出来有长短，也有人有钱了偷税漏税、养"鸭子"、赌博、做老鸨组织卖淫、贩毒吸毒、做蛇头组织偷渡……有的妇女是靠走歪路获得了大把大把的钱，如贩毒、卖淫、当情妇、做二奶、盗窃、敲诈勒索、搞非法传销、做特务间谍等。她们为了钱，的确变坏了。在笔者看过的富裕妇女性病患者中，不少人是妓女、情妇、二奶。她们把自己的肉体、容貌和歌舞才能当作赚钱的资本，她们自然成为性病的中介人或者重要源头，对性病的蔓延起着不可低估的推波助澜的作用。

有个貌似模特的坐台小姐，14岁接客，18岁已性病"硕果累累"。梅毒、非淋、淋病、尖锐湿疣、生殖器疱疹等，集诸病于一身。她的尖锐湿疣长得像乒乓球那么大，塞于她的阴道口，妨碍她进一步卖淫，听人介绍到笔者这里来看病。听一个玩过她的老板说，她文化程度极低,私人记账都用一横一竖来表示。那老板说,她的床前划有 25 个"正",一个"正"代表五万元。换句话说,她至少有 125 万元,还不包括她已购买的二室一厅的房子。笔者给她治病时,她还忙着接手机,嗲声嗲气地说:"我想死你了,你死到哪里去了? 好的,我们在老时间老地点碰头。""是你男朋友打来的?"待她打完手机,笔者问道,"连你看病都不放过。""哪里来这么多男朋友? ——男人没有一个好东西!"她毫无表情地说,后来她看看笔者,又补充了一句,"你除外。""你对男人这么恨?""我浑身的性病,就是男人们传染给我的。为了报复,我照样接客,也把性病传染给所有的花花公子。""男人吧,还不是有着两个臭钱!""臭钱? ——你不是看中了这两个臭钱,才把自己的身体毁了吗?""没办法。我是破轮胎,你是修车师傅,所以请你给我修好。""修好了,再破坏? 你能不能好好地找一份工作?""什么工作? 打工? 人太累了,工资太少了;办厂开店,我动不来这个脑筋;上船容易,下船难。还是我们这一行,省力、省事。"18 岁的她,摇摇头,苦笑着说。突然她包中的手机又响起来了,她笑着回答了几句,向笔者道了声"拜拜",就匆匆忙忙地走了。"你还没有好,不能⋯⋯"笔者突然想起了什么,在后面高喊,然而她已听不见了。

上海市某大学博士生导师周教授告诉我:"有一个 G 国人 Y 先生到上海一周,与 8 个女人发生了性关系,靠的就是手中的钱。后来 Y 先生生病住院,一查竟是个艾滋病患者。为了对那 8 个女人负责,医生向 Y 先生询问她们的姓名、住址、单位,以便追踪诊治。可惜 Y 先生仅仅能提供一个人的所在单位,那人是 H 大学的教师,姓名则是假的。"周教授还告诉我,有位经常上电视为化妆品做广告的摩登女郎,竟开价 1 000 美元一次,而且非美元不就范。难道她们不是艾滋病或者其他性病的后备军吗?

笔者先后到过青岛、萧山、广州等地出差,在宾馆下榻时,晚上就经常接到骚扰电话:"先生,您需要按摩吗? 我愿为您服务。""您寂寞吗? 需要我为您特殊服务吗?""周教授,我知道卧室里只有您一个人,让我和您度过一个难忘的夜晚吧。我现在就来了,请您把房门打开。"奇怪,她们连笔者的姓名、职称都知道!

有的年轻而漂亮的女孩子,竟成为年龄比她大1倍甚至2倍的老板的"金丝鸟"。有个"金丝鸟"叫章小姐,她害怕自己患了性病,托她的好友许小姐到笔者这里咨询。小许告诉我,香港的金老板在上海市E开发区买了幢别墅,把章小姐养着,每月给她5 000元零用,还买了条毛茸茸的狮子狗陪伴她,雇了个保姆伺候她——实质上是监视她。章小姐和金老板足足相差40岁。金老板平均半个月来1次,经常乘飞机飞来飞去,忙于谈生意。金老板不在家,章小姐是不能上街的。许小姐说"最近,章小姐白带增多,颜色白里带红,有腥臭味,不知道是不是性病?如果是,就赶快治,治彻底,越快越好。""章小组整天关在家里,与外界没有接触,性病会从天上掉下来吗?要么那个金老板,或者⋯⋯究竟是不是,需要前来检查,取样化验,要有科学依据。"笔者回答道。后来,金老板回上海,陪她到笔者这诊治。化验报告证实章小姐患了淋病,金老板也患了淋病。金老板这才悄悄地向章小姐表示了歉意,说喝多了酒,误了事。

金老板买金屋来藏娇,杜老板却包二奶来养子。杜老板40岁,膝下只有一个农村老婆生的女儿。为了传宗接代,非养儿子不可,就包了一个外地打工妹。杜老板1.69米,人长得矮胖;那个打工妹1.70米,人长得中等偏胖。杜老板买了一套房子,把打工妹养了。同居1年,打工妹给他生养了个大胖儿子。杜老板每月给打工妹母子2 500元。杜老板花心不改,到深圳出差,回来就性病发作,跑来找笔者,怕把性病传染给打工妹和儿子。经检查,杜老板果然是得了性病,幸好他自知理亏,回来没有和打工妹过性生活,生活用具也和他们分开。笔者合理用药,很快治好了杜老板的病。笔者告诉他:"你们已犯了重婚罪,你老婆完全有理由把你告上法庭。""我老婆说过'只要每月钞票不少,我不管你在外面做什么。'所以她不会告我。"杜老板如是说。那打工妹不用工作,过着寄生的生活。她手上有了钱,但断送的是自己的青春和灵魂,破坏的是他人的家庭和自己的前途,触犯的是法律。

食经药秘典
——周德科普文集

有些妇女卖淫，并非出于自愿，而是被迫的。在上海市 K 区，有个 40 多岁的化工厂女工，她竟被比她大 3 岁的丈夫逼迫着每晚上街卖淫。女工悄悄向笔者哭诉，说她老公是个赌徒。天天赌，月月赌，年年赌，一赌就输，输了就把家中值钱的东西卖掉，家里只剩下了一些破烂货。家里的东西卖得差不多了就叫她卖淫抵赌债。由于她人老珠黄不值钱，卖淫一次仅仅得到 10 元钱。卖淫后她患上了淋病、非淋、尖锐湿疣等多种性病。当笔者开药刚开到 500 多元时，她竟懊恼地说："你只一笔，我接客要接 50 多个人呀！损人不算，还伤财。我老公真是害人精！我再也不干了！"笔者补充说："他这个害人精，还是逼迫妇女卖淫的罪犯呢！你怎么不告他？"她摇摇头，哭了。

（三）性病传播无孔不入

人们的认识有个误区，即一提到性病，就想到卖淫嫖娼、乱搞男女关系，殊不知还有例外。

1995 年 2 月的一个星期六下午，一对年轻父母带着一个 5 岁男孩到笔者这里看病。那父亲说："周医生，我小孩一小便就哭，小麻雀黏糊糊的。看了几个医生都看不好。他们都说小孩得了尿道感染。你看怎么办？"当笔者看了小麻雀后，说："可能得了淋病。""不可能。小孩也没有发育，怎么会得性病？帮帮忙。"那父亲说话带些嘲笑的口吻。"那就化验一下。"笔者准备用事实和他们对话。化验的结果，天平向我倾斜。"啊？这是怎么回事？"那父亲目瞪口呆。"你最近一周有没有带他到公共浴室去洗澡？"笔者问那父亲。"有呀！5 天前，天气有些冷，我想公共浴室暖和。""你们泡过大池？用的是公用的毛巾？""是呀！""和你们一起洗澡的一定有性病患者。他们生殖器的脓性分泌物排泄在大池里或者大池的边上，擦在毛巾里，你小孩抵抗力差，碰上了容易感染。""我叫你们在家中洗澡，你就是不听！"那母亲在埋怨那父亲，"害得孩子都得了性病，还说宝贝孩子呢！"

为了儿童的健康，笔者于 1996 年在《新民晚报》上撰文，呼吁家长们勿把孩子带到公共场所，勿用公用浴池和毛巾。

STD 的传播途径，一般人只记得性接触的直接途径，而忽视了间接途径。在此，笔者愿再讲讲一个纯情少女和一个少尉军官的两则故事，以引起人们的重视。

1993 年的大年初七，一个来自农村的 17 岁的高中生到我院看妇科，妇科医生转至笔者这里会诊。她白带多，且有大量脓性分泌物，恶臭。笔者怀疑她得了淋病，叫护士立即取其阴道分泌物去做培养化验。检验结果显示淋病。"医生，请你重新化验好吗？我是高二学生，没有结婚，也没有男朋友，从来没有做过那种事，怎么会有性病？"她哭红了眼睛要求道。"我完全相信你的话，但是我们也要尊重客观事实，尊重科学。"于是，笔者耐心解释道。"你有没有考虑过非性接触的可能性？""不懂。""比如说，你有没有到公共浴室洗过澡？""没有。""再比如说，你有没有借用别人的毛巾洗澡，借别人的内裤穿？用别人的马桶方便？""哦，有。"她突然眼睛一亮，"过年时，我到姐姐家做客 3 天。毛巾、内裤都没有带，全用姐姐的，还在姐姐家的浴缸里洗澡。我姐姐蛮正派的，怎么会？"笔者微笑着说："你姐姐正派，不等于不会得性病。随便说说吧，假如你姐夫出差染上了性病，假如你姐姐到公共浴室洗澡染上了性病，假如你姐姐用了他人的马桶、毛巾、内裤……总之，你姐姐得性病是你得性病的前提。你回去问问吧，问她的症状是不是和你相同，或者更厉害。如果是，就请她也到我处来，一起把性病彻底治好，越快越好。"第二天，她和姐姐一起来了，检查结果也是淋病。姑娘竖起大拇指说："周医生，你真棒！不仅解开了我心中的谜团，更是救了我们姐妹俩。谢谢你啦！我今后高考填志愿，要填医科大学，争取做个好医生。""欢迎你将来从医！"笔者瞧着这位充满青春活力的姑娘笑了。

1998 年 12 月，笔者应邀到江苏省 W 市看专家门诊。一天上午，一位空军少尉顾某穿着便服来找笔者。他患了淋病。他本来准备春节结婚的，笔者叫他延长到五一节。他感到很委屈，红着眼睛说："我是党员干部，革命军人，平时对自己高标准，严要求，决不乱来，怎么会得这种脏病？"笔者一看，这个中等个子、身体壮实的小伙子，很老实敦厚,不由得为之惋惜。笔者安慰他说:"我相信你,完全相信你。你没有乱来,不等于不会染上性病。""总不见得从天上掉下来吧?""不是天上,是地上。"笔者笑着说。问来问去,我终于弄明白了。他们的部队在 W 市的近郊,浴室没有盖好,后勤部就发洗澡票给官兵,让他们自己到附近私人开的公共大浴室去洗澡。大浴室凭钱买票,来者不拒,性病患者也夹杂其间。冬天,几十个人泡在大池中一起洗,毛巾也是你用我用大家用,顾某就这样含冤得病。这时,笔者真想给空军后勤部写封信,叫他们赶快重视这一问题。

就在同一城市,笔者还遇到了一个 25 岁的无赖。他矮壮个子,一脸横肉,左面颧骨上留着一道 2 寸长的刀疤,穿着花衬衫,花裤子,黄皮鞋,还剃个光头,癞痢头撑伞,无"发"无天。他也是集诸病于一身:淋病、非淋、尖锐湿疣、阴虱、梅毒、生殖器疱疹……据他说,他的病都是在公共浴室里传染来的,所以他就"横竖横,拆牛棚",天天到公共浴室去洗澡,也要传染给别人,试图报复。笔者明明知道,他的病种如此多,不一定全是从澡堂里传染来的,说不定他本身就是花花公子,但还是依着他讲的,好心劝他:"冤冤相报何时了? 千万不要再到公共浴室去了,这样一来,于人于己都有好处。还是学学雷锋,做做好事吧!""什么? 学雷锋? 雷锋早死了。"他噘着嘴巴反驳笔者。"雷锋人死了,精神永远不死。"笔者气愤地回答道。"周教授,你只管给我治病,不要给我上政治课。"他打断了笔者的话。"这种人,简直是流氓!"待那人走后,其他患者个个义愤填膺。在笔者看过的 STD 患者中,年龄最小的是刚出生的婴儿,最大的是 86 岁的老人。

笔者想,天真无邪的小孩,忠于职守的军人,直到年逾花甲的老人,不是都在公共浴室里染上了 STD 吗? 这不仅是飞来横祸,更是一种悲哀! 关于公共浴室,必须整顿! 笔者的意见是:

1. 加强消毒工作的监管力度,躺椅、毛巾、浴缸、浴巾、用水等必须严格消毒。

2. 大力提倡淋浴,严禁大池共浴,严禁同用一池水。

3. 凭身体健康合格证买票入内,发现可疑之人,应奉劝他退出浴室。

4. 顾客用过之水，一律排入下水道。

5. 严禁未成年人和年逾古稀的老人进入公共浴室。

6. 对不合格的公共浴室必须停业整改，或者取消其营业执照，并采取严厉的惩罚措施。

（四）性病治疗市场亟待整治

STD 患者中，不少是有钱人，大多数能承受昂贵的自费药及各种治疗费用，即使不能报销也无所谓。这些人患了性病后，羞于启齿，很注意保密，即使多吃了一些药，多打了一些针，多花了一些钱也不计较。而我国医疗卫生部门对 STD 治疗市场没有引起足够的重视，无论人力、财力、物力投入都不够，很难抑制 STD 迅速蔓延的势头。一些梦想发财的人看准了这一点，深知这里有很大的营利空间，争先恐后地抢占 STD 治疗市场。值得注意的是，福建省莆田地区的一些人群，大多数仅仅是初中文化程度，却是抢占我国这一市场的主力军。他们从 20 世纪 80 年代末或 90 年代初起，直到如今，始终是活跃于这一市场的生力军。请看全国性病麻风病控制中心提供的一组惊人数字，对 24 个省市自治区 1 516 家公立医疗单位开设的性病门诊调查，发现有 63.3% 的性病门诊被私人承包，其中预防保健、康复中心等单位被承包的比例为 77.1% 左右，卫生防疫站与皮肤病、性病防治所被承包的比例为 67.5% 左右。他们用经商手段，来运营 STD 治疗业务，获取了亿万财富。他们的运营特点是：家族性、组织性、网络性、欺骗性、营利性。

家族性：是指他们大多数是嫡系或旁系亲属出来投资入股经营的，风险同担，利益共享。

组织性：他们大多数都组成注册的集团公司，成立董事会，有董事长、财务部部长、组织部部长、联络部部长、各分支机构主任或经理，分工明确，组织严密。一般地说，投资入股资金最多者任董事长。下级服从上级是天经地义的。有一位教授告诉笔者："我认得一个董事长 A 老板,十分凶狠。有一次,他的属下 B 君未按照他的意图办事,竟拳打脚踢,把 B 君打得口吐鲜血,瘫倒在地。围观者众多,却无人阻拦。最后,A 老板从口袋里摸出三四千元,扔在地上'滚!看病去!'"

网络性:集团公司是他们家族的神经中枢,下设十几个甚至几十个点,分支机构遍布全国各地。每个点大约有 3 个骨干:主任(或经理)、财务会计、业务总管。他们赚的钱必须按月上缴集团公司,日常开支也一并上报,由集团公司领导审批、指示、发放工资和奖金。这些承包了皮肤病、性病的门诊大多会以协议处方治疗,一般每个患者治疗费至少 4 000 元。

欺骗性:他们善于拉大旗作虎皮,打着所谓"合法"的招牌,大做特做广告,扩大业务量,让患者大剂量地应用价格昂贵的药物,从中攫取暴利。不少新闻媒体报道说他们租间房子就开起非法诊所。穿着白大褂冒充专家教授看病,以假乱真,赚取金钱。真是这样吗?据笔者看,这只是极个别的,绝大多数情况不是这样。如果是这样,他们早就露馅站不住脚了。他们一般会像寄生蟹一样,与某某大医院合作,借一方宝地,挂一个"泌尿生殖中心"或者"泌尿男性科"或者"皮肤性病专科"的牌子,每年上缴给医院一大笔钱。医院领导往往为这利润所动,提供发票,提供诊疗场所,提供广告证。那些莆田老板有他们经商的"得失观",深知"吃小亏,占大便宜"的道理,请客送礼搞公关,花大钱登医治性病广告,在所不惜。据有关报道,2001 年年底,江苏省卫生厅开始全面封杀性病广告,但是 2002 年 2 月 27 日,记者翻看南京的 3 家报纸,发现许多报刊的 70% 版面仍被"泌尿系统疾病"的广告所占据着。2001 年年底,笔者和 411 医院的皮肤科陈医师等到青岛坐诊,莆田人 Z 老板大做广告,竟把陈医师说成是"上海市华东医院皮肤科教授",把笔者写成为"二军大教授",张冠李戴,真叫人啼笑皆非。二军大在哪里?笔者还不知道呢!当笔者严正指出时,Z 老板笑嘻嘻地说:"这不成问题,我和这里的卫生局局长、各报刊负责人都很熟悉,老朋友啦!"莆田老板请来的医生绝大多数都是具有中高级技术职称的专家教授,特别重视高薪邀请上海、北京、广州、南京、成都等大城市的名医前来为他们坐诊。他们自始至终对请来的医生不断地洗脑,按照他们制定的医疗方案开药,开大处方,开昂贵的药,一个疗程10天,两个疗程20天。他们叫医生大用特用抗生素和抗病毒的药,不顾不良反应,狂轰滥炸,美其名曰"彻底治疗,以防后患"。最近,有关调研组专家暗访发现,所有性病承包门诊都在使用本不应当使用的MDI(多媒体显微镜)和易于出现假阳性的PCR(聚合酶链反应)方法做常规检测。而经这种所谓"高精尖技术""一流仪器设备"诊断后,不少健康的人变成"性病患者",从而落入高消费治病的圈套。莆田老板还鼓励医生尽量把健康人或有常见病的患者戴上"性病患者"的帽子。在上海市某医院,莆田C老板树立了一个有"良好经济效益"的标兵——某医院退休的妇科副主任医师。因为她太胖,外号叫"娜塔莎"。她把一个妇女外阴唇上常见的皱襞写成"有鱼鳞斑,有异肉突起",从而诊断为"尖锐湿疣"。要一而再、再而三地为其激光治疗。笔者和该院副院长对患者进行复查时,推翻了之前的诊断,她连忙把病历撕毁。在江苏省W市某大医院泌尿生殖中心,为了指导患者正确、合理地用药,笔者自费将笔者于1995年在《上海医药》杂志发表的论文《性病的药物治疗》复印多份,发给患者。这就惹怒了莆田老板,找笔者训话:"要按照我们的方案开药。如果按照你的方案,我们要喝西北风了!"他们进的自费药有极大的利润空间。例如,一种国产阿奇霉素,进价12元,卖出价85元,竟翻了七个筋斗;一支10万单位的白介素进价10元,卖出价为108元,翻了10倍多。他们进的药都有批文准字号、三证(大多数是江浙皖的),手续齐全,经得住检查。大医院(甚至有全国示范性的三级甲等医院)、大专家教授、有三证的药物使他们披上合法的外衣,为赚取大量的金钱鸣锣开道。

营利性:这些莆田人的活动,一切围绕着多赚钱,赚大钱,赚快钱。为此,他们可以不择手段。因为药物的利润空间相当大,他们就要求每一个聘用的医生天天开大处方,平均一个性病患者要花4 000

元以上。1990年7月,笔者应邀到江苏省W市莆田人黄老板公司设的点——某三级甲等医院(全国示范性医院)的泌尿生殖中心看专家门诊。有一个63岁的老农民来找笔者,说他尿痛难忍,尿道口全是脓。经诊断,他患了淋病。他面孔憔悴,衣衫破旧,悔恨地向笔者道出事情的经过。原来,他老婆25岁就子宫全切除,身体日渐衰弱,同时宣告了他的性生活的结束。他长期处在性抑制的状态中,只好靠手淫满足性冲动。改革开放后,他还老实了很长一段时间。本月初,他在一个老而丑的卖淫女的诱惑下,以10元成交,乱搞了一次。不想头一次就挂彩了。笔者给他开了200元的药,用抗生素治疗,让他输液、口服。笔者叮嘱他7天一个疗程,叫他明日再来。第二天上午11点钟他和他的老婆一起来了。笔者埋怨他来得太迟了,还有半小时就要下班了。他老婆个子矮小,虽然其貌不扬,但很善良,也是一身破旧的衣服。她含着泪说:"一大早,我们老两口背了200多斤大米到镇上去卖,8毛钱一斤,凑足200元,好来治病。医生,你可要救救他呀!他是老实人呀,都怪我不好。他是一时糊涂呀!用药便宜些,好吗?我们负担不起。当然……"那老农民只顾低着头哭泣,用左手掌心擦揉着疼痛的右肩膀。笔者的心震撼了:好一个心胸开阔的老太婆!笔者这一次反复琢磨,开了50元的廉价药让他大剂量口服。以后几天,又开了一些廉价药,居然把他的病彻底治好了。有一次,泌尿生殖中心医务人员开会,笔者将这件事情经过讲出来,说道:"我们不能老是开大处方,也要考虑生活水平低下的患者的利益。我们医生的天职就是救死扶伤,发扬人道主义精神。"会后,莆田人黄老板找笔者谈话:"周教授,你今天的发言糟透了!你开药开得太便宜了,太少了。每个教授都照你这种开法,我们要喝西北风了。"笔者说:"那老农民很穷,每天背着200多斤米来看病,有多少钱?少花钱,也能治好他的病。"他说:"他们装蒜,装穷!再说,我们不是福利院,不是慈善机构!我们出来就是为了赚钱。不然,我们蹲在莆田家中,乘乘凉,打打扇子,多好!""赚钱是无可非议的,问题是你如何赚钱?是否昧着良心,建立在别人痛苦的基础上去赚钱?"这一次谈话不欢而散！在宁波奉化市的一个医院里，笔者还看到仅有初中文化水平的莆田人穿着白大褂坐在医生办公桌的旁边，监视医生开药。一旦医生开药太少，他们可以把医生拉到室外训话。医生开的药大多数用代号，以增加神秘感，使患者无法拿处方到院外配药。医生写好药方，立即交给护士，由护士带领患者到药房去拿药，以防患者外出配药。为了赢利，他们可以"同室操戈"，可以翻脸不认老乡。1998年6月下旬，李记总公司在南通市某大医院设的点——泌尿生殖中心刚开张不到十天，许多专家、教授纷至沓来，患者排队就诊，热闹非凡。为了争地盘，莆田人苏记总公司的部门经理竟雇用3名杀手，骑着摩托车于光天化日之下，将莆田人李记总公司的两个部门负责人活活杀死。苏记总公司董事长和部门经理，为了不让人"抢地盘"，竟置国法于不顾，却美其名曰"教训教训"！当然，天网恢恢，疏而不漏，那部门经理被判死刑，董事长被判有期徒刑。这就是轰动一时的"南通雇凶杀人血案"。南通市的报纸和电视台多有报道。

笔者和莆田人打交道已有四年的历史。1998年2月，笔者受上海市专家医学研究中心委托，到上海市K医院借用一幢楼房开办专家诊疗科，笔者被聘为主任，领导十多个专家教授等各类医务人员辛勤创业。不到两个月，莆田人林记总公司的四个人前来接管专家诊疗科，一夜之间，林董事长接替了笔者这个主任职务。一个高龄的外科副主任医师惊呼："我辞职后，闯荡大江南北，怎么逃来逃去，就是逃不出莆田人的手掌心？真扫兴！"按分工，笔者仍旧看泌尿男性科。林董事长交给笔者一个手稿复印件——《初诊治疗》，强调要严格遵守。现摘录《初诊治疗》中的几段内容如下，以示读者：

"一、……3. 对患者的种类进行定位，捕捉其消费水平，对其开出相应的病历和处方。""1. 种类：（1）知识分子、公务员：运用一定的医学理论进行解释、说明，从而达到激发的目的。从患者的心态、身份和自尊心入手，来促进其接受治疗。从患者的家庭关系、社会关系入手，使其产生危机感，从而达到治疗目的（医学和社会学）。（2）商人：社会经验丰富，经济富裕，对医学认识不够。解释上多耐心，多以心理学,其次医学(危害性、后遗症、危害家庭方面)来引起他的重视。（3）低智商：不懂医学。对患者加强了解并赋予同情心,达到信任的目的,重点放在心理治疗,加强患者危机意识、后遗症、严重性方面做工作,但解释通俗易懂就行。"

"一、……5. 初诊的病历,要运用一定的语言能力,采用灵活的方式(如激将法),令患者说出真实的原因……在初诊过程中,潜意识对其施加思想压力,埋下伏笔,为复诊打好基础。（1）思想压力：告诉患者：从临床检查看,你这种症状有性病的可能,希望你引起重视,从现在开始,不可跟其他异性有性接触。但话点到为止。"

"二、药物治疗：即掌握患者的相关材料,根据不同患者进行对症下药,根据消费情况可分为高、中、低三级病号,因此,应相应考虑以下三种情况：1. 经济情况。2. 家庭情况。3. 社会情况。4. 用量方式：首先低,其次增加量,最后维持量,用药有高有低的感觉。5. 从了解方面谈：（1）在患者产生信任感和依赖感后,必须对患者的病情、用药种类、治疗过程、病情变化等方面详尽掌握。（2）如果患者提出疑问,则医生必须做到用通俗易懂的语言为其解释。6. 从用药情况谈：在患者接受药物治疗期间,必须坚持每天给患者介绍新药,并更换治疗方案,延长疗程。在进一步增强信任感的同时,达到提高复诊率的目的。7. 在复诊的第3天,必须谨慎行事,必须对整个工作的进程有一个大致的估计和预测,并对为什么继续用药这些方面为患者做满意的解释和回答,前后接轨,避免患者流失。"提倡接诊时多使用医学原理,尽量避免江湖术语,要给患者初诊留下良好的印象。也就是说要提高复诊率,做好初诊工作是必要因素。"

从以上摘要可以看出,以"高智商"自居的莆田老板,要求医生们善于察言观色,揣摩患者心理活动,晓以利害,动之以情,拉住患者接受连续治疗,提高复诊率,多多用药,多多赚钱。莆田老板十分重视给医生"洗脑",他们叫医生多用医学术语,讲话不要"也许""可能",而是"必须""应当",态度要坚决,强调连续治疗,多治疗几个疗程。叫医生开处方写代号,以免被患者识别,并增加神秘感。叫医生在初诊时必须抓住患者,充分利用发下的出版社出版的《性病图谱》解释,多讲性病的危害性,甚至于和"癌""性功能""死亡"等挂钩,让患者感到"可怕""不治不行",这是成败的关键……他们的种种手段,似乎比那些江湖医生、"老军医"高明些,隐秘些。

为了增强专家治疗科的感召力,他们把某部队医院的退休院长拉来担任业务主任,并任林记公司董事。为了扩大影响,他们的拿手好戏就是大做广告。在上海市做性病广告十分困难,他们就打迂回战:(1)在江苏等其他地方,如《××晚报》等媒体上做;(2)打擦边球,在上海市做有广告证的药品广告,说明该药品对性病的治疗作用,再提供咨询电话和地点。他们带来的昂贵的药,不属于医疗保险报销范围(约 1 400 种)。K 医院领导坚持原则,不允许莆田老板带的药进该院药房。莆田老板就在二楼私设小药柜,凡开药者,一律开白条(收据)。有一次,他们开着自己新买的轿车,带笔者去买激光仪。途中,林董事长对笔者说:"好好干!等赚了大钱,我们一起去玩女人。"其他两个姓林的董事也附和着说:"对,有了钱,再漂亮的女人也可以玩。好好干!"笔者嗤之以鼻。

1 个月后,笔者打了个辞职报告书交给 34 岁的林董事长。在报告中,笔者严正指出:"私设小药柜,打白条是错误的,违反药品管理法。"这里要补充指出,根据笔者四年来与莆田老板打交道的经验,他们大多数和某医院签订承包合同,有分成和定额两种:分成一般是将利润的 15%~20%交医院;定额一般为一年上交 30 万元左右的利润给医院。因此,他们的特殊药物一般可以堂堂正正地进入药房。当然,莆田老板私设小药柜,只是极个别的情况。

私人承包国家单位的性病诊所,弊大于利:(1)大量滥用高级的抗生素,降低了人体的免疫功能,降低了国民的体质,并使病菌和病毒产生新的抗体,致使疾病经久不愈,现代的药物无能为力。(2)私人承包者在损害人民身体健康的同时,用种种手段大量榨取了患者的钱财,甚至于使一些贫困者倾家荡产。(3)私人承包者以赢利为目的,背离了"救死扶伤,发扬人道主义精神"的基本准则,损害了国家医院的声誉。(4)私人承包者和医院双方订立了合同,使私人承包者享受了他们不应有的待遇,巧妙地逃避了国家的税收。(5)私人承包者的聘用制、公关手段和大做广告的行径,腐蚀了一批卫生局领导、医院院长、医生、新闻媒体编辑、记者,还包括其他有关单位的领导。(6)私人承包的性病门诊老板们,为了避人耳目,逃脱监督,经常指使医生少报、漏报、乱报,甚至于不报性病疫情,使我国性病疫情报告工作越来越不准,严重影响政府机构的决策,成为一个很大的薄弱环节。

STD 治疗市场是到必须整顿的时候了!2002 年初,中共中央政治局常委、国务院副总理李岚清到海南省视察后,就对海南省一些国有医疗机构和单位非法对外承包性病门诊,损害患者利益问题提出过尖锐批评。

(五)警钟长鸣

泥沙俱下,鱼龙混杂。在改革开放汹涌澎湃的大潮中,难免夹杂着一些泥沙,这本不足怪。但是,当它阻碍大潮的前进步伐时,就要毫不留情地碎暗礁,荡涤污泥浊水,以摧枯拉朽之势奋勇前进。为了中华民族的长远利益,我们对待 STD,必须全力以赴,高度重视。

从中央到地方,政府有关职能部门应加大对 STD 治疗市场人力、物力、财力的投入,采取有效措施,合理用药,彻底治愈 STD 患者,遏制 STD 迅速蔓延的势头。注意充分发挥已退休的泌尿科、男性科、妇科、皮肤科等老医生的作用。实践证明,他们的余热是颇大的。

1. 加强对性病诊治工作的正确指导和监督,加强对性病疫情准确报告的收集与管理。

2. 加强性科普教育工作,普及性知识(包括性病知识),重视加强青春期的性知识教育。

3. 加强法制观念的宣传,杜绝黄色书刊、音像出版物及其交易市场的泛滥。整顿娱乐场所,加强打击吸毒、贩毒和卖淫嫖娼力度,特别是严惩毒枭和组织卖淫嫖娼的团伙与个人。

4. 严格规范性病治疗市场。前不久,国务院艾滋病协调委员会专家调研组撰文《性病诊治市场混乱,治理整顿刻不容缓》,呼吁取缔一切形式的性病承包门诊,严厉打击非法行医与非法广告,从严治理整顿性病治疗市场,使我国性病防治步入规范化的轨道。

5. 立足国家、集体单位,立足社区,加强精神文明建设,加强妇女的"三自"(自尊、自爱、自重)精神教育,加强"先富起来的"一批人的思想政治教育,提倡健康有益的娱乐生活,培养高尚的道德情操。

总之,我们和 STD 的斗争,是一场没有硝烟的战争,是一场捍卫中华民族子孙万代健康体质的战争。让我们在引来新鲜空气的同时,消灭一切有害的毒蚊、毒蝇,净化我们的世界,让警钟长鸣!

(原载于 2002 年第 12 期《北京文学》杂志)

二、笔者写《捉拿 STD》

2002 年 12 月《北京文学》杂志以显著位置发表了笔者写的报告文学《捉拿 STD》，笔名为丹芝。接着，2003 年 1 月 8 日、12 日北京《文摘报》连续转载。2003 年 3 月，《传奇·传记》杂志全文转载；2003 年 7 月，北京十月文艺出版社的《扫描中国》全文转载。

《北京文学》杂志编者按写道："性病，一个令人忌讳然而如今又不断蔓延并随时威胁中国人健康的疾病，它到底是怎么传播的？什么样的人、什么样的途径和场合最容易让人感染？性病到底有多么可怕？根治性病传播的良方到底在哪儿？一位多年从事性病治疗的医生，以忧愤的心情和强烈的社会责任感，将自己的亲身经历和所见所闻写了出来，为我们揭开一种触目惊心的现实，读来令人痛心，掩卷长思……"

《传奇·传记》杂志编者按写道："《捉拿 STD》——一篇关于性病与性病医疗行业的纪实报告。作者是性病大夫，又是科普作家。长期以来，作者与性病患者、性病医疗行业近距离、全方位的接触，掌握了触目惊心的第一手资料。医生兼作家的社会责任感与人的良知，促使他发出了'捉拿 STD'的悲天悯人的呼吁。……《捉拿 STD》文中指出：'STD 是不拿枪的恐怖分子，是对人类社会的反动。它向我们发动了一场没有硝烟的战争……'这绝非危言耸听。……同时，作者的笔触还撩开了目前性病医疗行业内幕的一角，指向某些大医院的所谓'泌尿中心'及其背后的操纵者——江湖骗子……"

2003 年 6 月 2 日，上海市科普作协《简讯》评论道："1.9 万字的长文，让人读来不愿停留。文章最后告诫人们，和 STD 的斗争是一场没有硝烟的战争,是一场捍卫中华民族子孙万代健康体质的战争。让我们警钟长鸣,在引来新鲜空气的同时,消灭一切有害的'毒蚊''毒蝇',净化我们的世界!"

《捉拿STD》是笔者2002年8月写的稿件,完全是笔者12年来泌尿男科医疗工作中的所见所闻所思。投稿不足半月,《北京文学》杂志社社长助理和执行副主编就和笔者长途电话联系,对该文提出修改意见,并叫笔者不要投给其他报刊杂志。笔者根据他们的意见,迅速修改、寄出。同年12月,就刊登了。

笔者撰写该文,是基于医生的良心,基于科普工作者的社会责任,是想引起人们对性病防治的重视,鞭挞社会中的丑陋现象,净化社会环境,为社会主义精神文明建设提出合理化建议。

笔者曾先后发表过二百多篇科普文章,主编《中医单方、验方集成》等书籍,播映过《怎样鉴别人参、天麻、阿胶》《性病的防治》等科教片,在上海市甲肝肆虐之际,笔者写了《从谈虎色变到谈肝色变》一文,荣获上海市科协颁发的"佳作奖"。1998年,笔者被上海市科普作家协会评为"上海市优秀科普作家"。笔者想,作为中国民盟成员,作为上海市专家医学研究中心教授,作为上海市中西医结合学会男科分会委员、上海市中医学会男科分会委员,笔者要以实际行动不辜负这一光荣称号,应当不断笔耕,笔耕,再笔耕。

"种瓜得瓜,种豆得豆""业精于勤,而荒于嬉",笔者应当戒骄戒躁,精益求精,为社会主义精神文明建设、为写出更多更好的科普作品而努力奋斗。

(原载于2004年第1期《嘉定盟讯》杂志)

三、性病治疗九字诀

性传播疾病主要是通过不洁的性交,特别是性乱交传染而得病,也可通过胎盘、哺乳、输血、不洁的毛巾、面盆、浴缸、衣裤等间接途径而致病。

一个人如果得了性病,切勿病急乱投药,切勿病重乱求医,切勿讳疾忌医,而应及时到医院求治,早治早愈。

到目前为止,药物治疗在性病康复中占有举足轻重的地位。根据我们临床实践总结,性病治疗必须牢记九字诀。

一快,即及时。一旦发病,应毫不犹豫立即求医,务必把性病消灭于萌芽状态,以绝后患。若延误时机,易诱发前列腺炎、精囊炎、宫颈炎、淋菌性眼炎、脑膜炎,甚至残废以及死亡。

二足,即足量。药量要按规定用足,不能浅尝辄止。若用药量不足,给病菌、病毒以喘息机会,那就会让性病东山再起,再治难度就非常大了。因此,必须做到"矫枉必须过正"。

三敏,即敏感。为了取得较高的疗效,就要选择制服性病的病菌或病毒较敏感的药物。例如,淋病目前已成为我国性病流行的主力病种,在性病中占 70% 以上,不能等闲视之。过去,青霉素历来是治疗淋病的首选药物,然而耐青霉素的淋球菌菌株的出现和流行给淋病的防治工作带来了困难。美国医学家提出,当一个地区耐青霉素淋球菌(PPNG)菌株的百分率超过 5% 时,青霉素不应再成为淋病治疗的首选药物。

我国性病防治研究中心等单位从 1987 年起对南京、西安、上海三地进行调查,发现三个地区 PPNG 的阳性率为 5.7%,已达到并超过

PPNG 菌株高流行区的标准。淋病菌等已对青霉素等抗生素产生耐药性。

那么,如何对付性病病菌或病毒的耐药性呢?除了针锋相对,合理用药,还应注意三点:1.多种药物轮用;2.多种药联合使用;3.研制并推广新药,以克敌制胜。目前,菌必治针剂、淋必治针剂与阿奇霉素(舒美特)药片,已取代青霉素作为治疗淋病的第一线药物。阿奇霉素在治疗淋病、非淋菌性尿道炎、宫颈炎等方面,对病菌异常敏感,用量少,疗效佳,首日口服 2 片,翌日 1 片,迅速奏效。1993 年该药被世界卫生组织列为性病症状管理的首选药物。

四贯,即贯穿始终,坚持连续性,坚持全疗程。不能断断续续、半途而废,以免病菌得到喘息之机,卷土重来,加重病情。

五禁,即治疗期间禁止性生活,禁酒,禁止与他人共用澡盆、浴缸、脚盆,禁止与他人共用毛巾、脚布、短裤、内衣等。

六洁,即注意个人卫生。治疗的最初 3 天最好穿一次性内裤,一日换 2 次。以后内裤与洗下身毛巾均以肥皂洗涤,开水煮沸消毒 5~10 分钟。每日 2 次以洁尔阴稀释液洗涤龟头或阴道。

七双,即夫妻双方或患者与性伙伴双方一般应同步治疗,以免交叉感染,久治不愈。一方患病,另一方千万勿存侥幸心理,否则后悔莫及,损财又坑人。

八规,即规则,用药要按使用规则办事。不能主观武断,滥用药物。

九复,即不能一治了之,而应定期复查。对病程长、病情重或久治不愈的患者,更应复查,反复推敲,制定新的用药方案,以期早日治愈。

总之,为了完全彻底治愈性病,我们应当牢记性病治疗的九字诀——快、足、敏、贯、禁、洁、双、规、复。

(原载于 1998 年第 1 期《医学文选》杂志)

第五章

老年教育篇

一、银发歌

雨露滋润哺新芽，
师是园丁生是花。
廉颇虽老尚能饭，
学海跋涉乐无涯。

老骥伏枥山能拔，
桃李芬芳飞晚霞。
赢得知识三百斗，
健康长寿搬回家。

（原载于 2009 年第 1 期《上海退休生活》杂志）

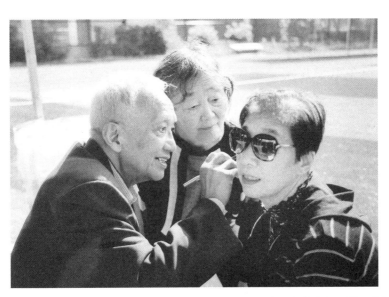

2017 年上海交通大学 110 周年校庆活动，周德用耳针肉眼观察法为交大教职员工诊断疾病。

二、小刚游水

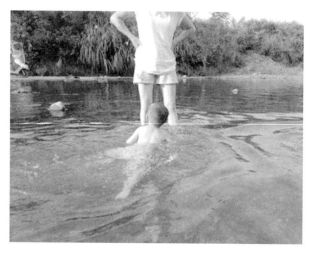

　　陈奶奶家,临近某县护城河。她生怕8岁的孙子小刚跌到河里出事,不准他下水游泳,甚至不准到河边玩耍。因此,为了游泳,每年夏天小刚总免不了几次受责。小刚的爸爸知道后就抽工作之余,带他到游泳池去。半个月光景,小刚已能表演蛙泳和踩水了,乐得老奶奶合不拢嘴。

　　老奶奶注意孙子安全是对的,但对小孩子光禁止可不行,还得给他指引出路。小刚父亲的办法就正确。笔者想,我们大家在教育下一代时,是否可以在讲"不准""不许""不要"之外,也讲讲"可以""应该""如何办"之类呢?

(原载于1982年6月7日《新民晚报》)

三、请关心老年人的文体生活

上海市有 260 万左右的退休老人，仍在工作的约占 30%，而 70% 的老人赋闲家中，不是帮忙带孩子，就是做家务，或是看电视、打扑克，娱乐生活较为枯燥。

目前上海市人口中至少有 12% 的老人，还呈继续上升的趋势。上海已率先成为老年型城市。

如何使老年人欢度晚年呢？笔者认为，丰富老人文体生活是一个重要方面。这应引起市、县、镇、村各级政府部门和社会各界人士的关注。

据调查，全市每 5 000 多个老人才拥有 1 个活动场所。有些地区以搞三产名义占据了老年活动室，有些居委会把老年活动室安顿在狭小、阴暗、潮湿的小屋内。有些小青年对老人学跳交谊舞、迪斯科嗤之以鼻，冷嘲热讽地说什么"老来俏""老来骚""赶时髦"……这些做法与说法都是错误的，必须纠正。

须知，各类老年病都与老人文体生活枯燥、单调有关。

当然，某些地区老人文体生活还是比较丰富多彩的，这与该地区政府部门领导的重视与关怀分不开。但是总体来说问题还是不少。因此，建议各级政府部门和社会各界人士要重视老年活动室的建设，多开办一些老年人舞厅、老年音乐欣赏室、老年卡拉 OK 俱乐部、不同类型的老年大学，多举办一些诗词、绘画、戏曲培训班，不定期地搞一些钓鱼比赛、书画诗词比赛、交谊舞和老年迪斯科比赛、太极拳和练功十八法比赛、木兰拳和扇子舞比赛、植树赏花比赛，并适当组织老人旅游观光。

请关心老年人的文体生活吧！

（原载于 1994 年 10 月 15 日《上海红十字报》）

四、搞好教学要摆正五个关系

在上海老年大学的教学过程中,笔者体会到要摆正五个关系。

(一) 一瓶水和一杯水

教师要有一瓶水,方能给学员一杯水。学员评论笔者讲课得心应手、脱口而出、紧扣主题、落在实处,这得益于笔者在上海中医学院医疗系的 5 年理论学习、40 年的临床经验和 10 余位名家、教授的指点。

(二) 理论和实际

上课必须把理论讲清、讲透,同时要紧密联系实际,引用大量实例来阐明理论,才能使学员理解和接受。例如,对于经络穴位的调节作用,大学教材《针灸学》讲大肠经的曲池穴时,只说它能治疗高血压,其实它也能治疗低血压,甚至血压为零。笔者举了 1973 年抢救昏死的一位锡剧团团长的事例,只需重重地一拿曲池穴,患者立即就苏醒了。

(三) 深入和浅出

讲理论要深入,要讲出科学性,但表达要生动形象、深入浅出,才能有利于学员理解。例如,人体的十四条经络理论看似枯燥,但联系临床应用实际讲解时,就会变得十分具体和形象。笔者在讲解针灸治疗胆囊炎时举了 1974 年在楚雄抢救一位青年妇女因胆道蛔虫症而诱发胆绞痛以致昏迷的实例,使学员加深了对足三里等穴位应用的理解。

（四）一般和重点

笔者的学员大多为银发人，他们来上课不为考文凭、考学位，而是为学真知识、真本领，促进健康长寿。因此，讲课不能满堂灌，要分清主次，抓住重点，照顾一般。例如，督脉的穴位有 28 个，笔者只重点讲解 11 个；每个穴位的作用很多，笔者只讲明其主要的作用。这样才有利于学员的记忆和应用，大道至简嘛！

（五）学和用

笔者对学员说，学习的目的是为了应用，不要把知识当花瓶供起来，不要放"空对空导弹"。有的学员利用学到的一技之长，成功为自己和别人治病，笔者就请他们介绍经验，以鼓励大家学以致用。在应用过程中如果出现问题，要正确引导，不应横加指责，士气可鼓而不可泄。

（原载于 2010 年 1 月《探索与思考》论文集）

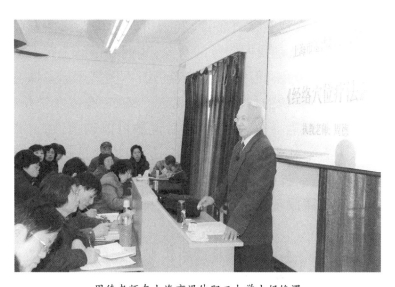

周德老师在上海市退休职工大学上经络课

五、提高老年大学课堂教学质量"10 字诀"

——从经络教学说起

如何提高老年大学课堂教学质量？无论对学校领导来说，还是对教师来说，甚至于对学员来说，都是一个十分严肃而重大的课题。作为教师，这牵涉到为何教、教什么、怎么教的一系列的问题。只有提高了课堂教学质量，学员才能听得懂，用得上，用得好，学员才能真正做到老有所学，老有所为，老有所乐。

如何提高老年大学课堂教学质量呢？笔者将自己的教学经验归纳为"10 字诀"——爱、科、趣、操、复、实、扬、榜、简、互。

1. 爱　爱字当头，一片丹心。爱，满腔热情地关爱学员，为学员的健康长寿，为学员的幸福快乐，全抛一片心，甘当孺子牛。教师对学员要充满爱心，表现在认真备课、和蔼可亲地讲课、时时刻刻关心学员的冷暖。学员就是我们服务的对象，我们心中的上帝。例如，尽管笔者对教材滚瓜烂熟，但是课前笔者仍旧不厌其烦地备课，并从报刊杂志上摘录、补充新的材料、新的观点。又如，有位女学员刚上课就头晕、心悸，手握笔不稳，笔者知道后说她可能脑梗，别上课了，快到医院就医。后来她告诉笔者，据医院诊断，果然是脑梗，若延迟就医，后果不堪设想。再如，有位学员膝关节炎发作，笔者立即在课间休息时为她针灸膝眼等穴，立竿见影，保证轻松地听课。爱，要贯穿上课的全过程。

2. 科　科学论述，言之有据。中医保健课的教学内容，包括教材，必须符合科学性，必须符合唯物主义辩证法，决不能滥加发挥，走向唯心主义的泥潭。有人教学易经，居然在课堂上讲贴几个阿拉伯数字在患者身上即可消灾治病,这是对易经的曲解,也是不科学的。试问,一个人患急性化脓性阑尾炎,你贴什么数字?科学性,是教材的灵魂。2001年和2002年,先后由上海科学技术出版社出版了笔者主编的《中老年经络保健入门》和《中老年食疗养生入门》两本书。它们成为笔者的教材和辅助教材。为了符合科学性原则,笔者讲五脏六腑和病因病机时,既讲中医观点,又讲西医观点,进行科学而全面的分析。例如,有一次中央电视台有位针灸主任医师讲到面瘫的发病机理时,指出是"外受风寒"。笔者问学员对吗?有的说对,有的说不对。笔者再问:"你们淋了雨,受了风,是否一定口眼歪斜?"大家纷纷说:"不一定,要看抵抗力。"笔者说:"人体自身抵抗力,又称免疫力,属于中医讲的正气,《黄帝内经》指出:'正气存内,邪不可干。'面瘫的内因是正气虚衰,外因是外受风寒,外因通过内因而起作用。正如鸡蛋在一定的温度下可以孵出小鸡,而石头在任何温度下都不能孵出小鸡。内因是决定性的因素,外因是辅助性的因素,缺一不可。何况西医学认为,面瘫有周围性面瘫和中枢性面瘫之分。中枢性面瘫与脑的病变有关,属于中风范畴。"这样,学员对面瘫病因病机有了较全面的认识。总之,对任何疾病的概念、症状、病因病机、治疗、预防等,都要有科学的解释。

3. **趣**　生动形象,深入浅出。经络理论,是一个比较艰深难懂的课题。如果讲得高深莫测,或者干巴巴地引经据典,那么学员不打瞌睡才怪呢!学员的文化程度高低不一,如果照本宣科刻板地解释《黄帝内经》的条文,那么,文化程度较低的学员很难接受。要生动形象,教师必须学习运用一点修辞手法,如比喻、比拟、夸张、对比、排比、借代、反复、设问、反诘等。例如,笔者把经络比喻为河流、铁路,把穴位比喻为码头、站头。大站,就是重要穴位;小站,就是次要穴位。笔者在黑板上画了一棵树,树上有纵行的大的枝干,如经脉,人体主要有十二经脉和奇经八脉;有横行的小的分支,如络脉,分浮络、别络、孙络三种类型。谈到肾经,笔者指出肾在五行中虽属水,但具体分析,却是水火之脏。为了讲清阴虚火旺和阴盛阳衰两种截然不同的病证,笔者在黑板上画了两只锅分别放在两只炉子上。其中,一只锅里装满了水,甚至于溢出来,而炉子里火力不足,这就是阴盛阳衰,易于导致水肿腹胀;另一只锅里水寥寥无几,却热气蒸腾,炉子里的火较旺,这就是阴虚火旺,易于导致五心烦热,午后潮红,晚上出盗汗,更年期综合征常有此症。这样一来,学生对阴虚火旺和阴盛阳衰记忆深刻,一目了然。有时还可以讲故事、编口诀、摆案例以加深印象,便于学员理解。

4. 操 课前做操,强身安静。每次上课前,笔者都要带领学员做经络操(拍手操、颈椎操、腰椎操、梳头操等)或放松功。其目的有三:(1) 巩固经络穴位知识;(2) 锻炼身体,增强体质;(3) 使得学员安静下来,开始听课,不用您喊:"不要讲话了! 安静! 安静! 现在上课了!"

5. 复 当堂巩固,课后复习。笔者经常告诫学员要重视课外复习,千万不要学东北老熊摘苞谷,左前爪摘一个夹在右胳膊下,然后右前爪摘一个夹在左胳膊下;如此反复,摘一个,丢一个,最后带回去的只有一个!

每堂课前,应简要复习上堂课的内容,练习题,结束总结。笔者鼓励学员课前复习,课后做作业。要牢记大教育家孔子的教导"温故而知新""学而时习之,不亦乐乎?"笔者在每堂课前巩固复习上次讲课内容,每堂课结束前总结当天的讲课内容,并布置练习题。因此,学员养成了复习之风。

6. 实 联系实际,学以致用。结合笔者教学 40 年与临床医学实际,联系学员经络应用的实际,使学员感到经络疗法看得见,摸得着,格外亲切,真实可信。如讲到曲池穴能抢救休克患者时,介绍自己抢救某锡剧团团长的经验;讲到阳明经在治疗面瘫中的作用时,介绍自己 2012 年在上海到新疆的列车上治疗一位列车员的故事;讲到耳尖放血能退热时,举出自己仅仅两小时将孙女发热由 40℃ 退到 37℃ 的故事。学以致用,正是老年教育的宗旨、精髓和魅力所在。笔者积极鼓励学员给亲朋好友治病,鼓励学员给社区居民、旅游伙伴宣传经络理论知识并治病。笔者布置作业叫学员写出自己应用经络治病的心得体会,将其中佼佼者心得编订成册,并加上笔者的评语,让学员互相交流。选择最优秀的三十多篇学员医案,编在笔者的教材《中老年经络保健入门》中。用学员的范例教育学员,更容易让学员接受并模仿,而不会认为经络疗法高不可攀。

7. 扬　表扬先进,培养典型。循循善诱,坚持正面教育,不对学员不到之处公开地横加指责。一旦发现班级中涌现的先进苗头,如认真做笔记、认真做作业、旅游时抢救心肌梗死患者、积极为亲友或社区居民治病等,就当堂公开表扬,号召大家向先进学习。这使大家学有典范,还使先进更先进。

8. 榜　以身作则,做出榜样。教育者必先受教育,正人必先正己。教师自己必须以身作则。例如,笔者叫学员重视体育锻炼,笔者自己就每天坚持锻炼,坚持做经络操和放松功,甚至于乘车时也坚持休息与锻炼;笔者叫学员少吃药,自己就一年四季不吃药;笔者叫学员建立健康的生物钟,自己就准时吃饭、准时大便、准时睡觉、准时起床;笔者叫学员应用经络疗法治病时,自己就带头为亲友、为学员治病。在课堂上,笔者经常给学员演示经络疗法,用推拿、刮痧、拔罐、艾灸的方法治疗颈椎病、肩周炎等疾病,并逐一解释。

9. 简　长话短说,言简意赅。大道至简,讲课要重点突出,提纲挈领。切忌啰唆繁杂,洋洋数万言,不着边际,使学员听了如入九霄云外,丈二和尚摸不着头脑。有时一个观点,可用一个字或几个字概括,这样可使学员易于理解,易学易记,过目不忘。例如,笔者讲推拿的十大基本手法时,就用四个字概括每种手法的特点和操作要点:按法——点的起落;摩法——圆的按摩;推法——线的移动;拿法——两指抓起;揉法——转动轻揉;捏法——两指捏起;颤法——快速抖动;打法——拳扣掌击;滚法——握蛋滚动;擦法——来回轻擦。以推法来说,两点决定一条直线,无论指推,还是掌推,都必须从甲点移动到乙点,这就是推法的本质。学员易于听懂,也易于操作。再如,膀胱经穴位最多,难记,笔者就编成简单易记的口诀记住主要的俞穴:"三五七九十,肺心膈肝胆,脾胃三,肾气大关小。"三,肺俞,即第3胸椎下旁开1.5寸;十,胆俞,第10胸椎下旁开1.5寸;脾,脾俞,第11胸椎下旁开1.5寸;肾,肾俞,第2腰椎下旁开1.5寸……依此类推。背好这口诀,一下子就记住13个穴位。另外,肺与心之间是心包,在第4腰椎下旁开1.5寸。气,是气海俞;关,是关元俞。当然要先明确:颈椎7节,胸椎12节,腰椎5节,骶椎5节。

10. 互　积极互动,鼓励问答。教学方法以讲述法为主,适当运用谈话法。上课时,切忌唱独台戏,要腾出一点时间鼓励学员提问,及时地、正确地回答问题。也要及时发现苗子,让学员现身说法,介绍自己经络应用的经验体会。学员的提问,可使教师了解学员的理解程度,以便补其不足;还可巩固复习课堂教学内容。有一次,笔者出了一个脑筋急转弯的问题:"曲池穴能调节血压,重重地掐,升压;轻轻地压,降压。赵老先生平时收缩压220毫米汞柱,舒张压120毫米汞柱。今日突然晕厥。试问,如何刺激曲池穴?"一举手,全班形成一半对一半的态势,争论十分激烈。笔者慎重指出,具体情况做具体分析。晕厥时,血压为零,应当升压,用泻法,重掐曲池穴;待苏醒后,再慢慢降压,用补法,轻按曲池穴。这便于学员灵活掌握课堂教学内容。

多年来,笔者在上海老龄大学、上海市退休职工大学、交大老年大学、宝钢老干部老年大学、静安老年大学等从事中医经络与食疗教学。由于笔者重视教学质量的提高,所以深获广大学员的欢迎。经络班报名争先恐后,报到名的如获至宝,如获彩票;上课出勤率高、全神贯注率高;课后复习率高、学以致用率高。学员们纷纷说:"我好久没有听到这么好的课了。""我们的健康长寿多了一层保障。""感谢周老师把经络课上活了!"

(原载于2014年1月《探索与思考》论文集)

六、学以致用是老年大学教育的精髓

老年大学有许多班,教师各有各的任务。舞蹈班、书画班、歌咏班、钢琴班,必须教会学员跳舞、写字、绘画、唱歌、弹钢琴,在艺术的氛围中丰富精神文明生活,愉悦感情,使自己和他人得到美的享受;经络班、刮痧班、推拿班,必须教会学员运用中医理论、技术进行自我保健,促进自己和他人健康长寿。学以致用,正是老年大学教育的精髓所在,魅力所在,宗旨所在。

笔者结合自己在老年大学经络养生班的教学实践,谈谈一个教师如何更好地运用并坚持学以致用的原则。

(一) 首先要解决学员学什么的问题

笔者编写的教材,讲授的课,遵守以下原则:

1. **循序渐进的原则** 要由浅入深,由此及彼,去粗取精,去伪存真。经络班,四个学期授完:第一学期,授十四经,打基础,像为盖高楼大厦打地基;第二、第三学期,授经络治病养生,像盖高楼大厦;第四学期,经络提高班,像为高楼大厦封顶并装潢。

2. **遵守内容科学的原则** 不能曲解《黄帝内经》和《易经》,不能打着几千年中医学的招牌讲伪科学,宣传迷信,宣传宿命论,宣传唯心主义哲学观点。

3. **遵守从学员生活与要求出发的原则** 经络治病养生不能讲怪癖的疾病,高深莫测的疾病,而必须重点讲授常见病、多发病,学员所关心的疾病。例如,肩周炎、颈椎病、心悸、泄泻、咳嗽、不寐、腰痛、便秘、癃闭、感冒、冬病夏治、头痛、血证等。

4. 遵守提纲挈领,脉络清晰,简明扼要地编写教材的原则。

5. 遵守图文并茂的原则　例如,第一学期,要有两本教材,一本是十四经循行路线、穴位及主治的文字教材,另一本是十四经图谱。

(二) 正人必先正己,教师必须带头学以致用

榜样的作用是无穷的。例如,笔者教学员经常做放松功,自己在上课前、乘车时、睡觉前都做放松功;笔者教学员可以耳尖放血退热,其7岁的孙女发高热达40℃时,笔者为之耳尖放血,当晚就恢复正常;笔者教学员重视运动、积极运动,这有利于经络的循行,防治疾病,自己就这样想、这样做的,如到达学校前,经常走一站到两站路,经常到人民公园和静安公园锻炼身体,即使在等车时也在原地跑步。

(三) 要教会学员如何应用书本知识解决实际问题的技能和方法

为此,笔者特别开讲一个章节: 常用中医疗法。笔者用顺口溜的方式,生动形象地介绍了针灸、艾灸、热熨、捏背、刮痧、拔罐、按摩、导引等各种治法、疗效、治病机理及注意事项。上课时进行操作演示,让学员模仿操练。例如,悬灸,以拇指和食、中指捏艾条,小指抵患处附近,点着的灸条离患处为2厘米,始终保持等距离。这既有疗效,又不烫着患者。有位学员学习后,激动地说:"就凭这一点,就值一学期学费。"

(四) 鼓励学员巧妙而牢固地掌握穴位,更好地学以致用

笔者经常对学员说:"经络是中医学的瑰宝,我们绝不能把她当花瓶供起来,连声说'好花,好花! 关键在应用。'用了,会加深对经络理论知识的理解;用了,会造福于自己、亲友和社会大众;用了,会感到其乐无穷。你们在我面前是学生,到外面要当老师,传播经络养生

保健知识。"学员这样听了,也这样做了。孙金根学员说:"今年9月,一天晚上11点钟,我爱人开始胃痛,12点加剧。她叫醒了我,让我送她到医院。我说先让我用经络治疗一下,不行再去。首先按揉胃经的足三里,再循经按揉梁丘穴,接着按揉脾俞、胃俞,后来胃痛减轻了,第二天胃痛消失得无影无踪。我爱人激动地说'经络治胃病真灵!'"竺志妙学员说:"今年11月初,我孙子发高烧39度,不能上学。我就决定用老师教的耳尖放血法降温。一小时后,降到38.4度。医院给的药,我没让孙子吃。我再给他推天河水,敲打足三里、背俞穴,让他睡觉。第二天,体温36.8度,完全正常,就去上课了。一直到今天没有复发。我深深感到经络治病的优越,我尝到了甜头,真的很开心。我要感谢老年大学,感谢周老师,给了我这么好的知识。"陆七妹学员说:"今年10月,我爱人摔了一跤,头、颈、肩十分沉重、酸痛。我立即在他的大椎及阿是穴上刺络拔罐,拔了3次就好了。经络治病养生,已成了我日常生活中的保健医生。"华龙民学员在校刊上发文说:"我爱人血压升高至210/140,我用周老师教的经络知识,按摩曲池和太冲穴,血压很快降下来了。我非常感谢周德教授,他用渊博的知识和无私的奉献,教育了我们。经络学习,让我们大家看到了夕阳红。"

老年大学的学员一般年纪较大,理解能力强,记忆力差。经络穴位较多,十二经有365个穴位,若加上任脉、督脉、经外奇穴、新穴,则有1 200多个,如何能让他们记牢?不记牢又如何应用?

笔者应用如下方法:

1. **抓住重要穴位、常用穴位讲授** 如四总穴、八髎、八邪、八风、肩四针等。

2. **反复教** 教会学员应用同身寸法、骨度法、简易取穴法、自然标志法取穴。

3. **图解法** 在黑板上画简明易懂的图,点明穴位所在的位置,如耳门、听宫、听会等。

4. **现身说法** 请某位学员上讲台来做"模特",在他身上点示风池、太阳、印堂、翳风、肩髃、曲池等。

5. 编口诀　如记住膀胱经的腧穴,既多又难,笔者就让学员先记住颈椎 7 节、胸椎 12 节、腰椎 5 节、骶椎 5 节,再编口诀让学员记住:"3、5、7、9、10,肺、心、膈、肝、胆、脾、胃、三,肾、气、大、关、小,嘭! 师兄包膏肓。"肺俞,在第 3 胸椎棘突下旁开 1.5 寸。其他背俞穴为心对 5、膈对 7、肝对 9、胆对 10、脾对 11、胃对 12、三焦对腰 1、肾对腰 2、气海对腰 3、大肠对腰 4、关元对腰 5、小肠对骶 1。这样,学员可以在较短时间里记住 13 个穴位,而且不易忘记。

6. 介绍迅速找穴位的方法　例如常用穴位至阳在第 7 胸椎棘突下,命门在第 2 胸椎棘突下,如何迅速找到? 笔者在黑板上画人背后的两个肩胛骨,将其下端连线,即平第 7 胸椎;又画能稳住裤腰带的腰后的两个髂骨,将其顶端连线,即平第 3 腰椎,在其上面一节即为第 2 腰椎。

(五) 学以致用的途径多种多样

1. 课前带领学员做经络操　如颈椎操、肩周操、鼻炎操、头面操等。颈椎操牵涉到风池、肩井等穴,肩周操牵涉到肩髃、肩髎等穴,鼻炎操牵涉到迎香、鼻通穴等,头面操牵涉到印堂、太阳等穴。笔者还自创了周式放松功,简单易行、易学的气功。它牵涉到 14 条经络的循行,即大周天和小周天。学员不仅掌握了这一气功,而且大致明白了经络的循行路线,促进了身心健康。

2. 鼓励学员用于自身保健　在上课时,笔者曾指出东北老熊摘苞谷的可笑之处,它摘一个,丢一个,摘了一百个,最后带回去的只有一个。笔者经常告诫学员要牢记孔子的话"温故而知新""学而时习之,不亦说乎"。复习的最好方法是学以致用,在应用中学懂经络。而应用要从自己做起,用经络来自我保健。例如,陈伟娜学员说:"我患美尼尔氏综合征 50 多年了,每次发作时,不是就医吃药,就是卧床休息。学习经络治病后,我用力擦整个头部,重点擦百会、四神聪、头维,擦得头皮微微发热,直至症状缓解。此后,我再也没有因为头痛、头晕而就医吃药或者卧床休息了。"谢咏絮学员说:"我常年便秘。经老师讲解后，我按摩支沟穴，使大便通畅了很多，痔疮也不经常发了。"

3. 鼓励学员为亲友治病 笔者常对学员说："你们在我面前是学生，到外面却是老师，是不穿白大褂的医生。"关忠兰学员这样听了，也这样做了。他说："在家里，我已经是经络养生的推广者。谁感冒啦，谁胃不舒服啦，不用吃药，我就教他们按按穴位。我希望把我学到的基本知识，快乐全家。我能学到经络养生的基本知识，得感谢周德老师深入浅出、学以致用的教学方法。"杨敏华学员说："我的孙子今年 12 岁，经常出鼻血。一旦出鼻血，我就很心痛，带他到五官科医院去看，吃过很多冲剂，还烧灼过，但不久又复发了。我请教了周老师，应用上病下治、引火下行法，即用生姜擦涌泉穴，用纱布包捣碎的大蒜泥放在涌泉穴，外用塑料薄膜加以固定。敷了 2 次，已经不再出血了。孙子也很高兴。"

4. 鼓励学员为社会大众服务 笔者曾在上课时讲述 2008 年 9 月从上海到乌鲁木齐的火车上的故事。当广播中提到有患者需要医生时，笔者自告奋勇地前去，为一位面瘫的列车员针灸，取得了显效，又为同车 45 位乘客义务诊治疾病，直到终点站。笔者的学员也模仿笔者的做法。罗昌渠学员有一次在奔赴北京的火车上，大约晚上 11 点多钟，突然听到广播说在第 5 节硬座车厢有位乘客发病，全身抽筋发抖，希望医务人员立即到第 5 车厢救治。他想去看看急救情况，来到第 5 节车厢。只见一位老大妈抱着十二三岁的小男孩，男孩全身抽搐不停，老妈急叫救命。旁边已有一位年轻的女士正在为小孩针刺穴位，她双手发抖，刺不准穴位。她说，这里没有医生也没有药，自己是刚学的护士。他走近护士说："我不是医生，但学过一点针灸，我是搞医疗仪器的。我来吧!"护士把针交给他。他就为男孩针灸人中、中冲、内关、曲池和足三里，针后抽搐立即停止，恢复正常。笔者的学员们，在社区、旅游团、公园，都有用经络养生的理论知识和技术为人民服务，救死扶伤，治病救人。

总之，老年大学的精髓，老年大学的魅力，老年大学的宗旨，就在于学以致用。教了不用，等于没教；学了不用，等于没学。作为教师，不能让学员眼高手低，而应当不仅教会他们必要的理论知识、技能技巧，使他们学懂、听懂，而且要使他们能应用于实践，解决实际问题。

健康长寿是老年人最关心的课题，在这方面笔者愿意鞠躬尽瘁，奉献自己一切力量。

（原载于 2010 年 4 月《上海交大老年大学校庆十周年论文集》）

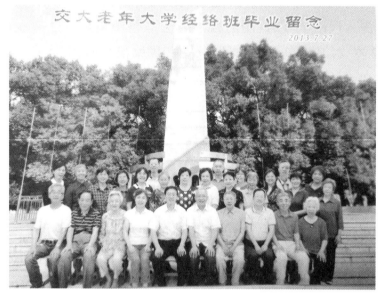

2013 年 7 月 27 日周德和交大老年大学师生合影。第一排右五为周德，左五为倪浩校长。

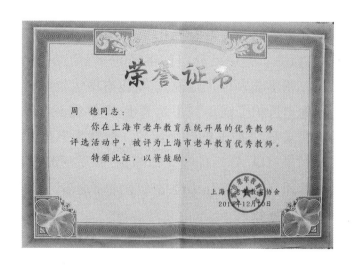

七、论老年大学教材的标准化

目前,我国大中专院校均有系统的、标准化的教材。但是,老年大学成立较晚,经验较少,其教材有些滞后,无法满足老年教育的需要。主要表现在课程名称多样化、教材不统一、非标准化、五花八门。任课教师可以你敲你的锣,我打我的鼓,张三这样说,李四那样讲。有的人凭嘴说,有的人印讲义,有的采用自己编写的油印小册子,有的采用正规出版社发行的教材,不一而足。有些教材杂乱无章,错误百出;有些教材缺乏科学性,错误解释祖国的传统文化,宣传唯心主义观点,宣传宿命论等。

过去是百花齐放、百家争鸣时期,如今是到了规范化和标准化的时候了。最近,有关教育部门特别强调评选优秀教材,足见领导的重视,值得赞扬。如果教育部(局)牵头,有关领导能一鼓作气,组织一定的人力、物力,聘请资深的专家和经验丰富的老年大学的教师组成精干的班子,花一定的时间和精力,在评选出的优秀教材的基础上去粗取精,去伪存真,加工提高,编成统一的、标准化的教材,那将对老年大学教育质量的提高、老年教育事业的发展功德无量、贡献巨大。千里之行,始于足下。我们要一步一个脚印,脚踏实地,教材需要逐步地、分批地完成。我们要花大力气,借鉴大中专院校编撰教材的经验。

我国已进入老龄化社会,目前上海 60 岁及以上的老人已经占据上海市总人口的 1/4。老年人需要老有所学,使生活更精彩、身体更健康、精神更愉快,老人更延年益寿、小辈更放心。人口老龄化发展形势要求上海带个好头,编写标准化的老年大学教材。这是时代赋予我们的重任。号角已吹响,我们还犹豫什么,该果敢行动了!

如何编撰好统一的、标准化的教材?在此,笔者将通过 2011 年上海科学技术出版社出版的、由本人主编的《中老年经络保健入门》这本经络教材进行具体剖析。

(一) 正名

要确定正确的课程名称,做到规范化。笔者是教经络学的,在多所老年大学授课,不同学校用不同的课程名称,例如,经络疗法、经络穴位养生、经络保健、经络养生等。这就要求采用一个统一的名称。笔者个人认为,以"经络保健"命名为好。

(二) 成立一个编撰教材的团队

这个团队要由领导、教师、专家、出版社编辑组成。领导起协调组织、保障资金作用;教师最好能选择撰写优秀教材的教师,他们具有丰富的教学经验,能使教材更加切合实际;专家重点审核教学内容的科学性、权威性;出版社编辑重点策划书的合理排版、美工插图、字体大小深浅。考虑到老年人的视力,一般字体要大一些。

(三) 对编撰统一教材的要求

1. **科学性**　这是教材的灵魂。不能把封建糟粕、伪科学、宣传唯心主义的垃圾内容塞进教材。例如,有人讲《周易》时断章取义、任意曲解、天花乱坠、胡编乱凑,夹带着讲算命,玩弄数字概念,叫学员在身上贴数字的方法来治疗疾病,这就违背了科学性的原则。为了帮助学员加深对脏腑学说的理解,笔者在自己主编的《中老年经络保健入门》一书中,不仅讲解了中医的观点,还讲解了西医的观点,使学员对经络保健有全面的认识和科学的理解。

2. **系统性**　教材要具有系统性。内容要由浅入深,由此及彼,前后衔接,互相关联,后浪推前浪,逐步加深。基础知识、基础理论、基本技巧要先讲,然后讲解具体应用。编教材像盖房子,先打地基,再

食经药秘典
——周德科普文集

往上面造房子,最后盖屋顶,还要进行室内装潢。各章节前面有引言或导读,中间是主要内容,后面要有练习题。笔者在主编《中老年经络保健入门》一书时,除科学性外,特别注重系统性。例如,全书先讲十二经络和奇经八脉,再讲经络治则、取穴、子午流注以及针灸、拔罐、刮痧、推拿、足疗等经络疗法,再讲采用经络疗法治疗常见病、多发病。具体讲解经络疗法治病时又分五个方面层层剥茧:概念、症状、病因病机、治疗、预防,最后是练习题。每一章节麻雀虽小,五脏俱全,前后顺序,不容颠倒。这一教材可学 2 学年(4 个学期),每学期32 教时。第一学期讲解十二经络和奇经八脉;第二学期讲解经络基础知识,包括经络治则、特殊穴位、常用的简易经络疗法;第三、第四学期讲解运用经络疗法治疗常见病、多发病。

3. **通俗性** 老年人文化程度参差不齐,故教材语言要大众化,通俗易懂,便于接受。如果道理很深却非讲不可,也要采取深入浅出,多打比喻的方法讲解。千万不要故弄玄虚,高深莫测。

4. **趣味性** 教材要适当增加一些激发学员学习兴趣的内容,提高学员阅读的积极性。例如,我们把子午流注称作时间的生物钟,把五输穴比喻成水流的大小。五输穴为十二经在肘膝以下的五个特定穴位:井穴,如源泉之水刚冒出来;荥穴,如山间潺潺的小溪;输穴,如哗哗的小河;经穴,如滔滔东去的大江;合穴,如无风三尺浪的咆哮的大海。

5. **实用性** 学以致用是老年大学教育的精髓和宗旨所在。例如,《中老年经络保健入门》一书后面列举了 30 个教师和学员采用经络疗法治病的典型医案,供学员模仿应用,作为学员的学习参考。该书后面还附有 DVD 光盘,可由电脑打开观摩,光盘中有笔者研创的周氏放松功和 11 个经络操。通过做操,学员能更好掌握经络和穴位,认识其功用和操作手法。有了这么多医案和经络操,学员反映看得见、听得懂、记得住、用得上。我们还及时把学员的经验体会修改后编订成册,相互鼓励,相互交流。

（四）教材确定后要做好若干善后工作

1. 联系出版社及时印刷出版,保质保量。

2. 积极宣传,大力推荐给各个老年大学使用。

3. 定期组织使用过该教材的教师交流经验,提高教学质量。

4. 不定期组织有关人员对该教材进行修改、补充和完善。

总之,为了提高老年大学教育质量,为了满足老年教育飞跃发展的形势需要,老年大学教材的统一化、标准化势在必行,必须引起各部委领导、各省市政府领导、教育部门、出版部门的高度重视,不能再推诿和耽搁了。我们热切期望、翘首以待。

（原载于 2014 年 1 月《探索与思考》论文集）

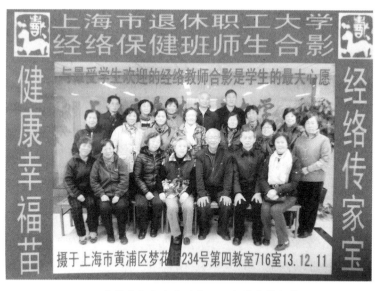

2013 年周德与上海市退休职工大学学员合影

第六章

科普创作篇

一、科普迎春曲

红梅盛开雪如云，
奥运之年春来临。
有道春暖鸭先知，
科普作协肩重任。

救国救民先育人，
强国富民扭乾坤。
科学第一生产力，
科普弹奏科学琴。

往昔峥嵘岁月稠，
今朝繁荣气象新。
亿万神州搞四化，
嫦娥飞升天外行。

笔下生花勤耕耘，
百花齐放孔雀屏。
引吭高歌凌九霄，
更上层楼观美景。

（原载于 2008 年 3 月 12 日上海市科普作协《简讯》）

二、《生命和能》

——阿西莫夫的杰作

阿西莫夫是当代美国最著名的科普作家。从 1950 年出版第一部作品《天空中的水晶》起,他每年平均写六七本书。迄今为止,他已写了近二百部科普书籍和科学幻想小说,成为威震科普文坛的创作大师。阿西莫夫的科学知识是十分广泛和渊博的,他几乎对数理化、天文、地理、生物等各大学科的基础知识及发展史都有全面的了解,这为他的创作提供了丰富的源泉。

《生命和能》是阿西莫夫 1962 年的杰作。属中级科普读物,其主要内容涉及物理、化学、生物化学方面的基础知识。这本书从寻找蜥蜴和岩石、生物与非生物的差别入手,提出了为什么说蜥蜴是活的而岩石不是活的这类问题。接着提出了诸如机器运动和人体运动有什么区别,它们的能量各自从哪里来的问题。食物是怎样为人体提供能量的? 作者通过这些日常人们颇感兴趣的问题,深入浅出地向读者介绍了物理、化学、生物化学的基础知识以及有关的科学发展史、著名的科学家及其成就。

《生命和能》这本书,文字朴实简练,通俗易懂,步步深入,环环紧扣,介绍了与生命有关的力学、光学、热力学、原子理论、有机化学、生物化学和生理学等方面的知识,内容十分丰富。作者善于把枯燥的概念写得生动有趣,把复杂抽象的科学原理形象化地表达出来。这本书逻辑性强,首尾呼应,结构严谨,能使广大读者容易看懂,并扩大眼界,增长知识和才干。特别对青少年读者,这是一部很好的课外科普读物。它可以帮助青少年更好地理解和巩固课堂中学习到的知识,把学到的数理化知识用一根无形的链条系统地串联起来,并引导学生们向更广泛的科学领域去探索。

本书内容编排分为两部分:第一部分着重介绍物理学方面的知识,包括火的重要性、热的测量、运动的粒子、电的线路等十二章;第二部分着重介绍化学和生物化学等方面的基础知识、基本概念以及它们之间的相互联系,包括生命的催化剂、酶的作用、不靠空气生存的生命、根本的能源等十三章。

这本书的结尾,指出了人类对能量的依赖关系。从这一角度出发,计算了世界人口的允许极限,大胆地憧憬了人类在高度掌握能源技术和生命科学的基础上,有可能不再受地球的束缚,而自由地移居到其他星球上,以宇宙为家。这可能是科学幻想,也为人类描绘出一幅未来的宏伟图景。本书可作中学教师、青少年学生的课外读物,也可供大学低年级学生及对数理化有兴趣的广大读者阅读。

(原载于 1981 年第 1 期嘉定图书馆《图书通讯》)

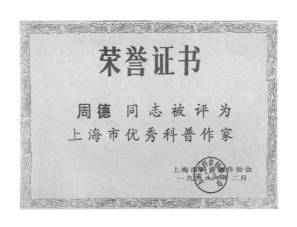

荣誉证书

周德 同志被评为
上海市优秀科普作家

上海市科普创作协会
一九九六年十二月

三、正业辨

有位热心于科普工作的医生,在工作之余写了不少医学科普作品。可是,医院领导却批评他"不务正业",对他从事医学科普宣传不积极支持。类似的情况,在其他行业中也有。

其实,医生上班看病,固然是正业,而写医学科普作品,向群众宣传医药卫生知识又何尝不是正业呢?你想,广大群众提高了医学知识水平,懂得了防治疾病的道理,能够防疾病于未然,既保障了健康,又减轻了医院的压力,节约了医药开支,这不是医务工作者的正业又是什么呢?

科普和日常业务应该是一家,希望我们的某些领导能够明白这个浅显的道理,积极支持有志于科普宣传的同志。如果再说人家是"不务正业",人家可要说你是"不懂正业"了呢!

(原载于 1982 年 3 月 25 日《新民晚报》)

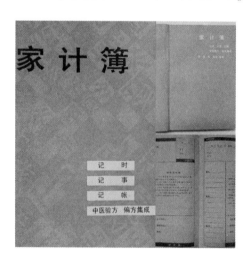

四、谈科学小品的特点和发展史

小品是散文的一种,类似西方的随笔,是承载我国优良传统的一种自由体短文。科学小品,是以科学为题材的小品文,它是科学与文艺相结合的一种边缘体裁。因此,它既具有科学性、思想性,又具有艺术性,是科学、美学与哲学联姻的产儿,是知识、诗意与哲理的合金。茅盾的《白杨礼赞》文学性较强,茅以升的《中国的石拱桥》科学性较强,陶铸的《松树的风格》哲理性、思想性较强。这说明不同作者所写的科学小品,其科学性、思想性和艺术性各有侧重点。

(一)现代科学小品始于五四运动,培养了我国最早的一批科普作家队伍

我国现代科学小品始于"五四运动"。鲁迅先生曾说,"五四"以来"散文小品的成功,几乎在小说戏曲和诗歌之上",这散文小品自然也包括"科学小品"在内。如,林语堂以"自我为中心,以闲适为格调"的小品文杂志——《人世间》。陈望道则反其道而引之,办起了"是匕首,是投枪"的小品文杂志——《太白》;很多早期优秀科学小品就发表在该杂志上。"科学小品"这个词,20世纪30年代开始在我国出现,人们进一步认识到"科学小品"是"用轻松愉快、浅显易懂的文学笔调来撰写富有趣味的科学短文"。这些科学小品,既继承了祖国文学的优秀传统,又吸收了西方科学文化营养,形成了具有鲜明的民族特色和现代科学的小品特色。写作科学小品的作者不断涌现,"五四"新文学运动组织和培养了我国最早的一支科普作家队伍,如董纯才、高士其、周建人、艾思奇、贾祖璋等脱颖而出。

1931年陶行知开展了中国现代史上第一次大规模的科普活动，这就是著名的"科学下嫁运动"。陶行知特地把董纯才招来一同筹划。自然科学园开办后的第一件事，就是通过编写出版100种《儿童科学丛书》。董纯才当年撰写了《苍蝇与瘟疫》《水族相养器》《螳螂生活观察》《鸟类迎宾馆》《蚯蚓》等6册。第二年，即1932年，"科学下嫁运动"的规模和影响逐渐增大，这一年董纯才接着撰写了儿童科学丛书10册。在以后编写农民知识课本的同时，还创作了《动物大观》《植物大观》《科学新知》《自然研究》等儿童科普读物几十种。

1932年在陶行知的倡议下，用他与董纯才等人的稿费创办了一所函授性质的科普学校——儿童科学通讯学校。学校讲义靠自编。

这一年，高士其也加入了自然科学园的儿童科学通讯学校，积极进行科普创作。1925年高士其赴美留学，在一次细菌试验中意外感染脑炎病毒造成瘫痪。1930年回国后，以科学小品文为武器，投入爱国救亡运动，写出了"菌儿自传"和"抗战与防疫"等众多优秀科普作品，后来被集撰为科学小品集出版。高士其成为我国科普事业的先驱和奠基人，是中国科普界的一代宗师。

（二）新中国的建立带来科学小品的第二次繁荣

我国科学小品第二次繁荣的时期出现在新中国建立以后。当基本上完成了对生产资料所有制的社会主义改造，党和国家吹响了向科学进军的号角，把工作重点转移到技术革命和社会主义建设上来。这时期老科学家撰写科学小品盛况空前，也出现了一批写科学小品的新作家。后来，以《燕山夜话》为代表，一些科学小品向狂热的主观唯心主义思潮作斗争，表现了鲜明的辩证唯物主义观点。可惜这些佳作，在十年浩劫中被当作"大毒草"，遭到摧残的厄运。

（三）科学小品的第三次繁荣时期

我国科学小品第三次繁荣的时期是在党的十一届三中全会以后。党中央作出了把工作重点转移到社会主义现代化建设上来的伟大战略决策,科学小品如枯木逢春,再次复苏,起着不可忽视的"轻骑兵"的作用。在中国科普作家协会支持下,1983年至1986年,全国十多家晚报两次联合举办科学小品征文活动,对推动我国科学小品的创作起着不可低估的积极作用。这是一次科学小品的大普及、大宣传的群众性活动,是催春的战鼓。

科学小品之所以受亿万人民欢迎,就因为它是迅速输送当代科技信息的载体,它篇幅小、通俗易懂,便于人们在较短时间读完,而且有趣味、有文采、有新意、有事实、有依据、科学性强。在信息爆炸的时代,科学小品这种短小精悍的科学文艺形式,就更加广泛地融入人们的生活中来了。

时代赋予科学小品的使命不仅是传递知识,而且必须同时将人们在创造和处理信息过程中迸发出来的智慧,及时地传递给人们。

(四)时代赋予卫生科普工作者的要求

作为卫生科普工作者,我们必须懂得学会并熟练掌握科学小品的写法,学写出人们喜闻乐见的短小精悍的医药卫生科普小品。

为此,就要求我们:1. 对自己所要传播的医药卫生科学知识,不能一知半解,而要深刻理解,掌握其中规律性的东西,以便增强文章的知识性和科学性。2. 不仅仅停留在介绍单个医药卫生小知识上,而要努力发掘文章的闪光点,注重启迪人们的智慧,做到举一反三、触类旁通。3. 要读一点文学名著,学一点文艺创作方法,能自由运用比喻、比拟、借代、对偶、排比等修辞手法,以提高文章的生动性和趣味性。4. 多读短文,多练短文,注重将原材料去粗取精、去伪存真、由此及彼、由表及里的改造制作的功夫训练,注重精益求精,务必做到小中见大、见微知著,从而写出富有文采的千字文来。

笔者借此文呼吁,愿大家都来学、都来写科学小品,让科学和文学"结婚",让科学小品开出更加绚丽的花朵!

(原载于1986年11月第3期《嘉定卫生科普》杂志)

五、卫生科普连千家万户

从尚未出生的胎儿到寿终正寝的老人,优生优育和健康长寿的问题值得被重视,为此,男女老少可以从卫生科普书报杂志、影视广播等途径获得这方面的知识。从这个角度来说,卫生科普确实连千家万户。

卫生科普与人民切身利益相关。1982 年 1 月 8 日,国家科委与《人民日报》编辑部在上海市召开座谈会,国家科委副主任童大林同志说:"鲁西北种棉花用农药,农民不会用,一个县死了二百多人。"看,本来是杀虫除害的农药,却成了杀人剂! 1982 年 6 月 22 日,《人民日报》发表了农牧渔业部、卫生部制定颁发的"农药安全使用规定"。其实,1971 年农业部也曾颁发过《剧毒农药安全使用事项》。为什么鲁西北的农民还是不会使用呢? 关键是卫生科普没有跟上! 有关部门没有在给农民送去农药的同时,动用一些宣传工具(传单、报刊杂志、影视广播、黑板报等)送去安全使用农药的科普知识。

有些医院领导制定医院规划,汇报医院工作,总结医院经验,老是津津乐道于治病,而对防病则不屑一顾,认为不值一提。您若热衷于科普宣传,他们则认为是"不务正业"。笔者曾在 1982 年 3 月 25 日《新民晚报》上写道:"其实医生上班看病,固然是正业,而写科普作品,向群众宣传医药卫生知识,又何尝不是正业呢? 你想,广大群众提高了医学知识水平,懂得了防治疾病的道理,能够防病于未然,既保障了健康,又减轻了医院的压力,节约了医药开支,这不是医务工作者的正业又是什么呢?"例如,一个专门销售黄泥螺的单位,一天要销售数千斤。集贸市场上也有人出售死蟹、死黄鳝，于是各种报刊杂志以科普文章形式指出食用不洁的小水产和死蟹、死黄鳝会导致肠道传染病和食物中毒。当群众懂得这些科学道理后，集贸市场的死蟹、死黄鳝也售不出去了。笔者看，这些科普文章的威力并不比那些肠道急诊病房威力小！再举一例，某村一头耕牛因腿上脓肿感染死亡，38户农民宰后分食，结果使140人中毒，3人死亡。如果他们懂得患病的死动物不能吃，还会有3人死亡吗？还会有140人紧急送医院抢救吗？看来，医院的领导同志应当重视科普卫生知识的宣传。正因为卫生科普连千家万户，我们写文章时就要求具有科学性、通俗性、趣味性。科学性，是科普文章的灵魂，应当放在第一位，其次才能谈通俗性、趣味性。科学的内容要和优美的形式做到有机的统一。科学的内涵首先是真实，不能弄虚作假、以伪代真。过去，不是有人宣传什么"鸡血疗法治百病""卤碱疗法治百病""红茶菌治百病"吗？真理超越一步就是歪理、就是谬论。其次，科学性要求概念、事实、数据都要正确，不能含糊其辞。有一位工人医生曾在一本中草药科普书籍中看到："夹竹桃的花能治疗心律失常"。由于书中没有将夹竹桃花的药理作用、适应证、剂量等阐述清楚，结果因为她用的剂量过大造成患者中毒死亡。

　　总之，作为一个卫生科普工作者，我们应当感到自豪，感到光荣，同时也感到责任重大。因为我们的事业牵涉到千家万户的切身利益。重担在肩，我们还有什么理由不重视这一事业，不为之而大显身手呢？

（原载1987年第1期《嘉定卫生科普》杂志）

六、抓住主干　刺中时弊

——发人深省的以甲肝为论题的《反思》观后感

　　由李铁群同志撰写的录像片《反思》是以上海市甲肝暴发为中心,提出了一个发人深省的问题,展示了一幅幅触目惊心的画面,抓住主干,刺中时弊,笔触在转变人们的观念上下功夫,无论从内容和形式上,这部影片都是卫生影视创作的新收获。

　　1987 年 12 月,甲肝开始在上海流行。1988 年 1 月,作者已经开始构思这一反思片。起初视野局限于各行各业解决肝炎暴发的具体措施上,后来再扩展到社会大环境的反思上。十月怀胎,一朝分娩,正式定稿在 1988 年 10 月初。这里面包含着作者很多心血! 他们查阅了大量资料,请教了多少医学专家权威,参加了多少大大小小的甲肝讨论会,走访了多少农村、工厂、街道、医院……写了又改,改了再写。作者是饱含对人民健康负责的激情来进行生活哲理的反思的。

(一) 全剧的基调——大卫生观念

　　大卫生观念是《反思》剧本的基调,也可以说是贯串全剧的红线,像人的脊椎与脑干,似房屋的顶梁柱。

　　1987 年 12 月上海市甲肝暴发后果严重,教训沉痛,付出的学费是昂贵的,值得反思的内容有很多。

　　"大卫生"即指卫生工作要与经济和社会发展同步,国家和社会各系统、各部门共同把健康作为保障基本人权、维持社会安定、保护劳动力和建设两个文明的基本社会目标。它是现代卫生工作发展的必然趋势,是医学进一步社会化的产物。《1984 世界卫生组织 A37 号文件》指出"过去十年被认识的第一基本真理是：正如发展本身推动了卫生工作一样，卫生也同样推动着社会及经济的发展，两者需齐头并进。"卫生工作必须纳入国民经济与社会发展的总体规划。日本学者曾批评道："那种靠牺牲民众教育、劳动保护、社会服务、医疗卫生、生态环境等社会进步因素而求得经济指标上升的增长第一战略，其后果是令人失望的。"那种"令人失望"的现象，《反思》一剧深深地触及到了。

某些"长"字号是否知道医疗卫生工作可转化为生产力。例如，新中国成立以来国民生产总值增长部分中，20%以上是因降低死亡率、减少因病缺勤而取得的。我国人均卫生经费是美国的 1/40，但健康状况接近于发达国家，这除了经济政治因素外，主要归功于预防工作。

《反思》尖锐地指出："一些身为领导的'长'字号，当卫生与经济发生冲突的时候，屁股也往往会不自觉地挪向经济的一侧。这些年来，乡办企业有了明显的发展，城镇市场日益繁荣兴旺，然而河水却在变臭，鱼虾却被毒死。看看这些触目惊心的情景吧！上海每天排放江河的垃圾就有 250 吨，粪便污水达 1 000 余吨，其中还并不包括两岸住户随手投入江河的垃圾，以及过往船民天天排出的粪便……"君不见，作为全国十大"财神县"之一的上海市嘉定地区，有 1/50 人口死于癌症，居全国榜首。这是多大的讽刺啊！

《反思》批评了某些人思维的片面性："好比古代寓言《瞎子摸象》一样，看事物只看到一个方面，却不曾理解其整体。难怪当甲肝暴发之际，就有人在报纸上公开点名，要防疫部门承担责任，要卫生部门承担责任。"

卫生不只是卫生部门的事，国际儿童基金会认为，"发展中国家面对每年 1 400 万儿童死于 6 种可预防的传染病的现实，有效的办法一靠技术突破，二靠社会突破，而社会突破是起决定性作用的"。上海同济医大社会医学研究所梁浩材教授指出："去年初，上海甲肝流行，主要原因也是没有抓好社会突破，部门之间没有协调搞好'大卫生'。各级政府部门应高度重视社会预防工作,以改变'瘟神'跟着'财神'走的被动局面。"针对我国现状,他正确地提出要克服卫生工作的"四轻四重"现象——重治疗,轻预防;重上层,轻基层;重城市,轻农村;重卫生部门,轻其他部门。"防治常见病不能单靠卫生部门的力量,要靠社会,要靠各部门的协调行动。……卫生部门必须克服'封闭'思想,树立'人民健康人人管'的思想,组织好卫生工作'统一战线',把部门协调行动作为一种新的战略。"梁教授精辟的见解,正好可作为《反思》一剧的注脚。

为了搞好大卫生,领导层必须牢固树立大卫生观念,各级政府要把卫生工作列入社会经济发展规划之中,各有关部门协同行动,动员广大群众参与卫生工作,按社区原则巩固基层三级医疗卫生保健网,改革卫生保健体制,大力开发和优化卫生资源,为卫生工作立一些法规,以法律形式明确公民、社会有关组织和政府有关部门对防治传染病应尽的责任。

(二) 增补传染病防治立法内容

新中国成立以来,我国传染病防治工作取得了卓越的成就:天花已消灭,古典型霍乱已绝迹,大部分地区人间鼠疫已控制,黑热病、回归热、麻疹、白喉、流行性乙型脑炎等病的发病率大幅度下降;血吸虫病、丝虫病、结核、麻风等病的防治工作也有很大进展,传染病的死因位次已从第 1 位降至第 6 位。

但是,"福兮祸所伏,祸兮福所倚。"有些人被胜利冲昏了头脑,唱出了"今后防病重点应以慢性病为主"的高调,殊不知目前我国传染病的发病和流行情况仍十分严重:

1. 传染病的发病率高,患者数量多,流行地域广。据全国 24 种法定报告,传染病每年新发患者数约 2 000 万。1949—1987 年,有7.83 亿人次患过传染病,约 306 万人死于传染病,目前全国传染病患者数在 1 亿以上。

2. 传染病的疫情极不稳定,不仅容易像甲肝那样暴发,而且一旦流行难以迅速控制。

3. 一些已趋于消灭的传染病又在复发,某些已被控制的传染病又在活化,如性病、黑热病、血吸虫病等。

4. 随着开放及国际交往活动的频繁增加,艾滋病、登革热等新的传染病也将不断从国外输入。

传染病威胁的对象,不是一个人、几个人,而是整个社会人群,因而防治传染病也应是整个社会的共同责任。

传染病防治管理应法律化。这对动员社会各方面、各部门积极参与防治工作,对提高我国人民的身体素质,保护劳动力,建立社会主义商品经济新秩序,促进对外开放,都将起到重要的保障作用。在法律面前,类似毛蚶被污染造成甲肝暴发流行,而各部门互相推诿责任的状况将不会再出现,卫生防疫人员的合法权益也将得到保障,卫生部门的工作将得到全社会的支持,"人民健康人人管"的新局面将会出现。

《反思》结尾提到"法治",可惜一语带过,未予展开。如果能够增加指出卫生立法的重要性及传染病防治立法方面的内容,那就会锦上添花,蓬荜生辉。

(三)《反思》一二合并可更精练

《反思》一:"甲肝暴发,并非偶然"。谈上海存在的卫生问题,如小吃摊不卫生、集体刷马桶、沿河刷马桶并洗菜淘米、江中小便、倒痰盂、卫生经费短缺、环境污染……。

《反思》二:何以小毛蚶能长驱直入上海滩,展现的镜头是个体户卖毛蚶。毛蚶从启东、海门船运浦江之际,一道道关口均未卡住;个体户队伍庞大,红袖章少,卫生系统的管理未跟上;甲肝暴发的前几起中毒事件未引起警惕。提出要加强宣传与法治。

这两部分均谈甲肝暴发的必然性。如果能合二为一,融为一体,本片可能显得更精练而少有拖沓之感。

《反思》四的标题"多一点超前意识,少一点惯性运转"。建议将

"惯性运转"改为"惰性"。因"惯性运转"是中性词,有好有坏,而"惰性"才是贬义词。

建议在《反思》四中指出上海甲肝流行引出的问题至今尚未解决:全国工矿、医院、生活区的污水污物仍源源不断地排入江海,水源保护、资源保护、水产品产销管理等工作在不少地区迟迟未见起步,卫生经费还是奇缺,我国尚无科学的贝类卫生学监测指标和方法……。这些有待全社会重视,共同关心解决。

《反思》四还指出,我国拥有漫长的海岸线,贝类资源十分丰富,仅启东地区就有毛蚶 5 万吨,每年可捕量在 1 万吨左右,应积极进行环境治理,保护食品资源。一开始就将迎元旦的欢乐气氛烘托出来,再显示甲肝暴发的凄凉景象,一喜一悲,对比鲜明,自然引入思索之中。在揭示问题时,将文明与愚昧、先进与落后、卫生与肮脏进行悬殊的对照,给观众留下深刻的印象,久久不能忘怀。

片尾铿锵有力,掷地有声:"人类的伟大在于具有独特的思维大脑,而人类的不足则是那里还有遗忘的角落。千万不要好了伤疤忘了痛!未来的上海应该让全方位大卫生的观念生根发芽!愿人们明天的生活更加健康苗壮!"这样诗歌般的语言,中肯、精练,而又恰到好处。可拍一些这样的镜头:上海医科大学公共卫生学院采用高压消毒手段研制毛蚶罐头,同时进行启东毛蚶净化排毒研究。如果这项研究获得成功,启东每年可供应市场 3 000~3 600 吨可食毛蚶,而每净化一公斤毛蚶只需花 0.04~0.12 元。这总比开水烫一下,生吃毛蚶卫生吧!

关于毛蚶与甲肝的必然联系,是否从医学科学的高度略加论证一下,以加强本片的科学性。

上海甲肝暴发后,上海市人民政府如何行动?上海市卫生局如何行动?上海市卫生防疫站如何行动?上海市医疗单位如何行动?这些内容可放于《反思》二的开头,说明卫生部门在行动。然后再因势利导提出问题:"卫生只是卫生部门的事吗?"这样既肯定卫生部门的成绩,肯定党和政府的重视和关心,又将问题引向深入,过渡自然。

市人大代表的呼声能否放在《反思》四中，即指出现在尚存在的问题之后。

《反思》四要强调"预防为主"的方针，强调警钟长鸣。

《反思》片的特写镜头似应再增加一些，用更多典型事例来反映。

至于片名，应当斟酌一下。古今中外，各行各业，各个系统，各个领域，值得反思的题材，多如牛毛，如果大家都定名《反思》，那岂不千人一帽。

总之，《反思》刺中时弊，为大卫生观念鸣锣开道，为卫生影视题材与体裁的开拓贡献了一份力量，不失为卫生影视的佳作。

（原载于 1989 年第 1 期《上海卫生影视》）

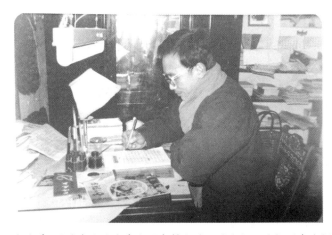

1981 年冬季，周德在上海市嘉定区农村小屋里的台灯下为报刊杂志撰稿。

七、干预生活　引导生活

　　自 1981 年 11 月 26 日起至 1983 年冬，笔者和汪宗俊同志共同创作的科教电视片《怎样鉴别人参、天麻、阿胶》先后在电视台五频道、廿频道、八频道放映过五次。上海电视台科教组胡珂同志曾写信给笔者说"群众反映不错。"

　　这部科教电视片的创作指导思想是干预生活、引导生活。1980年冬，中国药学会上海分会科普工作委员会讨论创作分工问题。会上，笔者就提出要创作科教电视片《怎样鉴别人参、天麻、阿胶》，并陈述了理由。笔者说："一些卖假药的投机贩子，混迹于大街小巷，既骗人钱财，又害人健康，甚至危及生命，我们不能置若罔闻。作为科普工作者，我们有责任拿起笔来，一方面告诫群众不要上当受骗，一方面普及药物鉴别知识，同时也给那些弄虚作假的药贩子一个有力打击。"笔者得到上海医科大学汪宗俊同志的支持，他表示愿意合作。上海中医学院徐辉光教授也当即赞同这个创作打算，并愿当顾问。

　　会后，我们工作的第一步是收集素材。我们得到了上海市药品检验所所长和工作人员的有力支持，他们提供了大量的标本和有关技术资料，并介绍了他们的宝贵经验。我们还到上海市医学会图书馆、上海医科大学图书馆、上海中医学院图书馆等处查找有关鉴别中药的资料。为了掌握一些假药贩子及其恶果的情况，我们还走访一些公安局、派出所和有关工厂，看伪品、看图片，与上当受骗者交谈……，这工作整整花了近两个月的时间。

　　原始材料收集了不少，于是我们就进行去粗取精、去伪存真、由此及彼、由表及里的整理加工，再参阅了一些科教电视片的创作样本,吸取其创作技巧。

　　由于我们原来有一定的写作基础,稿子经过两次大修改就定稿了,于1981年春送交上海电视台审稿。

　　上海电视台科教组编审胡珂同志对来稿非常重视,对原稿作了适当的修改,使之更具有可看性。

　　此剧本为什么要采取一问一答的小故事形式?一是为了更接近生活;二是为了更井井有条,引人入胜;三是为了增加趣味性;四是为了突出中心话题。

　　拍摄工作是在上海市名牌中药店雷允上进行的,上海市药品检验所还提供了一些图片、标本和实物。电影《陈毅市长》中饰演"陈毅市长"的演员也欣然参加了拍摄工作,担任"王师傅"这一角色,其妻饰演"中年妇女"。

　　这部科教片有感而发,源于生活,出于实践,是集体智慧和力量的结晶。作为卫生科普工作者,我们应当从丰富的生活海洋中发掘为人民大众所关注的题材,勇于干预生活,正确引导生活。这就是我们神圣的职责。

　　当然,我们的创作还有许多不足之处,有待改进。

(原载于1989年第1期《上海卫生影视》)

八、新 异 趣

一篇优秀的科普作品,必须具有"新、异、趣"三个特点。中国药学科普的佼佼者——上海医科大学汪宗俊同志,就是运用这三个特点从事写作的典范。

所谓"**新**",就是要反映新时代脉搏的跳动,及时地反映现代科学技术的新理论、新发明、新创造、新成果和新进展。同时,对那些尚处于萌芽状态的新事物也需加以介绍,以激发人们对未知世界的追求和探索,从而开辟新科学、新领域、新局面。

汪宗俊同志撰写的《国内首次发现小儿空肠弯曲菌》《国内首创新型淋巴结显像剂——^{99m}锝—脂质体》《大红枣里的新发现》,就突出一个"新"字,把学术论文转化成科普作品。即使老药,他也注意其新的用法,务必写出新意来而不落俗套。《开卷有益》杂志就特地开辟了一个"古方今用"专栏,自 1984 年第 6 期起,每期连载他的文章。

拿大红枣来说,它是一味传统的中药滋补品,具有补脾益胃、养心安神、缓和药性等功效。汪宗俊同志并不仅仅停留在这一点上,而把重点集中于新的发现上,即 cAMP 和 cGMP。cAMP 名叫环磷酸腺苷,这种物质广泛存在于人体细胞中,起着重要的生理调节作用,如能增强心肌收缩力、扩张冠状血管、抑制血小板聚集,甚至能抑制癌细胞的生长。cGMP 名叫环磷鸟苷,它在人体中保持着一定比例,若比例失调即会患病,如果适当提高 cGMP 的水平,则能使支气管平滑肌松弛而起到平喘作用。他又用中医的阴阳学说,指出 cAMP 和 cGMP 是一对矛盾对立的统一体,前者属阴,后者属阳,"阴平阳秘"则身体健康。他最后呼呼"从大枣入手,进行深入研究,为创制独特的药物开辟新途径。"该文颇有新意,给人以新的启迪,荣获了全国晚报1984年举办的科学小品征文竞赛创作奖。

所谓"**异**",就是在表现手法上要"标新立异"。如果人云亦云炒冷饭,读者就会兴味索然,见之弃之。即使老课题,也要"老店新开",别具一格。

汪宗俊同志的《流行性感冒的简易疗法》就与众不同。他针对一些人对流感抱无所谓的态度,文章一开始就作了历史性的回顾,列举了1918年至1919年流感在全世界大流行的情况。据统计,约有55 000万人发病,2 000多万人丧生。继而由流感病的发现和定型,提出几个值得深思的问题。如流感的流行为什么具有季节性的特点?又为什么过若干年后会引起区域性或世界性的大流行?除咳嗽、打喷嚏外,有无新的传染途径?普及这些知识很有必要。接着,则重点介绍几年来我国研究防治流感的新成果——酸碱疗法,并分析了它的原理和根据,最后附上家庭用药配制法。这样就不落俗套,给人一种清新之感。

所谓"**趣**",就是指语言通俗易懂,生动形象,富于表现力,使人读了兴趣盎然,爱不释手。

汪宗俊同志在介绍新型"载体药物"时,就在纷繁枯燥的术语堆中,弄清基本原理,发现方向性是其主要特点。于是把"载体药物"比作孙悟空,长上火眼金睛,能识别妖怪,专打白骨精——肿瘤细胞;同时,他又把它比作众所周知的导弹,专攻癌细胞。接着,《人癌大战的新曙光》等文章应运而生。《小导弹巧打癌细胞》还荣获《少年科学画报》1982年颁发的"好作品奖"。

汪宗俊同志做到了科学性、知识性和趣味性相结合,如《幻觉世界之谜》《古老动物的新贡献》《人体矿藏巡礼》等,就是三结合的典范。近几年他已发表了两百多篇文章,四十多万字,多次荣获全国和上海的优秀科普作品奖,为我们树立了光辉的榜样。

(原载于1989年3月第2期《开卷有益》杂志)

九、深入浅出 栩栩如生

——评《尘螨与哮喘》

上海科学教育电影制片厂韩韦同志编导的科教片《尘螨与哮喘》（以下简称《螨》片），荣获国家级奖。该片风格质朴，深入浅出，栩栩如生，不愧是一部优秀的卫生科教片。

《螨》片具有一般优秀科普作品的特点：科学性、知识性、通俗性、趣味性。

韩韦同志是上海科学教育电影制片厂一级导演，中国科教电影电视协会常务理事，上海电影家协会理事，也曾兼任过上海科教电影制片厂编导室副主任，然而他并非医生。但是，"天下无难事，只怕有心人""只要功夫深，铁杵磨成绣花针。"从《螨》片创作内容看，韩韦同志收集并掌握了大量医学资料，较充分地了解到尘螨与哮喘的关系，通过视觉形象与听觉艺术科学而生动地加以表现，达到了得心应手、融会贯通的地步。

《螨》片的内容层次是：妈妈拆被，小赵哮喘→医生点明小赵病因，即尘螨过敏→采集灰尘标本，观察尘螨外形→尘螨的生活规律及其与人类的关系→尘螨代谢物的动物致敏性试验→尘螨代谢物被有过敏体质的人吸入支气管和肺部后引起的病理变化→除尘螨外，其他原因也可引起哮喘→尘螨浸出液的过敏试验→防治尘螨过敏的减敏药物和各种有效办法。共计九个部分。

科学性是科普作品的灵魂。《螨》片所表达的内容是医学科学的内容，所讲述的道理是科学的道理。作者由此及彼，由表及里，去粗取精，去伪存真，将科学知识深入浅出地介绍给观众。影片先展示尘蟥的外在特征,进而揭示其生活规律及其与人类的关系,再以尘蟥浸出液给豚鼠做试验,有的豚鼠就会喘得支持不住,引起过敏性休克,从而有力地说明了尘蟥代谢物有强烈的致敏性。如何说明尘蟥代谢物对人体的过敏反应呢?作者巧妙地运用了"动画"生动形象地展现于观众的眼前,例如:

(动画)人体半身。见代谢物吸进呼吸道,进入肺部。

(动画)肺部,代谢物进入支气管,化入两只肥大细胞,见抗体IGE进入画面,叮附在细胞表面。化回肺部,示意支气管处于致敏状态。

接着用"解说词"加以阐明。又如:

(实景合成动画)小赵在桌旁写字,妈妈扫床,见扫起尘蟥代谢物又被小赵吸入呼吸道。

(动画)肺部。代谢物吸入支气管。化入两只已叮有抗体的肥大细胞。代谢物进画面,和细胞上的抗体结合起来。细胞颗粒释放出活性物质,化入肺部。将支气管的一段放大,见管壁水肿,痉挛,黏液分泌增多,管腔变窄,通气不畅。

镜头从小赵胸部拉开,见他哮喘不已。

再以"解说词"阐明。

这种"动画"镜头表达了从人体外观上难以表现的内容,将深奥的病因病理形象化展示出来,可以说是深入浅出的一条有效途径。

为了进一步科学地说明尘蟥浸出液的致敏作用,剧中一女医生给患者做皮试,并予对照比较。在皮肤的一处滴生理盐水,另一处滴尘蟥浸出液,挑刺后观察20分钟后的反应,结果一处阴性反应,一处阳性反应——风团。接着又以鼻腔激发试验、支气管哮喘激发试验来确诊患者的过敏反应程度,这都是切实可行而可信的科学方法。

尽管《蟥》片分为九个部分,但归纳起来,可分为三大部分:提出问题,分析问题,解决问题。第一部分,从小赵哮喘这一生活小事入手,提出一个悬念:"究竟为什么他会喘成这个样子呢?"第二部分,层层深入解剖尘蟥致敏的病因病理。第三部分,指出防治尘蟥过敏的种种办法。这种结构安排，与论说文有异曲同工之妙。当然，论说文偏重于逻辑思维，影视片等艺术作品偏重于形象思维。但是，不等于说艺术作品中不能容纳逻辑思维，特别是科教片更要以逻辑思维为指导，才易于为观众所接受。

科教片切忌片面性。如果把道理讲得绝对化，以偏概全，那就会得出错误的结论。《螨》片作者很注意这一点。例如，作者指出哮喘病发病的原因是多方面的，列举出花粉、真菌孢子、一些动物毛、牛奶、鱼、蛋、虾、蟹等。这样一补充，非但不分散主题，而且更突出尘螨致敏这一科学主题，把问题讲述得更全面。

为了使全片结构更紧凑，浑然一体，作者使用了不少疑问句和承上启下的过渡句。例如：

"究竟为什么他会喘成这个样子呢？……"

"医生：'这样吧，我们现在正在对尘螨进行调查，星期天有空吗？我们到你家去看看好吗？'"

"（解说词）这是粉尘螨，它们的长相差不多。尘螨怎么生活？它和我们人类又有什么关系呢？"

"（解说词）尘螨，它对人类生活有什么影响呢？……"

"（解说词）尘螨能使豚鼠哮喘，也能使有过敏体质的人得哮喘病。"

"一女患者发问，医生，那哮喘病都是尘螨引起的吗？"

"（解说词）哮喘患者是对尘螨过敏，还是对花粉或其他过敏源过敏，这要进行认真检查才能知道。"

——这些疑问句和过渡句的巧妙应用，使观众思路清晰，易于理解，一层进一层，逐步深入。这很值得我们借鉴和应用。因为它避免了结构的松散性，使全片联成一体。

影片人物简单，小赵及其父母、医生、患者等。开头以小赵患病引出悬念，结尾以小赵游泳和人们体育锻炼指出解决问题的根本途径——强身，首尾呼应，形象完整。

总之，作者将小小的尘螨与哮喘的关系讲透了，讲活了，生动形象。《螨》片的优点很值得影视工作者学习并发扬光大。

当然,《螨》片还有一些方面值得推敲。

尘螨过敏除引起哮喘外,还可引起过敏性鼻炎、移位性皮炎等一段,宜放在防治尘螨过敏部分之前。这样可使尘螨过敏的概念更全面,且与上面皮试后出现的风团相连贯,顺理成章,观众更易了解皮炎等反应。

结尾的体育锻炼一节尽量安排开头出现的人物,使首尾呼应更鲜明。可加上这样的内容:"小赵和小朋友们在水中沐浴着阳光游泳,医生们在草坪上做练功十八法,若干老人在打太极拳,小赵的母亲和一些女工在跳迪斯科健身操,小赵的父亲和一些青壮年男子在运动场的跑道上跑步⋯⋯。"

当小赵哮喘发作后,妈妈带小赵去看病,医生连喘得厉害或咳得厉害都搞不清楚,却很快地说:"这孩子发病,经过我们反复检查,初步可以肯定,他的哮喘和尘螨有关,他是尘螨过敏。"这似乎有些突然。先含糊地说"哮喘和尘螨有关",后接着肯定"他是尘螨过敏。"这给人以武断之感,如果先安排致敏皮试等,就显得自然了。至于"他是尘螨过敏"的结论还是放在后面为好。

《螨》片的缺点是局部的、结构处理上的问题,并不影响它的艺术创作成就。综观全局,《螨》片熔科学性、知识性、趣味性、通俗性于一炉,深入浅出,风格质朴,将尘螨致喘的科学道理生动形象地展现给广大观众。《螨》片可说是我国科教片的一个丰硕的果实。

祝愿作者韩韦向新的高度进军!

祝愿广大影视工作者学习《螨》片的长处,创作出更多更好的科教片来!

让我们不辜负新时代赋予我们的重托!

(原载于 1991 年 1 月《上海卫生影视》)

十、科普要重视老年人健康

(一) 科普要重视老年人健康

科普必须关注社会热点,老年人的健康长寿就是一大热点,应该引起广大科普工作者的重视。

首先,这是当今中国乃至世界形势的需要。人口老龄化已成为21世纪一个重大的社会问题和人类发展的主要特征。按照联合国的传统标准是一个地区60岁以上老人占总人口的10%,新标准是65岁以上老人占总人口的7%,即该地区视为已进入老龄化社会。2000年11月底我国第五次人口普查数据显示,我国65岁以上老年人已达8 811万人,占总人口6.96%,60岁以上老年人已达1.3亿人,占总人口10.2%,按国际标准衡量,我国均已进入了老年型社会。然而我国经济发展水平尚处于世界中下水平,老龄化的加速必将对社会经济发展带来巨大的压力。

其次,我国老年群体的健康形势堪忧。据卫生部调查,老年人发病率比青壮年高3~4倍,住院率高2倍,老年人因病和高龄生活不能自理的有1 000多万人。无论从收入水平、生活质量和健康状况,1亿多老年人都是社会上的弱势群体。全社会都应关注并解决老年人的贫困问题和健康问题。

我们的健康究竟靠什么?我们要求的长寿是在健康条件下的长寿,是提高生命质量的长寿。那么,人的健康是由哪些因素决定的呢?四大因素:医疗、遗传基因、社会生活环境、生活方式。世界卫生组织专家认为,总分为100分中,医疗占8分,遗传基因占15分,社会生活环境占17分,生活方式高居60分。全球有1/3的人,不是死于疾病,而是死于不合理用药、不合理的手术。由此看出,21 世纪的健康问题主要是生活方式问题。生活方式包括衣食住行、运动、心理、生物钟、养生保健等诸多方面。

老年人有许多健康误区,需要专家和有良心的、正直的科普工作者重视老年人的健康长寿,帮助老年人具备较高的健商,循循善诱,正面引导,为和谐社会添砖加瓦。

(二) 科普如何重视老年人健康

1. 充分利用老年大学这个平台　老年人上老年大学既可减轻社会养老机构、活动场地和设施不足的压力,又可全面提高老年人的素质,提高老年人的健康水平,从而促进社会的稳定与和谐。有条件的科普工作者应尽量利用这一平台,到老年大学授课,普及科技知识。

我们在教学中体会到,教学要深入浅出,学以致用。老年人理解力强,记忆力差,所讲内容除具有针对性、科学性外,还应具有通俗性和趣味性,讲课切忌高深莫测、深奥晦涩(的语言)。而学以致用,正是老年大学的宗旨、老年大学的精髓、老年大学的魅力之所在。

经络学说是中华传统医学理论,早在 2 500 年前的中医经典《黄帝内经》中就有专门的论述。经络是内联脏腑、外络肢节、运行气血的通路,它有联络、运行、调节、镇痛、强身的五大功用,它在人类的医学保健中,在促进人类健康长寿中起着积极的、良好的作用。近几年来,笔者在老年大学教学经络的具体经验是:

(1) 要解决学员学什么的问题:笔者编写的教材,讲授的课,遵守以下原则: ① 遵守循序渐进的原则。要由浅入深,由此及彼,去粗取精,去伪存真。② 遵守内容科学的原则。③ 遵守从学员生活和要求出发的原则。经络治病养生不能讲怪癖的疾病,而必须重点讲常见病、多发病,学员所关心的疾病。④ 遵守提纲挈领,脉络清晰,简明扼要编写教材的原则。⑤ 遵守图文并茂的原则。例如,第一学期有两本教材,一本是十四经循行路线、穴位及主治疾病的文字教材,另一本是十四经图谱。

（2）正人必先正己，教师必须带头学以致用：榜样的作用是无穷的。例如，笔者要学员经常做放松功，自己在上课前、乘车时、睡觉前都做放松功；笔者教学员可以耳尖放血退热，其7岁的孙女发高热达40℃时，笔者为她耳尖放血，当晚就恢复正常；笔者告诉学员要重视运动、积极运动，本人到学校上课时，经常步行一站到两站路，还经常到人民公园和静安公园锻炼身体。

（3）教会学员如何应用书本知识解决实际问题的技能、技术和方法：为此，笔者特别开讲一个章节：常用中医疗法。笔者采用顺口溜方式生动形象地介绍了针灸、指针、艾灸、热熨、捏脊、刮痧、拔罐、按摩、导引等各种治法及其疗效、治病机理和注意事项。上课时进行操作演示，让学员模仿操练。

（4）帮助学员巧妙而牢固地掌握穴位，更好地学以致用：人体的12条经络有365个穴位，若加上任脉、督脉、经外奇穴、新穴位，则有1 200多个，如何记住这些穴位？如果记不住又如何应用？笔者采用以下方法教学：① 抓住重要穴位、常用穴位讲解，如四总、八髎、八邪、八风、肩四针等穴位。② 反复教学员应用同身寸法、骨度法、简易取穴法、自然标志法取穴。③ 图解法。在黑板上画简明易懂的图，点明穴位所在的位置，如耳门、听宫、听会等穴位。④ 现身说法。有时在自己身上，有时请某位学员上讲台来做"模特"，点明风池、太阳、印堂、翳风、肩髃、曲池等穴位所在的位置。⑤ 编口诀。如膀胱经的腧穴既多又难记，笔者就让学员先记住颈椎7节、胸椎12节、腰椎5节，再编口诀让学员记住："3、5、7、9、10，肺、心、膈、肝、胆、脾、胃、三；肾、气、大、关、小。"如肺俞穴，在第3胸椎棘突下旁开1.5寸。其他背俞穴为心俞对5、膈俞对7、肝俞对9、胆俞对10、脾俞对11、胃俞对12、三焦俞对腰1、肾俞对腰2、气海俞对腰3、大肠俞对腰4、关元俞对腰5、小肠俞对骶1。这样，学员可以在较短时间里记住13个穴位，而且不易忘记。⑥ 介绍迅速找穴位的方法。例如，常用穴位至阳在第7胸椎棘突下，命门在第2胸椎棘突下，如何迅速找到这两个穴位？笔者在黑板上画人背后的两个肩胛骨，在其下端连一条线，即平第7胸椎;再画能稳住裤腰带的腰后的两个髂嵴,在其顶端连一条线,即平第3腰椎,在此上面一节即为第2腰椎。

(5)学以致用的途径多种多样:① 课前带领学员做我们研创的放松功和经络操。② 鼓励学员将学到的经络知识用于身保健。笔者经常告诫学员要牢记孔子的话"温故而知新",复习的最好方法是学以致用,在实践中学懂经络。要从自己做起,用经络进行自我保健。③ 鼓励学员为亲友治病。④ 鼓励学员为社会大众服务。

2. 充分利用报刊、杂志、广播、电视等媒体平台,多发表、多播放科普作品。

3. 充分利用科普讲座 上海市有百老科普讲师团,这是值得提倡的。我们要充分利各种场所,普及各种科普知识。

4. 多写科普书籍 笔者根据几年来老年大学教学内容,整理出《中老年经络保健入门》一书,2011 年 8 月由上海科学技术出版社出版。问世不久就受到广大读者热烈欢迎,第 1 版很快销售一空。

(三)结语

鉴于老龄化社会形势的需要,鉴于和谐社会的需要,鉴于老年人健康长寿的需要,我们科普工作者必须十分重视向老年人普及科学技术知识,并落到实处,这是我们义不容辞的职责。我们相信,胜利会向我们招手的!

(原载于 2012 年第 3 期《海峡科学》杂志)

第七章

彝族医药篇

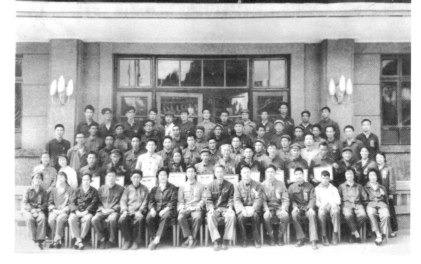

1978年4～5月,楚雄彝族自治州召开首届民族医药代表大会。前排右六是大会主席楚雄药检所所长汪宗俊同志。倒数第二排左四为大会秘书长周德。

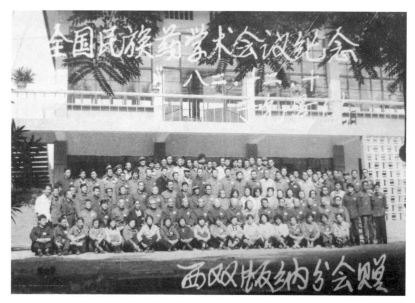

1982年12月10日,周德出席全国民族药学术会议,发表了《发掘并整理〈明代彝医书〉》的学术报告,同时发放周德与施学生共同翻译的《明代彝医书》(彝汉对照油印版)。第三排右二为周德。

一、彝族简介

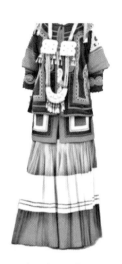

为了有助于进一步发掘彝族医药的宝藏,必须对彝族的情况有所了解。下面简要介绍六个方面的问题,即:悠久的历史、人口的分布、楚雄的自治、语言和文字、悬殊的气候、独特的医药。

(一)悠久的历史

彝族原有"罗罗"[1]、"诺苏"等数十个自称,分白彝、红彝、大黑彝、小黑彝(即青彝)、甘彝、岗彝、凉山彝、罗伍彝,还有那鲁族、撒尼族、撒梅族等,新中国成立后统一称彝族。

彝族的先民,是与氐羌有渊源关系的昆明族。昆明是古代西南地区的族名与地名。早在春秋战国时代,今彝族地区就与楚国、蜀国发生了经济文化联系。秦始皇建立统一的多民族的中央集权国家,推行郡县制,在彝族地区设置了官吏。

汉武帝时,"昆明子居滇河中"。今滇池地区即有"昆明子"的分布。据《史记·西南夷列传》记载,滇池以西,今保山以东大理洱海地区一带"地方数千里"的地区是"昆明人"游牧之地。晋宁石寨山出土的青铜铸器上有一种民族形象,其服装和发式与彝族很类似,考古学者认为他们就是《史记》所述的"编发"游牧的"昆明人"。公元前109年,滇王降汉,汉武帝先把滇王统治地区设置为益州郡后,派将军郭昌两次出征"昆明",后不久,"复并昆明地皆以属之"(见《史记·西南夷列传》)。"昆明人"游牧的广大区域,从此成为郡县制推行的地区,昆明族即逐渐定居下来。西汉先后在彝区设置了犍为、越嶲和益州等郡。到了东汉,今盐边、大理、巍山、大姚、姚安一带和安宁、晋宁、昆阳一带都有"昆明诸种"或"昆明子"的分布。

三国时期,滇东北地区也有作为地名的"昆明"见于记载。曾被诸葛亮"七擒七纵"的孟获就是南中的"俊杰",彝族先民的著名人物,后封为蜀国御史中丞。

到了晋代,常璩在《华阳国志》里用"南中曰昆明"一语来说明南中地区的主要民族是昆明族。

齐、梁之际,昆明族进一步在滇东北地区集中,有一部分则向黔西迁移。这时,南中大姓爨氏的势力发展[2]。居住在爨氏统治区东部的历史上逐渐形成所谓"东爨乌蛮"。据唐人樊绰《蛮书》所载,"东爨乌蛮"包括滇东北经黔西以至滇南今建水一带的昆明族。

唐代洱海地区的昆明族,记载上包括在"乌蛮"这一称谓之内。唐代以彝族为主建立的南诏便是一个奴隶制政权。南诏的奴隶主政权为了维护奴隶占有制,曾进行过多次以掠夺奴隶为目标的战争。南诏的统治者蒙氏,就是出自乌蛮集团的蒙舍诏。当他灭了洱海地区乌蛮的其他五诏后,于公元738年被唐王朝册封为"云南王"(见《新唐书·南诏传》)。至此南诏统一了云南全境,东接贵州,南连西双版纳,西抵伊洛瓦底江,北达大渡河。

宋代,黔西昆明族的首领曾袭封为"罗殿王"。今四川凉山一带的邛部、两林等部落都臣属于宋朝,接受了封号,并朝贡不绝。

自元代以后,彝族地区和全国一样,隶属于封建王朝设置的行省。元明时期在彝族地区建立了土司制度,封建农奴制在彝区逐渐确立起来,如:土司是辖区土地的所有者,同时又是政治上的世袭统治者,而农奴则被世世代代束缚在土地上,劳役地租是重要的剥削形式。以凉山彝族为例,其社会等级分:1.土司(土目);2.黑彝(又称为"诺",占全彝族人口的7%,为统治彝族社会的主要力量);3.白彝(包括独立白彝、曲火、曲诺、阿加和呷西)。

新中国成立前夕,滇、黔、桂三省绝大部分彝区的社会已如同汉族一样,但红河州边疆四县和贵州的少数地区,土司、土目的统治和剥削仍具有奴隶制的特征。在四川凉山和云南的宁蒗县约一百万人的彝区,"奴隶完全没有权利,根本不算是人",可以被奴隶主任意打骂、买卖和屠杀,而奴隶主则以"天生的贵族"自命,专以剥削奴隶的无偿劳动为生。

哪里有压迫,哪里就有反抗。两千多年来,彝区曾发生过多次奴隶和农民起义,其中最具有代表性的是近代史上哀牢山彝族雇农李文学领导的农民起义,一直坚持了20年之久(1856—1876年),属反帝反封建性质,成为太平天国运动的一部分。起义军镇压了作恶多端的大地主,建立了农民革命政权,即"帅府",矛头直指清朝地方政权和帝国主义。这又一次说明彝族是"酷爱自由,富于革命传统的民族"。

1935年和1936年,红军一、二方面军先后两次路过彝区,宣传了党的政策,受到彝族人民的热情欢迎,许多青年踊跃参加了红军。

在解放战争期间,路南青山和弥勒西山的彝族人民在党的领导下,开展了清匪反霸和镇压反革命的斗争。经过了民主改革,消灭了封建土地所有制和奴隶占有制。

1958年,滇黔桂广大彝区实现人民公社化。四川凉山和云南宁蒗县则在1958年以后逐步实现了社会主义改造。红河州边疆四县的彝区是在1968年间实现人民公社化。

通过新中国成立后党领导的一系列运动的锻炼,广大彝族人民建设社会主义新山区的干劲冲天,工农业、交通运输业、邮电、财贸、文教卫生等各行各业都在日新月异地迅猛发展,彝区处处呈现出欣欣向荣的动人景象。

(二) 人口的分布

我国是一个多民族的国家,全国有兄弟民族 56 个。各省中以云南为最多,共有已识别的兄弟民族 21 个,其中尤以彝族人口之多居各少数民族之首位。

彝族是我国西南地区人口最多的少数民族,据 1975 年统计,彝族共 360 余万人,云南省约有 240 万人,居住于全省各个地、州,分布于 124 个县、市(区),以楚雄彝族自治州、红河哈尼族彝族自治州以及路南、峨山、宁蒗等彝族自治县、巍山彝族回族自治县、江城哈尼族彝族自治县比较集中,四川省有 90 多万人,凉山彝族自治州是最大的聚居区。贵州省有 33 万余人,主要居住在贵州西部。广西壮族自治区毗连云南的隆林、睦边二县,有 4 000 余人。

据古彝文记载,彝族原住"邛之卤"(意为大雪山之麓)。距今约 2 500 年前,已在安宁河(雅砻江的一条支流)、金沙江、滇池、哀牢山等地居住。公元 2 世纪发展到滇东北、黔西北,后又到桂西北。彝族多数居住在云贵高原及康藏高原东南边缘的山区和半山区。这里山川壮丽,资源丰富,乌蒙山气势磅礴,大凉山巍峨险峻,哀牢山高耸入云,金沙江奔腾湍急,南盘江曲折绵延。

彝族地区农作物以玉米、水稻、洋芋、小麦、荞麦为主,畜牧业在山区占有相当重要的地位。广大彝区盛产经济作物和野生药材,地下蕴藏着富饶的煤、铁、铜、锡和稀有金属。

(三) 楚雄的自治

楚雄州位于云南省中北部,面积三万多平方公里。乌蒙逶迤于东境,哀牢盘结于南部,盐丰白草岭海拔 3 500 多米,为全州最高峰。山与山之间有大片地势开阔、碧绿如茵的盆地和低坝区以及河谷。

在崇山峻岭中,叶脉似的河流,灌注着千万亩良田。南部有礼舍江、绿汁江汇流入元江,北部有猛果河、龙川江、渔泡江、普渡河贯通于金沙江。

远在两千多年以前,以彝族为主的各族人民就居住在州内。大姚和姚安便是古代川、滇两省的交通要道。

战国楚顷襄王时,庄硚率"士二万人"(见《太平寰宇记》)"开滇""以兵威定"(见《史记·西南夷列传》),建立了奴隶主阶级专政的机器——滇国。他们带来了汉族文化,引进了先进的生产技术,促进了滇池地区以及楚雄地区生产力的发展,推动了社会的前进,为往后秦汉统一全国并在滇"置吏"创造了条件。

汉元封 2 年(即公元前 109 年),楚雄便纳入西汉的益州郡和越嶲郡的版图,成为祖国领土不可分割的一个部分。西汉时期迁来大批汉族人民实行军屯。蜀汉时,分属于建宁郡和云南郡。

唐代中叶,成为南诏的统治范围。其后大理段氏代替了南诏的统治,分封高姓贵族于姚州(今姚安)、威楚(今楚雄)等地为世袭封建领主,迁来一批白族。元朝开始建立封建土司制度,又迁来一批回族。明朝,在土司制度的基础上设置了大小数十个士官,大批汉族人民因为卫所制的军事移居关系,携带家眷迁来。清朝,实行"改土归流",士官被废除,封建地主制逐渐代替了封建领主制而成为地方经济的主体。这时,苗、僮等族也陆续迁来。

鸦片战争后,楚雄地区沦为半封建半殖民地。据统计,新中国成立前夕的楚雄地区的地主、富农占据了土地总面积的 76% 左右。同时,农村中公学田和寺庙土地也均为地主恶霸所把持。

云南和平解放后,各族人民翻身当家做主人,楚雄地区进入了一个崭新的历史时代。

楚雄地区是云南省彝族的主要聚居区之一。全州共有汉、彝、傈僳、傣、回、白、苗、哈尼、僮等 11 个民族,分布于 11 个县。而楚雄彝族共 517 606 人,占全州总人口的 21%,约占全州少数民族总人口的 80%,是少数民族中人口最多、分布最广的民族。

根据 1954 年宪法对民族区域自治的规定,经国务院批准,彝族地区先后建立了四川凉山、云南楚雄等三个彝族自治州和六个自治县,进一步加强了党和国家对民族自治地方的统一领导,实现了彝族人民当家作主的权利,促进了彝区民主改革与社会主义建设事业的发展。

楚雄彝族自治州是在 1958 年 4 月 15 日成立的。今年(1978 年)正值建州 20 周年的大喜日子,全国人民代表大会常务委员会和国务院联名发来了贺电。全州各族人民穿上了节日的盛装,吹着芦笙,载歌载舞,锣鼓喧天,鞭炮齐鸣,向党中央发致敬电,表达了衷心拥戴与感激之情。

(四)语言和文字

彝族语言属于汉藏语系的彝语支。彝族有六种方言群,彝语同源词约占整个彝语词汇的 50%,汉语借用词约占 25%,显示了彝汉两族人民的历史联系紧密。

古老的彝文,原为象形会意的音缀文字,叫做“爨文”,俗称“老彝文”。

民间流传较广、比较著名的老彝文书是《俳伍特以》(历史之书)和《差次特以》(人世之书)。据说,《俳伍特以》是距今 28 代前的凉山彝族曲涅系著名的大笔摩阿斯勒孜(阿苏拉则)所作,历代转抄增补,改动不一。

各民族在日常生活工作中都有使用本民族语言文字的权利。同时,由于各少数民族与汉族人民历史上长期以来的密切交往,汉语、汉文已成为各民族通用的语言文字。如今,广大彝族人民不同程度地把汉语、汉文作为表达自己思想感情和交流经验的重要工具之一,这对于加强祖国的统一、民族的团结,发展各少数民族的经济文化都是有利的,对我们的医药卫生工作人员开展民族医药的普查和研究工作也是很有利的。

（五）悬殊的气候

药用植物的生长,和一定的气候、环境是有密切联系的,不容忽视。祖国西南广大彝区气候、地形多种多样,形成了适合于各种植物生长的自然环境,因而各类药材资源非常丰富。下面我们简述一下凉山和楚雄的情况。

凉山彝族自治州,位于四川省的西南部,各地气候悬殊,从最低海拔360米的金沙江河谷到最高海拔4 791米的铧头尖,有雨量充沛、气候寒凉的中部高原和雨量稀少、气候燥热的金沙江、大渡河谷,以及气候温暖、潮湿的盆地和西缘山地。

楚雄彝族自治州,东西跨东经100度40分至120度50分,南北跨北纬24度15分至26度30分。

楚雄州气候大部分属北温带。在海拔1 500~2 500米的高原地区,气候温和,"四季无寒暑,一雨变成冬",年温差不大,平均气温16度,霜期90~100天,年雨量800~1 000毫米,75%的雨量集中在夏秋两季,日照较长,风速通常是3级,春季多风。在部分高寒山区,海拔2 500米以上,气候寒凉,平均气温8℃~10℃,最低在零下几摄氏度,蒸发少,霜期长,最利于林业、畜牧业的发展。还有部分金沙江、元江两大水系流域低的凹河谷区,海拔445~1 500米气候炎热,最高温度40℃,终年无霜,适合于各种经济作物及亚热带植物生长,粮食一年两熟到三熟。当楚雄县坝区插秧之时,那正是元谋、永仁的金沙江边收割的季节,可见气候何等悬殊。

（六）独特的医药

彝族地区药材等自然资源十分丰富,彝族人民使用天然药物和疾病作斗争已有悠久的历史。各地彝族都有自己独特的民间医药,其丰富的宝藏有待于进一步开发。例如,禄劝县彝族的《齐书苏》一书就是彝族人民在医药方面宝贵经验的一部总结,值得我们研究提高。再如,楚雄的茯苓、薄荷和黄草等药材也是驰誉全国的。

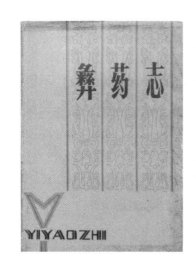

据初步统计,凉山彝族自治州药用植物共 1 005 种,其中应列入收购的有 301 种,但目前州内只收购 150 余种。在这些植物中有许多是疗效好的药物,如岩白菜(红岩青)和红景天(白岩青)治疗烧伤、烫伤;蛇莓治疗中耳炎;石吊兰治疗肺结核、哮喘;宽叶腹水草(兄草)和细穗腹水草(弟草)治疗颈淋巴结核。

1973 年,当传达了"国家新药典和云南省药品标准"将收载民族药物的消息后,各彝族所在的地、州、市、县纷纷召开民族医药座谈会,积极推荐、起草彝族民间传统药物的标准,为充实祖国医药宝库而辛勤劳动。

由于广大医务工作者的共同努力,收载于《云南省药品标准》(1974)的已有九种彝药。现简述如下:

1. 宿苍豆根(彝语:野梭努)和复方宿苍豆根片 原为石屏县彝族用来治疗人、畜目疾的药物,后发展为治疗慢性支气管炎。功用:止咳,祛痰,平喘,消炎。

2. 七叶莲(那鲁族语:归手)和七叶莲注射液 原为玉溪地区那鲁族长期用来治疗跌打损伤、慢性风湿性关节炎、头痛的药物。功用:止痛消肿,舒筋活络。

3. 九叶一枝蒿(彝语:米苦卓杰) 原为晋宁县彝族民间常用以清热消炎并代青霉素的药物。功用:清热解毒,止血止痢。

4. 小绿芨(彝语:小陆肌) 原为玉溪地区彝族长期用来接骨、消肿、治疗支气管炎的药物。功用:促进骨痂形成,消肿,润肺止咳。

5. 灰叶堇菜(撒尼族语:踏板) 系路南彝族自治县撒尼族历来用于治疗跌打劳伤、风湿性关节炎、小儿疳积等病的良药。功用:祛风除湿,散瘀止痛,理脾舒肝。

6. 紫玉簪(撒尼族语:拜嗯果母) 原为路南彝族自治县及东川彝族用以催生、调经的药物。功用:催生,调经止血,解毒。

7. 满山香(罗五族语：软藤)　系玉溪地区新平县罗五族用于治疗风湿性关节炎、痛经、骨折的药物。功用：舒筋活血,消肿止痛。

8. 撒梅接骨散(撒梅族语：号务宰莫)　系撒梅族民间医生用来主治跌打骨折、刀伤外伤的方药(由五葡萄根皮、满山香根皮、白及、糯米草和紫草根五味药分别粉碎成细粉,临用时按比例混匀外敷)。

9. 小儿腹痛草(彝语：落孺疴)　系楚雄州禄劝县彝族民间用于治疗小儿腹痛及牙痛的良药。功用：消炎止痛。目前此药已在楚雄州广泛应用于临床,对治疗过敏性肠炎、肠痉挛、胃痉挛、急性肠胃炎、单纯性消化不良等功能性腹痛有特效。而无硫酸阿托品样不良反应,深受广大医生与患者的欢迎,但须研究改进,以减弱其苦味,更便于患者接受。

最近,为了落实卫生部(77)卫药字第444号文件《关于药检工作重点科研项目中规定的民族药整理科研任务》,为了贯彻全国第一次民族药会议精神,于1978年5月4日至8日,在楚雄召开了楚雄州首届民族医药会议。会上,楚雄州医务工作者和彝族医生初步总结交流了前一阶段应用彝药治病的经验,踊跃献出了麻母鸡(彝语：扎毕娃)、番脸叶(彝语：树儿爬)、刺樱桃(彝语：勒粘塞)、地高药(彝语：呵巴叶)等192种彝药,其中如大救驾(彝语：瓜喽)治疗跌打损伤,甜叶子(彝语：白刺塌)止咳平喘,李响叶(彝语：背朵)外洗治皮肤疮毒,乱头发(彝语：哦草饼)治疗红白痢疾等,都有显著疗效。

［1］罗罗：自元代以后,彝族地区和全国一样,隶属于封建王朝设置的行省(见《元史·罗罗斯宣慰司·礼州泸沽县》)。彝族也逐渐被称为罗罗,而罗罗即是彝族自称的译名(又称"罗落",或称"罗兰"等)。

［2］爨：音cuān。地域名与姓名。魏晋南北朝时,由云南东部地区统治集团爨氏大姓演变而成。晋宋至隋唐时,爨氏分为东西二部,均在云南东部。大抵以曲靖至建水一带为界。东爨居民以乌蛮为主,西爨居民以白蛮为主。元代以乌蛮为黑爨、白蛮为白爨。明以后,爨则专指罗罗。

(原载于1978年第2期《楚雄药物科技》杂志)

二、一部值得重视的彝医著作

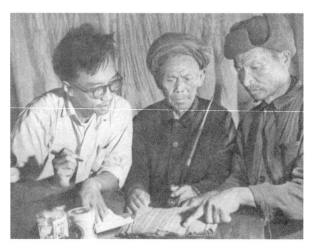

1980年3月《民族画报》刊载的"献彝书"。中间为献出珍藏年久的《明代彝文医书》的云南省双柏县彝族医生杨思有，左为周德，右为彝文专家施学生。

　　1979年4月下旬，居住在哀牢山麓彝族自治州双柏县雨龙公社的74岁彝族医生杨思有献出了一部23年前向亲戚李保有借来的彝文医药书。它是民国五年（1916年）的手抄本，原著成书于明代嘉靖四十五年（1566年），比《本草纲目》早成书12年。它是用毛笔蘸墨写在白棉纸上的，如今纸质虽已变黄，边角也有些磨损，但全书基本完好。字迹整齐恭楷，清晰可辨，左行直行，全部是彝字，共8页16面，分为75段，有4 962字，文字属于纳苏文。该书于同年7月译成汉文，并刻印了彝汉对照本。

　　这部明代彝医书，有哪些特点呢？

第一，言简意赅，内容丰富。在短短的近五千字中，陈述了包括临床医学、药物学、针灸学等内容。临床医学方面，涉及内、外（包括皮肤、骨伤）、妇、儿和五官科，共 80 个病种，243 个处方，274 味药，其中植物药 160 味，动物药 94 味，矿物药 12 味，其他药 8 味。其编写体例以病症为纲，即先写病名，或描述疾病症状、病因、病理，再列举方药及其用法，或写出具体治法，有的还写出禁忌、注意事项和预后。其中有不少单方，复方更多。处方用药少而精，每个处方不超过 6 味药。据统计，3 味药以下的有 219 个处方，约占全书处方 90%。一病一证之下，最少 1 方，最多 12 方，平均 3 方。也有一方通治数病的。所列病证，属内科的 28 种，如干瘦病、便秘、发猫儿风（支气管哮喘）、腹泻等。外科 38 种，如妇女奶上生疮（指乳腺炎）、跺骨疮（骨髓炎）、脚手敲断、蛇咬伤等。妇产科 4 种，如难产、产后流血不止等。儿科 3 种，如小娃娃着风等。属五官科的，有蛊虫吃鼻、暴发火眼等。病种名称，有些直书病名，如隔日疟、水痘等。有些以病因命名，如草乌中毒、吃冷水冷饭后恶心呕吐等。有些以动物形象类比命名，如扯老母猪风等。但多数以症状命名，如肋骨痛、舌头上生疮、斑疹等。治法也是多种多样，有的内服，包括兑酒服、煎服、生吞、炖服。有的外治，包括药汁外擦、药渣外敷、药粉外撒。此外还有针刺拔罐、小夹板固定等治法。书中还提到禁忌，如久病后身体衰弱者禁食母猪肉。至于预后，则指出可治与否，是否复发。总之，本书语言之精练，内容之丰富，在民族医学著作中，实属罕见。

书中所列药物，绝大多数是彝族人民伸手可取的常用药。以植物药为例，有消肿解痉的大将军，有止痛消肿、舒筋活络的七叶莲，有清热利湿的青鱼胆（小青叶胆），有消炎解毒、接骨散瘀的一支箭，有止咳平喘、祛风驱寒的甜叶子，还有飞龙斩血、三七、鸡屎藤等药。由于彝族居住地区多数是山区、半山区，常有各种动物出没，诸如：熊、穿山甲、大黑蛇、崖羊、耗貂、豪猪、狐狸、麂、虎、猴、旱獭、山麻雀、鹿、斑鸠等飞禽走兽，还有一些小虫，这在汉族聚居地区，特别是沿海一带，是少见的，甚至见不到的，故将动物入药在书中所占比例之大，这在汉族医药方书中,也是罕见的。

由于汉彝在政治、经济、文化等方面的长期密切联系,因此,医药方面相互渗透,是必然的事。书中所载部分药物,如半夏、香薷、姜、天冬、茯苓、续断、豆豉、何首乌、苍耳子、蚯蚓、龙骨、灶心土、蜂蜜等,也是汉族的常用药物。该书谈及乳腺炎和疮疖脓肿时,还提到针刺拔罐的治法。再如,书中谈到"大便出血,可用头发灰三钱",汉族医学书籍中把头发灰称为"血余炭",认为其功用是"消瘀止血",故便血可用。在论及"吃菌子闹着"的解法时,提到羊血和人中黄可解,这又和汉族医学一致。人中黄的功用是清热、凉血、解毒。羊血"生饮止诸血,解诸毒。熟食但止血,患肠风痔血者宜之"。"野葛,毒草也,俗称胡蔓草,误食之,则用羊血浆解之,"可见汉彝医药学确有相通之处。

本书处方用药一般不讲剂量,只有在谈到便血和腹泻时才破例点明了剂量,这和全书格调颇不一致,可能是后人辗转传抄时加上的。

第二,这是一本医方性质的专书,是彝医治病实践经验的记录。该书广泛收集、整理、归纳了明代以前彝族许多单方、验方,堪称"彝医肘后方"。蔡景峰同志建议把该书定名为《彝医杂病方》,是有一定道理的。

第三,书中已有辨证施治的萌芽。例如,治疗干瘦病,处方之一,用胡椒、草果煮猪肚子吃;处方之二,用墨竹根、王不留行根、赤小豆根煨服。该病多由于湿困于脾,脾失健运,脾胃虚弱,饮食减少,水谷之精微生化不足所致,首先用方一,温中理气通络,开胃健脾,接着用方二,利湿解毒,活血定痛,温中止呕。又如发猫儿风(支气管哮喘),用猪棕草、金竹水(竹沥)、活虾。虾为水生动物,滋阴养肺;猪棕草入肺经,通络平喘,利湿行水;竹沥清热化痰,止咳平喘。三药合用,相得益彰。其他如用鹿茸兑酒服用治疗久病体衰之证,也有类似之意。本书用动物身上的某一部分入药,更是别具一格。关于病因的分析,受汉医影响颇大。认为六淫、疫疠、害虫、有毒食物、外伤、饮食不节等可使人害病,但对七情致病的分析却较少,不同的病因及病证,有不同的治法,一般也是采用"疗寒以热药,疗热以寒药"和"虚者补之,实者泻之"的治则,古代的阴阳五行学说也在彝族中流行,部分渗透到了彝医中。

综上所述,说明该书有较高的实用价值和一定的科学成分。如在治法上,除了内服外敷(包)的药物疗法外,还有针刺拔罐、火烫、小夹板固定等特殊疗法。其中提到的鸡眼治法就写得十分别致"把铁板烧红,倒上腌菜水,脚穿烂草鞋,踏在铁板上,熏蒸多次,若疼痛则移开,反复烫患处,即愈"。献书人杨思有告诉笔者这种方法彝族人至今仍在沿用,还说,书中的处方一半以上他都应用过。药物一般加工成汤剂、酒剂、散剂、膏剂,并用蜂蜜、动物脂肪作为赋形剂。因彝族人喜爱喝酒,故根据病情常以酒作引子。有些药物未见于稍后的《本草纲目》,如波弱乃、胖婆娘树、弓腰劳、戏子雀等。有些药物的名称与其他医学文献记载不同,如称七叶莲为牛嗓管子,而且用法也有独特之处。可见,此书在防治威胁彝族人民健康的疾病中发挥了一定的作用。

这本彝文医药书的发掘有助于对彝族文化、古代风俗习惯以及医学史的研究。它提供了第一手的宝贵资料,是迄今所能见到的几本彝文医药书中最优秀的一部。过去在四川凉山地区发现的两本笔摩经——《采药种药经》和《献牲献药经》,也是医药专书,但迷信色彩十分浓重。本书却与之相反,把注意力集中在医治彝族人民的常见病、多发病上,充分体现了彝族民间医药朴实的本色。

该书还对开展彝族医药的普查、整理以及科研工作提供了新课题。例如,它曾提到治疗发热、抽风痉挛之症,用大将军根、青蒿和李子根水煎,并稍加白酒内服与外擦,很值得研究,其中青蒿含挥发油蒿酮、桉油精、东莨菪碱、胆碱,能清热解暑、凉血解毒、治骨蒸劳热;大将军根含山梗菜碱,能消炎止痛、活络祛风;李子根导湿、清热、利尿。综合此方,有退热解毒、疏风通络之效。热退,则痉挛自解。由此可见,药物各有所主,配方严谨,有的放矢。该书也曾多次应用动物的胆,如狐狸胆、老鸦胆、公鸡胆、崖羊胆、耗貂胆、獐子胆、黄鼠狼胆……。究竟这些胆在治病中有何共性或相对特异性?彝汉之间医药又如何相互沟通和影响?诸如此类的问题,有待我们深入研究。

此外,值得一提的是,书中处方用药符合廉、便、验的原则,彝族人民容易找到,这对保障彝族人民的身体健康有很大的现实意义。

但是,由于当时科学水平和历史条件的限制,本书也存在着一些不足之处。如叫难产妇将"锁和钥匙泡吃",并服用"汉子洗衣水",这是缺乏科学根据的。

总之,本书无愧于祖国医药学宝库中一颗闪闪发光的明珠。

（原载于 1982 年第 7 期《上海中医药杂志》）

附：我州发现一本彝文医药书

　　最近,我州药品检验所《彝族药物选》编写组在双柏县发现了一本彝文医药书。我们欣悉这个好消息后,专门采访了《彝族药物选》编写组汪宗俊、周德等有关同志,并看了他们发掘的彝文医药书。该书用白棉纸做书纸,质地柔软光滑,字迹整齐恭楷,毛笔蘸墨手抄而成。据编写组的同志介绍,这本彝文医药书具有下列几个特点:(1)内容丰富,包含内科、外科、妇科、儿科、五官科、骨伤科、皮肤科,全书有 4 962 个彝字,80 个病种,274 种药,其中动物药 94 种,植物药 160 种,矿物药 12 种。(2)文字简明扼要,注有病名、药方、服法(或用法)、禁忌、疗效等项。(3)采用的医法符合价廉、方便、有效的原则。比如治疗斑疹,它主张先透发,后治疗。书上所记载的药物容易找到,有些治疗方法目前在彝族地区仍然沿用。

　　从书上文字记载来看,此书成于明代嘉靖四十五年间,距今已有四百多年。从这本书的内容来看,不是一人之作,而是集体积累的成果。漫长年代,经历多次灾难浩劫,沧桑变迁,历代转抄,认真珍藏,秘而不宣地相传在彝族民间。难能可贵的是,这本幸存下来的书,虽纸质已由白变黄,边角有某些残缺不全,但全书基本保存完好。

　　1979 年 4 月,《彝族药物选》编写组的同志根据提供的线索,步行数百千米,跋山涉水,深入群众,依靠当地党组织,做了大量的思想动员工作,经过几番曲折,终于在 74 岁的彝族老医生杨思有家找到了这本书。

　　这本古彝文医药书的发现,不仅填补了彝族医药学的空白,进一步丰富了民族医药学,而且还具有很大的科研价值。

　　(原载于 1979 年第 45 期《楚雄通讯》,作者为该报编辑。)

第八章

疾病防治及其他

一、中暑的防治

中暑,是由于人们在烈日曝晒下或高温和热辐射的环境中长时间停留或工作所致。在暑天,当年迈体弱者或过度疲劳者于炎日下长久劳动、远途跋涉,以及产妇在密不通风的房间居住,最易发生。一般在气温超过 34℃时,即可能有中暑病例发生。

根据发病程度不同,中暑可分为轻症和重症两种。轻症俗称"发痧",主要表现为头痛、头晕,胸闷,恶心吐泻,口渴心烦,汗闭高热,全身疲乏、酸痛。重症除上述症状外,还可能出现汗多肢冷、面色苍白、心悸气短,甚至神昏谵语、突然晕厥、四肢抽搐、腓肠肌痉挛以及周围循环衰竭等现象,中医称之为"暑厥"。

轻症中暑,患者应立即从高温环境移至阴凉和通风处,平卧休息,饮冷、淡盐水或其他清凉饮料,还可用冷水擦身以降温。口服成药选用人丹、十滴水、避瘟丹、解暑片、藿香正气丸(水)。头疼可涂清凉油。此外,可用硬币或汤匙蘸清水或食油在患者颈项及胸背部施行民间刮痧疗法。

重症中暑,除给患者以大量冷、淡含盐饮料口服外,可迅速施行物理降温:扇风,以井水、冰水或酒精擦浴,或以冷湿毛巾或冰袋置于头部和大血管分布区。若高热不退,或有呼吸和循环衰竭倾向,或有抽搐症状者,应立即就医。

根据"预防为主"的方针,我们必须注意采取必要的综合措施预防中暑:

1. 加强通风和降温设备。

2. 做好个人防护,夏天在田间劳动宜戴宽边草帽,产妇卧室应当通风。

3. 合理安排劳动作息时间,做到劳逸结合。如早出工晚收工,延长中午休息时间。

4. 及时补充水和盐:可用含盐 0.3% 的冰盐汽水或凉茶水,还可吃咸萝卜干、咸菜汤、咸橄榄,少量多次喝淡盐开水。

5. 可选用下列中草药做清凉饮料:(1)青蒿 150 克、薄荷 50 克、野菊花 100 克、鲜荷叶 150 克,水煎成 2 000 毫升,当茶饮。(2)焦决明、焦大麦和芦根等泡茶饮。(3)绿豆烧汤或煮粥。

6. 加强中暑防治的宣传教育工作,落实具体措施。

（原载于 1979 年 8 月 10 日第 44 期《楚雄通讯》）

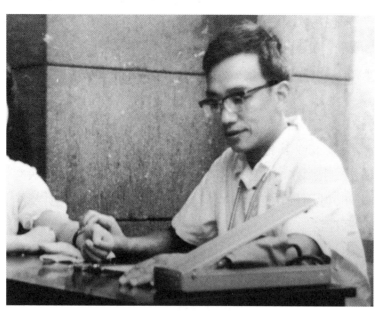

1982 年,周德在上海岳阳医院诊治疾病

二、新婚之夜
——科学家的故事

19 世纪,法国人巴斯德是一位杰出的化学家、物理学家。在他举行婚礼的那天傍晚,宾客已经到齐,新娘早打扮得漂漂亮亮,十分热闹。可是新郎却不见了。

人们惊奇地问:"天啊,我们年轻的科学家到哪去了?"

大家急得团团转,就像热锅上的蚂蚁。

这时,巴斯德的好朋友夏普比伊想了一下,自言自语地说:"他会不会在实验室里?"于是就急急忙忙跑到实验室。

果然,巴斯德在实验室里,正聚精会神地摆弄着试管,嘴里还嘟噜着什么呢。

夏普比伊见他这傻模样,又好气又好笑,拍着他的肩膀说:"喂,我的好朋友,你现在是新郎啦,你难道把结婚的事忘得一干二净了吗?"

"啊?……没有……"巴斯德头也不回,仍摆弄着试管。

夏普比伊夺过试管,责问道:"那你还待在这里干什么?"边说着边拉着巴斯德的手朝外走。

巴斯德机警地挣脱开来,反问道:"哟,我的老朋友,难道我的科学实验,在要紧的关头能半途而废吗?"

(原载于 1981 年第 1 期《嘉定文艺》杂志)

三、和妇女谈体育锻炼

妇女积极参加体育锻炼，不仅能增强体质，提高健康水平，有利于生活、学习和工作，而且对子女的健康也有积极意义。

妇女肌肉较薄弱，力量与耐力较差，心脏容积和肺活量较小。据调查，握力和背肌等肌肉的力量，女性为同年龄男性的 60%～70%。心脏容积，男子 600～700 毫升，女子 450～500 毫升。男子肺活量 3 500～4 000 毫升，女子 2 500～3 000 毫升。科学的体育锻炼能使妇女肌肉发达，心脏容积和肺活量加大，力量和耐力增强，还由于腰背腹的肌肉力量增强有助于维持脊柱和腹部脏器的正常位置，防止发生驼背、悬垂腹以及胃下垂。

运动较少而体质较差的女同志，由于骨盆底肌肉松弛，盆腔血液循环不畅，易于子宫移位、痛经、下肢静脉曲张等。而坚持体育锻炼，有助于调节全身肌肉的活力，增强腹壁肌的力量和骨盆底的支持力，促进盆腔和下肢的血液循环，防止子宫移位、痛经、下肢静脉曲张等。

体育锻炼还对怀孕及分娩有利。腹肌力量增强就能维持正常的腹压，不至于因为腹壁松弛而引起胎位不正和分娩无力。而且，运动使骨盆底肌肉的弹性较好，有助于避免分娩时发生产道撕裂，并有助于子宫及早复位。

妇女怎样科学地锻炼身体？锻炼内容可根据年龄大小、身体强弱、工作性质、所处环境和季节等特点来考虑。例如，同是寒冷季节，东北可滑冰、滑雪，江南一带可长跑、短跑。体质强的可打篮球、排球、羽毛球，练武术。体质弱的可散步、打太极拳和乒乓球。活动地方小的可练跳绳、广播操等。同时，由于妇女脊柱软骨较厚，腰部有较好的灵活性和柔韧性,因而一些体操、舞蹈动作也很合适。此外,从妇女妊娠分娩的特点看,妇女应特别重视腹肌及骨盆底肌的锻炼,如仰卧起坐、仰卧举腿等。

月经期一般不宜参加体育比赛,以免因精神过度紧张而引起月经紊乱。运动量也不宜过大、过猛,避免增高腹压及剧烈震动的练习,如长跑、长距离骑自行车、剧烈的跑跳及激烈的球赛等,以免引起出血过多或子宫移位。但是可以适当参加一些运动量较小、较轻的体育锻炼,这不仅能调节神经系统的功能,保持精神愉快和精力充沛,而且还能促进盆腔的血液循环,防止腰酸、腹胀和腹痛。

至于孕妇,应避免做增高腹压、挤压腹部和剧烈震动的运动,如急跑、跳跃、拔河、游泳以及各种比赛。但是可根据怀孕的月份和身体条件,适当参加一些轻松而缓和的活动,如散步、徒手体操(升高腹压的前后屈体及跳跃运动除外)、打太极拳等。孕妇要经常到室外走动,呼吸新鲜空气,晒晒太阳,促进身体对钙、磷的吸收利用,有助于胎儿骨骼的生长和发育,还可增进食欲,减少下肢水肿及难产的发生机会。

(原载于 1981 年 3 月《卫生知识》报)

四、一点不能马虎

（科学相声）

甲　一点不能马虎。

乙　马……你说什么呀？

甲　一点不能大意。

乙　这个人在自说自话。

甲　（抓住乙的衣领）一点不能放过。

乙　咦？看来好像有点热度。（摸甲的额头）

甲　（手放下）我正在研究"一"字。

乙　"一"字？别人早研究得老掉牙了。

甲　不一定吧？

乙　例如，不能浪费一粒米，不能乱用一分钱，不能糟蹋一张纸，不能放过一秒钟，不……

甲　（摇摇头）不是。

乙　那……我就不晓得了。

甲　我是在研究"一"的病理。

乙　"一"还会生病？不相信。哈，吐。（要吐痰）

甲　例如，肺结核的患者吐出 1 毫升痰，就有 10 万个结核杆菌。

乙　啊哟，倒不能随地吐痰了。

甲　一只雌苍蝇能养 36 万只儿孙；一只苍蝇脚，可带 80 万～150 万个细菌。

乙　啊哟，我赶快去消灭过冬蚊蝇。

甲　是呀，那蚊子能传播乙型脑炎、疟疾，一只雌蚊子一生产卵

6~10次,一次产卵100~250个,一年繁殖7~12代,如果有一半可活,就有5万只后代。

乙 坏东西,可恶,可恶。

甲 一只老鼠一天吃5钱粮食,一年吃粮18斤。一对老鼠,一年能养育800只老鼠,共吃粮14 400斤,还能传播20多种疾病。

乙 喵呜!喵呜!

甲 什么?

乙 我要养猫!……阿切!(打个喷嚏)

甲 一个喷嚏能喷出一两万个"唾沫星子",可在空气中飘游十几个小时。

乙 飘呀飘,飘到外婆桥,多美呀!

甲 美?那些飞沫,能沾附不少病毒和病菌,像流感、百日咳、肺结核等病,都靠它们传播。

乙 (取出手帕)从今后,我要用手帕捂着打喷嚏。

甲 你的指甲太长了,该剪短,洗干净。

乙 嗬,你是位百管部长——样样管。

甲 一克重的指甲灰尘、藏有几十亿个细菌和许多寄生虫卵。

乙 哦,我饭前便后不洗手,又留长指甲,经常用手抓东西吃,怪不得别别啪!

甲 别别啪?不懂。

乙 拉稀,肚子疼。

甲 还有许许多多"一"的病理,正在研究。

乙 看来,这位小先生是个"一"字专家。

甲 (昂头,挺腹,得意洋洋)不敢当,不敢当。

乙 可惜,还有一个"一"字,漏掉了。

甲 什么"一"?

乙 (做舞蹈动作)一字K!

甲 (模仿乙)一字K?

(原载于1981年第21期《儿童时代》杂志)

五、妈妈喂奶好处多

（一）母乳富有营养，易于消化吸收，还能增强婴儿的抗病能力

母乳营养丰富，可以随婴儿生长的需要而变化其营养成分。乳汁中 2/3 是乳蛋白，它的凝块比牛乳小，而且人乳中含不饱和脂肪酸较多，脂肪球比牛乳小，易被小儿吸收利用，可减少患消化不良症。人乳中所含的矿物质以钙为主要成分，故母乳喂养，小儿佝偻病的发病率低得多。此外，还含有维生素、酶、脂肪、碳水化合物、抗体和黏多醣，这种黏多醣有促进双歧杆菌生长、抑制大肠杆菌繁殖的作用，防止腹泻。须知，一岁以内的婴儿，每发生一次消化不良或其他疾病，婴儿的生长曲线就下降一次，不利于儿童的成长。所以增强婴儿抗病能力，至为重要。

母乳的成分是随月龄而不断变动的：

1. 初乳　从孩子出生到产后 12 天的乳汁。其成分大部分是球蛋白和少量的脂肪、较多的蛋白质。由于初生婴儿消化能力差，需要量也少，所以乳汁稀薄。黄色的初乳内抗体含量丰富，含多量免疫球蛋白，起着防病作用，故婴儿很少发生消化道紊乱。

2. 过渡期乳　产后 12 天到 30 天的乳汁。其成分含较高的脂肪，而蛋白质与矿物质逐渐减少。

3. 产后 30 天以上的乳汁成分约为：蛋白质 1.2%，脂肪 3.5%，碳水化合物 7.5%，矿物质 0.2%，水分 87.5%，尚有较多的淀粉酶、脂酶及维生素。初期乳汁的脂肪低而蛋白质高，以后愈挤则脂肪愈高，蛋白质渐低，末期乳汁的脂肪较初期的高至 2 倍。人奶的酪蛋白较牛奶

少,在胃内遇酸产生的凝块较小,脂肪球也较牛奶小,易于消化吸收。人乳中的免疫球蛋白,主要是分泌性免疫球蛋白 IgA,其性质稳定,并能保护肠黏膜不被病毒或细菌侵入。

(二) 方便

其他乳品或代乳品必须进行严格的消毒手续和一定时间的煮沸,且不能久藏,而母亲哺乳既干净卫生,又十分方便。

(三) 有助于培养婴儿良好的情绪,发展孩子的智力

婴儿边吃奶边抓母亲皮肤,这是他(她)舒适之感。哺乳有利于培养母爱。如果缺乏母乳的哺养,婴儿易于烦躁不安,好发脾气,逐渐养成性格怪僻,与人们疏远。脑是控制智力发育的器官,需要各种营养素的供给以组成、发育和维持大脑皮层细胞生命的活动。大脑在怀孕后期三个月发育最快,出生后继续发育,持续到两周岁。有关研究资料表明,脑器官细胞数增殖的一个重要特点就是"一次性完成"。如果有充足的母乳,婴儿出生后 6 个月内单纯以母乳喂养就能保证孩子的大脑在"一次性完成"增殖期内发育健全,具有发达完善的智力。若错过这个时机,那是很难补偿的。

(四) 有利于母体的恢复

婴儿吸乳能刺激母体分泌催产素,有助于产后子宫的收缩,早日恢复其机能,降低子宫脱垂的发生率。

(五) 经济

无论经济状况好坏,一般家庭都可哺乳。

用人工喂养代替母乳,有的是因为怕老板解雇,不得已而为;有的则是为了追求所谓的"外形美",而不顾下一代的健康和利益。

年轻的妈妈们,为了孩子,喂奶吧!

(原载于 1982 年第 2 期《为了孩子》杂志)

六、小儿疖肿的防治

夏天,不少孩子的脸部、头部、颈部、腋下和臀部会生出一颗颗又红又硬、带黄脓的"热疖头",这些疖头往往还是成串连片,此起彼伏。这是发生在夏秋两季一种常见的皮肤病,是由葡萄球菌侵入汗毛孔或皮脂腺内引起的化脓性炎症。生了这种疖子后,孩子又痒又痛,烦躁不安,严重的还会影响孩子和家长的睡眠。

疖子初起,可先用海绵等柔软物品蘸 1∶5 000 高锰酸钾溶液洗患部,再涂玉树油或浓度为 2% 的碘酒。若无效,可用浓度为 20% 的鱼石脂软膏、捣烂的芙蓉花和叶或去皮捣烂的仙人掌外敷,还可外贴拔毒膏或独角莲膏。疖子成熟后,找医生在顶端切个小口排脓。此外,服一些清热解毒的中药对消除疖肿也有很大的帮助。必要时可注射青霉素等。孩子生了疖子后,特别是面、颈部的疖子,家长千万不要随意用手挤压,否则脓血感染后,会引起海绵窦血栓、颅内脓肿或败血症等。

天热,孩子出汗多,父母要经常给孩子洗澡、擦身,以保持汗腺畅通。要让孩子多饮开水,多吃蔬菜、瓜果。还有像金银花露、绿豆汤都是很好的清凉饮料。少吃有刺激性和肥腻的食物、糖类和一些发物。另外,使孩子大便保持畅通也是预防生"热疖头"的重要方法。

（原载于 1982 年第 7 期《为了孩子》杂志）

七、冻疮溃烂如何治疗

冻疮已经溃烂者,可用下列简易方:

1. 将皮虫蛹的前六只脚剪去,流出淡黄色半透明的胶汁,擦于患处。

2. 将干姜皮炒成微黄,与枯矾各等量,研细末,撒于患处,包上纱布。

3. 将煅蚌壳研细末,撒于患处,用纱布覆盖,并包扎好。

4. 煅瓦楞子(即蚶壳)研细末,撒溃疡面。也可加煅龙骨细末少许,以香油调敷。

5. 苦楝子加水煎洗患处。

6. 青果核烧焦研末,用香油或凡士林调敷。

7. 精制樟脑 9 克、乌贼骨 6 克共研细末,以凡士林 105 克调成软膏,涂抹在纱布上,包敷患处,疮口可愈。

8. 将白及 9 克和柑子皮 9 克共研细末,用桐油调敷患处,可治冻疮已溃、久不收口。

9. 黄柏 21 克、白蔹 9 克研末。初溃或将痊愈时,用香油调敷;若已溃烂,用药末撒于患处。

（原载于 1983 年 1 月 4 日《新民晚报》）

八、发热是"鬼缠身"吗？

人体各系统器官都在不停歇地活动,并在进行物质代谢的过程中不断产热,劳动、运动时比安静时产热更多。同时,热又从皮肤散发。产热和散热的动态平衡使体温保持在相对稳定的水平,这种平衡依赖于体温中枢的调节。若产热增加,或散热减少,体温就比正常升高。疾病时的体温异常升高,叫做发热。

可是有人却在发热问题上大做文章,胡诌什么是"鬼附身"。

1975 年秋季某日,笔者受楚雄彝族自治州卫生局领导的委托去调查农村合作医疗巩固发展情况。某县几位同志告诉笔者一个触目惊心的故事。

故事发生在一个偏远的彝族山寨。一位姓普的女青年赤脚医生,带头办起了合作医疗站。她不辞辛劳上山种药、采药,回来加工炮制中草药,深受彝族社员的欢迎。

有一天,她采药回来,路经一个生产队,看见二十多个人围着一个念念有词的老头在"跳鬼"。

"你们唱什么跳什么?"小普问道。

"普朝珍病了,在说胡话,是鬼缠身。我们在赶鬼!"不知谁答道。

小普进屋一看,普朝珍被两人搀扶着,跪倒在堂屋中供奉的香烛前,香台上摆着泥菩萨,上面横七竖八地挂着一些鬼画符,即所谓咒语。普朝珍正在说胡话。小普用手往普朝珍额骨上一摸,哎呀,好烫啊!

"把她扶到床上,她正在发烧!"小普愤怒地说道。

小普用体温表一量,40 度! 高热! 怪不得胡言乱语! 再把这样的患者折腾下去，那只有死路一条！她连忙给她打了退热针，再给她服了两粒抗生素药片。屋外还有人在跳鬼。

小普跑出屋外，站在长凳上，大叫着："静一静，患者发高热，不能大声喧闹。跳鬼是迷信活动，别上当！"

"别听她的，救人要紧。大家继续跳！"

"党团员要做相信科学的带头人。别信巫师的话。"小普大声喊着，多数人不跳了。

小普走进屋内，这时，普朝珍的热度已经退了几分。小普给患者盖被子，不一会，患者呼呼入睡了。小普转身走到香台前，把咒语撕下，扔到地上。

那个巫师老头气汹汹地跑进来，叱责小普："得罪了神，赶不走鬼，你负责！"

"你说是鬼缠身，为什么我一打针，热度就退了？为什么给她一吃药，就呼呼入睡了？"小普理直气壮地反问道。

"这……"老巫师张口结舌答不上来，灰溜溜地走了。

小普站在长凳上，对大家说："乡亲们，发热的原因是很多的。发热有两类，一是感染性发热，二是非感染性发热。感染性发热，是指细菌、病毒等微生物进入人体，可引起人体抗病的细胞和血液中抗体反应。当体内的正能量与邪气搏斗时，通过人脑产热中枢的司令部调节，使产热增多，散热减少，就会释放出发热的物质。而非感染性发热，往往由脑出血、脑肿瘤引起。人们在发高烧时，出现神经系统障碍，常常昏迷、惊厥，说胡话，不足为奇。普朝珍的发热，十有八九是感染性疾病引起的，并非什么鬼缠身！"

从此以后，小队彝族同胞有病，再也不求巫师，而是到合作医疗站找赤脚医生小普了。

（原载于 1983 年第 23 期嘉定《科技交流》报）

九、护腰保健十字诀

一坐 坐着工作时,腰略微向后弯一点,使腰部能靠在椅背上。如果椅子有扶手和椅背,腰部就容易得到支撑。若椅子宽大些,就易转换姿势。坐久了,不时直一直身体,展一展双臂,使胸部扩张一下。坐的时候,膝部所处的水平高于臀部的水平,以减轻脊柱的压力。

二立 立着工作时,最好一只脚稍靠前,一只脚稍靠后,或者一只脚踏在小矮凳上,膝关节稍弯,腰尽量伸直,弯弯胯部和膝部。

三背 背重物时,胸、腰稍微向前弯,胯部、膝部稍屈。迈步要稳,步子不要太大。

四抬 抬重物时,腰要挺拔,胸要直,起身要靠下肢用力。起身后稳住身子,再迈步向前。挑重物时,也如此。至于集体抬重物时,要统一指挥,统一喊号子,统一行动,步调要一致。雨天路滑,下坡要慢走,迈小步。过沟、过坎时,要相互打招呼,一步一步地踏稳走,绝不能大意。

五搬 搬重物由低抬高举起时,胯部、膝部要弯曲。身体蹲下,腰背挺直,物体尽量贴近身体,靠胯部、膝部用力起身。

六提 提举起放于低处的重物,应屈膝,而不弯腰,并使被提举物靠近身体。尽量双手提举重物。

七卧 卧,宜使脊柱轻微向前弯,胯膝如龙虾状,这样全身的肌肉、韧带可以得到完全放松。因此,侧卧是较好的睡觉姿势,一般宜向右侧卧,以免压迫心脏。腰痛患者,若仰卧席梦思床上,则不能让全身肌肉及韧带充分松弛。因为这种床,两头高,中间低,仰卧时,膝关节被迫过于拉伸,腰部的肌肉、韧带就会绷紧。腰痛患者喜欢仰卧,则需换睡硬板床或竹板床,以减轻症状。另外,还应盖被防寒。房事也不宜过多,以免伤肾,加重病情。

八系　腰椎间盘突出患者在推拿正骨后,往往要系护腰带,以固定正骨后的成果。另外,一般人系上阔腰带后,抬、扛、搬运时觉得腰部有所借助,不但能护腰,而且能提高搬运质量。对劳动强度较大的搬运工人、装卸工人,对肾下垂手术后的患者,有很好的护腰作用。

九锻　锻炼阔背肌、腰肌,可避免腰背肌肉萎缩,加强肌肉的力量,恢复脊柱的稳定性,为关节囊、韧带等损伤的修复创造条件。锻炼的方法有很多,主要有:俯卧位背伸肌锻炼法、俯卧撑运动法、伸腰运动法、腰背运动法、腹肌锻炼法等。锻炼要循序渐进,持之以恒。还可以坚持做早操和工间操。

十治　腰部疾患治疗要及时。治疗腰背痛的原则:温经散寒、消肿止痛、活血化瘀、壮腰健肾。治疗的方法多种多样:理疗、导平疗法、针灸、推拿、拔罐、封闭疗法、穴位注射、敷贴伤膏药等。还可以服用云南白药、跌打丸、大活络丸、壮腰健身丸、补肾强身片、三七伤药片等。

总之,只有坚持预防为主的卫生方针,把防治紧密结合起来,才能给腰痛患者和未患腰痛的人们带来健康的福音。

（原载于 1987 年 1 月《嘉定卫生科普》杂志）

十、合理的生活方式
——健康之保证

人人都希望健康长寿，为了达到这一目的就必须养成一种合理的、科学的生活方式。

生活方式的内涵是十分丰富的，它涉及人的衣食住行、精神生活、待人接物、卫生习惯等各个方面。不同制度的国家，不同的地区，不同的民族，不同的宗教信仰，不同个性的人，其生活方式各不相同。笔者认为生活方式的合理性非常重要，只有在保证合理性的前提下，才能肯定和提倡生活方式的丰富多彩。

衣　穿着要合身(符合自己高矮胖瘦的体形)，大方、美观(如选用符合自己年龄、性别、肤色、身份以及季节特点的时装)。季节气候变化，为了适应环境，除锻炼外，就要注意衣服多、少、厚、薄的变化。"姑娘爱俏，冻得狗叫。"这就是百姓感慨那些在严冬季节穿着薄衣、薄裙、玻璃丝袜的不怕冷的姑娘的俗话。长期保持这样的穿衣风格，易得风湿性关节炎。也忌化纤衣服贴身穿，以免诱发皮肤疾病。鞋袜要清洁、干燥，若潮湿了易致真菌滋生。衣服要勤洗、勤晒、勤换，保持清洁卫生。夏季要注意散热、防暑、防晒，冬季要御寒、保暖。既考虑年龄、性别差异，又要考虑体质特点。

食　我们强调平衡膳食。人的饮食可以分两大类，一是提供能量的饮食，如五谷类、油脂、糖和黄豆以外的豆类；二是保护性饮食，如蔬菜、黄豆、鱼、肉、蛋、乳、水果等。人体不可缺少的营养素有蛋白质、脂肪、糖、无机盐(矿物质)、维生素、水和纤维素共7类，因此人的饮食应当合理安排。食谱宜广，切勿偏食。偏食者易于消瘦、贫血和缺钙。人的膳食营养必须丰富,荤腥与蔬菜一般要熟食,水果要多吃。饮食的安排则需考虑年龄、体质、患病等特点。如年老齿落者,就不宜吃坚果及难消化的食物;肾炎患者应限制盐类、蛋白质;痛风患者则应限制动物内脏和豆类;肝炎患者应限制高胆固醇、高脂肪等。勿吸烟,勿酗酒,睡前勿喝浓茶和咖啡。有些姑娘为了苗条,采取饥饿减肥法,饿坏了胃,损伤了体质,这是不可取的。

住　舒适的居住环境不仅可以让人安心睡眠,也会带给人一种轻松愉悦的情绪。住的地方切忌潮湿,以免得风湿病;切忌喧闹,以免影响睡眠。阳光要充足,空气要流通、新鲜。室内用煤气要有通风管道,不能乌烟瘴气,小心中毒。夏天,有人喜欢在水泥地上铺一张凉席睡觉,切忌患关节炎。居住环境要勤打扫,保持室内外环境清洁卫生。良好的居住环境,可以给人带来别样的生活享受。

行　三百多年前,法国思想家伏尔泰曾说过"生命在于运动"。快走、慢跑能增强人的心肺功能、增强体质,是一种轻松愉快、男女老少皆宜的运动,即使有轻微心脏病的人也可以适当参加。19世纪法国科学家拉马克在《运动哲学》一书中提出"用进废退"的学说,大力提倡运动。运动最好项目多样,循序渐进,长期坚持。运动是健康长寿的无价之宝。运动项目和运动量要因人而异,特别要考虑年龄特点。如老年人就不宜剧烈地跳跃、快速地奔跑、猛烈地举重。老年人适合较轻微的运动,如跳舞、散步、做养生操等。

除衣食住行合理安排外,还应提高健康知识素养,学习并掌握防治疾病的基本知识,调节精神状态。如中医提出的"七情致病"的理论值得重视,怒伤肝,喜伤心,悲伤肺,思伤脾,恐伤肾。感情不要走向极端,故民间有谚语云"每天笑三笑,包你活到老"。每天要保持精神愉快、情绪稳定、宽宏大度,多做有益于人民和国家的好事。

21世纪的疾病,主要是生活方式的病。为了健康长寿,但愿天下人都有一个科学合理的生活方式。

（原载于2019年第8期《科学生活》杂志）

十一、一曲美的颂歌

——评《头发的健美》

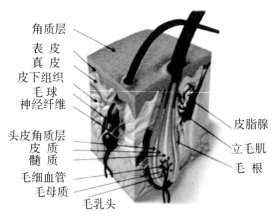

角质层
表 皮
真 皮
皮下组织
毛 球
神经纤维
头皮角质层
皮 质
髓 质
毛细血管
毛母质
毛乳头
皮脂腺
立毛肌
毛 根

若群、言穆仁创作的卫生科教片《头发的健美》曾获我国卫生部举办的首届"白鹤杯"大奖赛二等奖,载于《上海卫生影视》杂志1990年第1期。

(一)从基础知识入手

科学性和知识性是科教片的灵魂。卫生影视片把医药卫生科学道理、防治疾病、健康长寿、自我保健的知识和方法传播给广大群众,这就决定了卫生影视片必须具有严肃的科学性和丰富的知识性。影片《头发的健美》(以下简称《发》片)就十分注重这一点。它从基础知识入手,不仅使人知其然,而且也使人知其所以然。

《发》片谈了影响头发健美的若干疾病和问题,如脱发、头皮屑多、斑秃、白发等。为了讲清这些疾病和问题,作者先从2个月胚胎入手,显示其头部表皮毛芽、毛母细胞群、毛囊和毛根鞘的形成过程,展现头发3层组织结构解剖图,并点明毛母细胞中的角化细胞和黑色素细胞、皮脂腺、毛乳头等与头发健美的关系及其功用,进一步指出人体头发相互交替生长、休止、脱落的规律。这些基础知识为《发》片提到的疾病和问题奠定了坚实的基础,使人们对该片内容的前因后果有感性和理性的认识,对该片内容的展开有了一定的心理准备。

(二) 形象生动 鲜明逼真

科教片是运用电影和电视现代化的声像载体以综合艺术的手段来交流科技信息、普及科学技术的。它是熔文学、绘画、音乐等多种艺术为一炉,以形、声、色、光结合的形式和运动变化的真实画面,把抽象的概念、深奥的理论转化为可视的形象和浅显的解说。《发》片也不例外,它和一般科教片一样,具有形象生动、鲜明逼真的特点。

《发》片以形象思维为主,即主要是以运动形象,通过视觉传导的途径让观众认识事物的。在选材时,作者注意选择那些可以转化为视觉形象,并为阐述中心思想服务的科学内容。《发》片中有这么一个场景:

农村院落,一位姑娘正倒水洗头发,她除掉发夹,拿起洗发膏一看,洗发膏盒内已空。她转身对屋里人说:"姐,洗发膏用完了,屋里还有吗?"

"没有了,拿一些洗衣粉吧,用碱泡一下也可以。"姐姐边晒衣服边答话。

姑娘画外音:"碱还能洗头发?"

姐姐:"碱水最能去油腻了。"

姐姐的头发干燥而焦黄,镜头推近至她的头发。

(解说词)年纪轻轻,头发就干枯焦黄,这往往是用碱或含碱重的肥皂洗头的结果。

上述一小段,关键是解说词所阐述的道理。如果光有理性的阐述,没有形象的展现,那就会像碱水洗过的头发一样枯燥乏味。

生动往往寓于形象之中，假如称形象为母亲，那么，生动就是形象之子。正因为科教片是综合性的形象化的艺术，所以它不仅可以再现现实生活中人眼可视的各种活动，以及自然界的种种现象，物体的形状和运动状况，而且还可突破时空的限制，用特技手段模拟现实中不能直观到的场面。《发》片中有这么一段："几根毛发，中层为排列着的不规则黑色素细胞，之间间隔着白色细小的空气泡，一旁移进红色、褐色和金黄色的不同发色，在每种头发的发干中出现不同的色素颗粒。色素颗粒消失，白色空气泡增多，头发变白。"这一内容可用高倍显微镜摄影或者用动画方式显现。特别令人感兴趣的是，在谈到头发结构解剖图时，作者着重谈到影响头发生长和健美的若干组织、细胞，巧妙运用了动画镜头与拟人化手法：

　　将几根头发拉出皮肤表皮，在头发髓质中以拟人化的形式跳出毛母角化细胞和黑色素细胞。

　　角化细胞："我主管头发的生长发育。"角化细胞繁殖，逐步向上推头发向上生长。

　　黑色素细胞："黑发或白发，就看我的多或少。"黑色素细胞从髓质中隐去，头发由黑转白……。

　　通过动画镜头与拟人化手法，作者生动形象地表达了抽象的原理和规律，使科技知识变成可见可闻之物，使人如临其境，如观其状，如闻其声。

　　对科教片生动形象的要求，并不等于允许作者一味铺陈或漫无边际地展开。因放映时间短，制作成本高，所以严格要求科教片内容集中，抓住重点，主题突出，体现鲜明的特色。《发》片紧扣"头发的健美"的主题，由远而近，逐层深入，观点鲜明。

　　科教片不仅要做到生动、形象、鲜明，还要求表现生活，接近生活，而不能脱离生活，凭空杜撰，这就有一个逼真的要求。这既是对作者的要求，也是对影视工作者和有关工作人员的要求。《发》片将画面与解说词密切结合，逼真地表达了所述内容。在影片开头提出"头发的健美"这一主题时，作者采用了对比式，先展现姑娘秀丽的美发、女售货员新颖的发式、正在洽谈业务的男子的整洁头发,镜头再推到正在理发的一位顾客的头发,对比鲜明,发人深思,引出论题。在谈到头发的发展进程时,作者采用了平行式,按时间顺序用蒙太奇语言叙述。

作者采用画面与解说词上下分开的交错式写作格式,即先给出画面,再列出解说词。科教片以画面形象为基础,以解说词为辅助,互相配合,相得益彰,构成了一个完整的艺术整体。《发》片的解说词是画面语言的补充和升华。

《发》片结构清楚,层次分明,这除了作者善于运用生活语言外,还在于合理应用了疑问句和承上启下的过渡句。例如,"人的头发怎么会有这么大的区别呢?""妈妈,这头发怎么老是掉,会不会越掉越少?""让我们先从最简单的梳头说起。""这么多的头屑是从哪里来的呢?""那么,有没有办法治疗呢?""是不是也属于脂溢性脱发?""你大概烫发太勤了。""多少时间烫一次发最合适呢?"……这些话就像詹天佑挂钩一样,将影片内容像节节列车连成一个整体,层层推进,使观众一目了然。

《发》片的鲜明性还在于作者观点鲜明,毫不含糊地批评谬误,循循善诱地肯定正确观点,如否定用坏梳子梳头、用牛皮筋扎头发,肯定正确梳发程序、头皮按摩法;否定用洗衣粉、碱水、含碱重的肥皂、井水洗发,肯定用洗发露洗发;指出减少头皮屑与选用高效洗发精的关系;防止脂溢性秃发与少吃糖类、脂肪类食物,服雄激素拮抗药的关系;伍子胥一夜变白发与白发的内外治法……真理是在与谬误的斗争中发展的。一误一正,黑白分明,是非清楚,观众才能有所不为、有所为。

(三) 应注意全面客观

《发》片美中不足之处在于某些片段、某些提法还不够全面、客观。如关于头发的生理和病理未能应用中医学的理论予以解释,实属遗憾。"肾华于发""心主神明"等有关中医脏腑学说都可以有力地说明头发健美与否的道理。这正可以弘扬中华民族之长，以补世界医学之短。谈到白发问题，作者重点提到染发等外治法，实际上，中医学对白发的内治法十分重视，并已确证其行之有效。如黑芝麻、大麦、扁豆、核桃、猕猴桃、桑葚、黑大豆等乌发食物，首乌、女贞子、墨旱莲等乌发中药，复方首乌片等传统成药，都对白发的治疗有一定的疗效。关于产生白发的病因，作者只提到精神刺激、全身性疾病和环境污染等因素，这是不够全面的，因为还有遗传因素以及人体自然衰老的问题。对于治疗白发，岂止染发一项？应针对病因辨证施治，才能有的放矢。

当提到用碱水洗发时，作者指出"各种洗发香波就具有良好的保护头发和抗硬水的功能，用它们洗头发，比较合乎科学。"这句话的片面性在于"各种"两字。有些洗发香波的确经过鉴定和使用证明确实好，但也有的滥竽充数、鱼目混珠，败坏了洗发香波的声誉，也不能予以重视。说话要留有余地，决不能以偏概全。

《发》片开头的解说词引用了"头上青丝如墨染"，这是古代形容妇女美发的佳句。的确一头漂亮的头发不仅可以把人衬托得容光焕发，也是一种健康的标志。

但"头上青丝如墨染"仅能说明头发颜色之黑，而未能说明头发的光泽和浓密，岂足以说明"漂亮头发"的概念，故引用此话者有片面性。若将此句不在影片开头出现，而在谈到白发问题时出现，似乎更恰当些。

但是，瑕不掩瑜，《发》片仍不失为近年来内容与形式结合较好的卫生科教片之一，值得学习和推广。

（原载于 1991 年第 1 期《上海卫生影视》）

十二、不可忽视的电子雾危害

电子污染是危及人类健康与长寿的一个新威胁,一个人为之患,不容忽视。

君不见,自 1987 年以来的 3 年中,日本已有 11 名工人死于机器人手中,7 000 人被机器人致残。据日本高级专家调查组查明,这是由于外来电磁波(又称电子雾)使机器人内部电脑已编好的程序出现错误,使其动作失常,误杀或误伤了工人。

目前,电子雾已引起各国科学家、名人学士和领导者的关注和忧虑。电子雾看不到、听不到、嗅不到、摸不到,但无处不在捣蛋,无处不在与人作对。随着人民物质生活的提高,空调、计算机、电冰箱、彩电、微波炉、电热毯、卡拉 OK 机等已逐步为千家万户所拥有,给人们带来舒适、方便、卫生、愉快的体验。但同时,这些电器也发出了大量的各种不同波长的电磁波,即电子雾。这些电子雾使各种电器互相干扰,日积月累,危害着家庭与公共环境,损害人们的健康,减少人们的寿命。

请看下列惊心动魄的事实:

1969 年至 1982 年,美国马里兰州有 951 名男子死于脑瘤,其中大部分是电工或电器工程师。

常在高压线附近工作的人,其体内癌细胞的生长速度比一般人快 24 倍。

经常使用电热毯的产妇,容易流产。

彩电、冰箱等家用电器形成的电磁辐射,会使人头晕目眩、神疲乏力、近视等。

美国科学家指出,电子雾会直接损害人体细胞内基因主体——脱氧核糖核酸,促使基因突变致癌。研究证明,300兆赫对讲机贴着脸面使用会对眼球产生危害。

德国科学家阐明,电子雾会影响对人体生物钟起重要作用的激素和传递神经信息的激素,会影响遗传体细胞质素,还会破坏细胞膜。

1982年底,日本三重县一家游乐场两列过山车突然失去控制,造成严重的相撞事故,致使42名乘客受伤。调查发现,凶手竟是附近电子游戏机发出的电磁波——电子雾。正是这一无线电波干扰而酿成了重大事故。

据科学工作者大量调查证明,造成电子污染事故的原因竟高达150种之多。我们建议人们要采取一系列有效措施减轻电子雾的污染,例如,住宅要远离高压电线;电热毯变暖后应立即切断电源;人与彩电应保持4~5米的距离,不宜久看,看完后宜开窗通风一段时间;离开发光灯管2~3米;不宜长时间在电磁场强度大的工作间工作;青少年尽量少玩电子游戏机;严格清除或减少游乐场周围的电子雾,消灭隐患;若无必要时,微波炉、电冰箱等家用电器暂停使用;气候适宜时,尽量少用或不用空调……

总之,我们要行动起来,清查周围环境可能产生的电子雾,以便进一步减少电子污染。

(原载于1995年第2期《生命与灾祸》杂志)

十三、减肥宜坚持综合性的治疗

一个人如果进食多、消耗少，多余的热量就会以脂肪的形式在体内储存起来，储存脂肪的场所称为"脂库"。人体的脂库有三个：皮下组织、内脏周围、肚子里的大网膜上。根据中国第二届中西医结合肥胖症研究学术会议提出的计算公式，成人标准体重（公斤）＝〔身高（cm）－100〕×0.9，儿童标准体重（千克）＝ 年龄×2+8。体重超过标准体重10%为偏重，超过标准体重20%以上为肥胖，超过标准体重20%～30%为轻度肥胖，超过30%～50%为中度肥胖，超过50%为重度肥胖。据北京市的统计，体重超标的"小胖墩"占儿童总数的5%，成人体重超标的占31%。

肥胖的原因很多，归纳起来主要有五种：

1. **遗传性肥胖**　统计资料表明，父母都肥胖，下一代肥胖占81%，治疗起来比较困难。

2. **药物性肥胖**　长期使用激素类和抗精神病类药物容易导致肥胖。

3. **饮食性肥胖**　多吃甜食、高脂肪、高胆固醇食物，多吃零食，暴饮暴食，睡前加餐，美酒佳肴毫不节制，均可造成肥胖。

4. **冬眠性肥胖**　饱食终日，无所用心，过度睡眠，很少运动，甚至不运动，使热量多入少出，日积月累，导致肥胖。

5. **病理性肥胖**　主要由神经系统或内分泌系统的器质性病变引起，如脑部疾患、下丘脑或垂体病变、肾上腺皮质功能亢进、性腺功能不足、甲状腺功能低下、轻型糖尿病和胰岛素分泌过多性低血糖、胰腺 B 细胞瘤引起的肥胖等。

肥胖的危害性很大,具体表现在下列方面:

1. 易患糖尿病。

2. 易患高血脂症。

3. 易患痛风—高尿酸血症。

4. 易患高血压病。

5. 易患心绞痛、心肌梗死、冠心病。

6. 易患脑血管疾病。

7. 易患胆石症、胆囊炎、脂肪肝。

8. 易造成呼吸功能不全。

9. 易患骨科疾病。包括腰椎前弯、腰椎间盘损伤、坐骨神经痛、骨质疏松、变形性关节炎等。

10. 易导致月经异常。

11. 易患不孕症。

12. 易患乳腺癌。

13. 易患阑尾炎。

14. 易患膝外翻、膝内翻、髋内翻、扁平足等儿童疾病。

15. 易患脂溢性皮炎、黑色表皮症、念珠菌病、多汗症等皮肤疾病。

16. 易患肾炎、肾病综合征、肺炎、静脉血栓、直肠癌等。

17. 反应迟钝、动作缓慢,易遭车祸外伤、骨折等。

18. 增加死亡率。

据调查,在 40~49 岁年龄组中,超正常体重 30% 以上者,男性死亡率平均可达 42%,女性可达 36%。科学家们预测,如果人人都保持理想的体重,则冠心病的死亡率可比目前减少 25%,充血性心力衰竭和脑血管意外的死亡率可减少 35%。

既然肥胖症危害性这么多这么大,就应当减肥。减肥能防治许多疾病,使人精力充沛、行动敏捷,使人身材苗条美丽,使人轻松、愉快、年轻,使人健康长寿。

怎样减肥呢? 能否寄希望于一方、一药、一术呢? 不,这是由于肥胖的病因病理多样化和肥胖的种类各不相同而决定的,减肥宜坚持综合性的治疗。

目前,减肥方法主要有以下四个方面:

(一) 中医中药减肥

中医认为肥胖人往往多湿、多痰、多气虚。

中医治肥胖的方法甚多,辨证施治,单方、验方、气功、针灸、耳针、按摩等。

从辨证施治角度来说,肥胖症分八种类型:

1. **脾虚湿阻型**　症见肥胖、浮肿、神疲乏力、尿少、纳呆、胸闷、眩晕、不孕、闭经、脉细滑、舌质淡胖、苔薄白腻。宜健脾化湿、祛痰化浊。方用参苓白术散或二陈汤合泽泻汤。

2. **胃热湿阻型**　症见肥胖、头胀、眩晕、消谷善饥、口干欲饮、体困、面赤、便秘、脉细数、舌红苔黄。宜清胃泻火、凉血通腑。方用小承气汤合保和丸或清通饮。肥胖者大多属此型。

3. **肝郁气滞型**　症见肥胖、胁胀、胃脘满、失眠、多梦、口苦咽干、头晕头痛、心悸、气促、纳多、闭经、尿黄、脉弦、舌质紫红、苔黄。宜疏肝理气、清热利湿。可用舒肝饮。

4. **阴虚阳亢型**　症见急躁易怒、嗜食、胸闷、便秘、头晕头痛、腰膝酸软、五心烦热、脉细数或小弦、舌质红、苔薄。宜滋阴潜阳,平肝泻火,用龙胆泻肝汤或杞菊地黄丸。

5. **脾肾阳虚型**　症见肥胖、乏力、头晕、腰酸、善饥、阳痿、便频而溏、惧寒、自汗、脱发、足跟痛、脉沉细、苔薄白而胖、舌质淡。宜补脾固肾、温阳化湿。可用真武汤。

6. **气虚型**　症见臃肿、头晕乏力、不耐劳累、易气促出汗、嗜睡、脉濡缓、舌质淡、苔薄腻。宜补中益气。药用黄芪、白术、生白芍、附子、佛耳草等。

7. **气滞血瘀型**　症见肥胖、胁胀、烦躁易怒、嗜食、闭经、月经不调、便秘、脉弦、舌质紫暗、有瘀点。宜理气活血化瘀。方用清降饮。

8. **风湿挟热型** 症见关节痛或呈游走性,血沉及抗"O"正常,舌质淡红、苔薄黄、脉弦缓。宜疏风化湿、活血通络。药用桑枝、独活、海桐皮、苦刺、苍术、海风屯、狗脊、川断、赤芍、乳香等。

下面介绍一些中药丸剂、汤剂、散剂、茶剂等:

1. **防风通圣丸** 适用于经常便秘且有高血压倾向的人,也适用于体内有寒毒和水湿等瘀滞状态者。

2. **防己黄芪汤** 适用于皮肤脱白屑、肌肉松软、多汗乏力、体沉尿少、下肢浮肿、膝关节疼痛者。

3. **核桃承气汤** 适用于体壮、面赤、便秘、血瘀等实证。

4. **大承气汤** 适用于腹部肥满、便秘严重的实证。

5. **五苓散合九味槟榔汤** 适用于体沉乏力、水肿、脚气的虚证。

6. **九味半夏汤** 适用于中老年面赤、眩晕、留饮的虚实中间证。

7. **明目轻身茶** 药用枸杞、菊花、决明子、荷叶、焦山楂、薏米仁和番泻叶。适用于便秘、体沉、牙痛、闭经、月经延后、腹胀、头晕目眩、湿热阻胃滞脾者。

8. **荷叶散** 用败荷叶研末水煮,烧开后,米饭调下。有消肿、降脂之功能。

9. **天雁减肥茶** 补消结合。适用于脾虚胃热型的单纯性肥胖者。

10. **三花减肥茶** 由玫瑰花、茉莉花、玳玳花等加工精制。能宽胸理气、祛痰逐饮,利于消肿,活血养胃,提神降脂。

11. 丹田降脂丸、月见草胶丸、大黄苏打片、降脂合剂、宁红保健茶等能降血脂。

12. 水飞蓟素、复方山楂片、血通片、首乌合剂、脉安冲剂、茵陈合剂等能降胆固醇。

(二)西医西药减肥

西医减肥主要分外科手术减肥、物理减肥、西药减肥三种。

外科手术减肥疗法包括以治疗肥胖及各种并发症的减肥术,这只能是各种综合减肥法的辅助性措施。最有代表性的为脂肪抽吸术,即在人体脂肪堆积处(如腹部、颌颈部、臀部、股部等),利用负压抽吸原理进行抽吸,达到减肥目的。

物理疗法种类繁多,如石蜡敷身法、辣疗法、低周波减肥、盐水绷带绑扎法、人工日光减肥、桑拿浴减肥、高压低频电子仪减肥等磁疗减肥。

西药减肥也有一定作用,它包括三种:

1. 食物抑制剂,一般在饭前半小时服用。

2. 降血糖剂,如降糖灵、降糖片。

3. 轻泻剂和利尿剂,但不宜长期使用。

(三) 运动减肥

运动能避免热量过多储存,避免人体脂肪过多堆积。运动量要逐渐加大,量力而行,持之以恒。少动嗜睡者更要加强运动。很多运动项目可供选择,如气功、太极拳、步行、慢跑、骑车、游泳、打乒乓、打篮球或排球、投掷、健美操、迪斯科、交谊舞、跳绳、踢毽子等。

运动,既有减肥健美之功,又有养生长寿之效。

(四) 饮食减肥

饮食减肥和运动减肥一样,是十分重要的一环。肥胖的主要原因是主食中淀粉(糖类)过多,糖是热量的必要原料,但利用不完就会转变成脂肪储存于体内。淀粉摄入较多,热量过剩,消耗不完,就会导致体内脂肪过多积聚。

中国养生有句古话"三分寒,七分饱"。用节食方法减肥必须持之以恒。一旦节食,体内代谢随之变化,节食者必须保持低热量摄入,才能使体重不再增加。如果一旦停止节食,由于体内代谢仍停留在原来的水平上,多摄入的热量将无法消耗掉,而以脂肪的形式被储存,体重很快会上升,甚至越减越肥。

如果多吃零食,特别是甜食、瓜子、巧克力、橘子水、冰砖等,使热量大大超过身体生长和活动的需要,多余的热量就会转化为脂肪,储存在脂肪细胞内,促使细胞肥大。成人吃过多的动物脂肪(如奶油、猪油等)会促进动脉粥样硬化发生,对健康不利。多饮酒也能使人发胖。1 毫升酒能产生 7 000 卡路里(1 卡路里 = 4.18 焦耳)热量。每瓶啤酒大约能产生 500 卡路里的热量,有人称之为"液体面包"。睡前不宜吃甜点。

为了减肥,正确的办法是采用合理而平衡的饮食。最好每天都能吃一些水果、蔬菜和粗粮,要重视摄入食物的结构,而不是食物的量。

饮食既不能过甜,也不能过咸,动物内脏、肥肉、油炸食品、糖、土豆、粉条等也不宜多吃。要适当吃一些芹菜、萝卜、海带、柑橘、山楂、香蕉、瘦肉、鱼类、豆类、花生油、米、面、粗粮等。

饮食减肥的原则:1. 减少热量供应。2. 控制主食,限制糖和甜食。3. 适当增加蛋白质的摄入。4. 摄入适当的脂肪以增加饱腹感。5. 摄入足够的维生素、微量元素和食物纤维。6. 适量饮水,少吃盐。7. 改进烹调方法,解决低热量与饱食感的矛盾。8. 制定合理的饮食制度。9. 戒酒,少喝咖啡、浓茶。

中医中药减肥、西医西药减肥、运动减肥、饮食减肥这四大方法各有特色,相辅相成,巧妙地综合运用这些方法进行减肥,就会取得明显的效果。减肥宜坚持综合性的治疗。笔者曾于 1995 年 1 月在《康复》杂志发表的文章《五管齐下,少女窈窕》中提出了这一观点,并在临床工作中得到应用。

(原载于 1995 年第 5 期《上海医药》杂志)

食经药秘典
——周德科普文集

十四、21 世纪的"千里眼"

——基因诊断技术

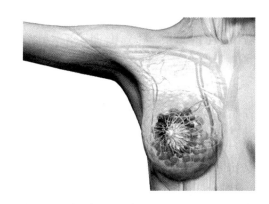

美国的苏珊小姐风姿绰约,其母 46 岁患乳腺癌,大姐 38 岁死于乳腺癌,另一位姐姐 41 岁患乳腺癌,两位表姐 30 岁也死于乳腺癌。为了避免噩运,她虽年仅 36 岁,却毅然决定做双侧乳房切除术。此时,美国遗传学家玛丽・克莱尔・金的研究小组发表了用血液分析的方法间接检测乳腺癌基因的论述。苏珊当即请教,经检测她体内没有乳腺癌基因。苏珊获悉后,欣然取消了手术计划,保留了丰满而性感的乳房。

基因诊断是生命科学高度发展的产物,是将分子生物学和遗传学用于临床的全新技术。专家们业已证实,遗传性缺陷患者中至少有一半人是 BRCA1(乳腺癌 1 号基因)的单个基因缺失。BRCA1 的发现预示着基因革命新纪元的到来,它将有助于弄清一系列人体慢性疾病的奥秘,从高血压到阿尔茨海默病。

人类遗传性疾病的种类已多达 5 000 余种,以前这只能根据体征及染色体分析进行粗略诊断。目前,已可用基因诊断方法检测出遗传物质存在的缺陷。在胎儿分娩前,只需抽几滴羊水或胎盘的几个绒毛膜细胞就能预测胎儿是否患有遗传性疾病。这对患有血友病、地中海贫血等遗传性疾病的患者来说是一个佳音。这在优生学上意义重大。

基因诊断还是肿瘤诊断和研究的重要工具。运用基因诊断技术,只需数滴血,即使是极微量的癌细胞残留物也能被发现。已在临床上解决了多年来无法解决的白血病等的监测难题。近年来,医学工作者已从几十种人体肿瘤中证实或分离了许多癌基因,并对基因的染色体定位和易位,对癌基因激活机理进行研究。这些观察与研究为癌细胞的本质剖析提供了直接的依据。

结核病在我国是多发病,常因体征不典型、常规化验阴性而漏诊。进行结核菌培养往往要费时半月,且因病原体小而难以确诊。如果利用基因聚合酶反应的诊断技术,可以在极少量甚至只有一个病原体存在时也能快速检测出结核菌,时间仅需 8 小时。

尖锐湿疣与乳头瘤病毒感染有关。目前从临床到病理,没有一种可靠方法能确诊这种性传播疾病。如果利用基因核酸杂交办法就能准确地进行鉴定。

此外,各种致病微生物(病毒、支原体、衣原体、细菌)和寄生虫所致疾病的诊断、高危人群监测、疾病预后分析等均可应用基因诊断法。

基因诊断取材较广,可对人体的血、尿、便、痰、组织器官、毛发、眼泪等进行检测,这是一种高灵敏度和高度可靠性的最新诊断方法。它将逐渐成为疾病预防、优生优育、诊断及治疗中必不可少的方法,将成为 21 世纪的"千里眼",具有广阔的发展前景。

(原载于 1995 年第 6 期《康复》杂志)

十五、您是否"略知皮毛"？

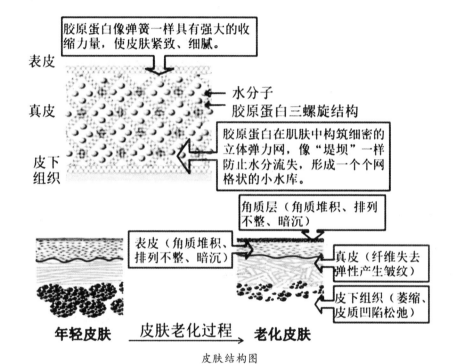

胶原蛋白像弹簧一样具有强大的收缩力量，使皮肤紧致、细腻。

表皮

真皮

水分子

胶原蛋白三螺旋结构

胶原蛋白在肌肤中构筑细密的立体弹力网，像"堤坝"一样防止水分流失，形成一个个网格状的小水库。

皮下组织

角质层（角质堆积、排列不整、暗沉）

表皮（角质堆积、排列不整、暗沉）

真皮（纤维失去弹性产生皱纹）

皮下组织（萎缩、皮质凹陷松弛）

年轻皮肤 ← 皮肤老化过程 → 老化皮肤

皮肤结构图

"略知皮毛"，有些人常将这句话作为知识浅薄的自谦语。可说起真正的"皮毛"，是否人人都"略知"？这就不一定了。

皮肤分布在人体的表面，总面积成年人为 1.5～2 平方米。人的皮肤由表皮、真皮和皮下组织构成，另外还有毛发、皮脂腺、汗腺、指甲、趾甲等附属结构。

皮肤有三大主要作用：保护作用、调节作用和感觉作用。此外，还有呼吸作用、吸收作用、排泄体内废物的作用以及增加维生素 D 合成的作用等。

　　每日向人体进犯的数十亿病菌为何能一个个丧失？原来皮肤是人体的第一道防线，有分泌杀菌物质的作用，有相当强的杀菌能力。

　　皮肤还能产生黑色素，可避免过多的紫外线伤害体内组织。皮下脂肪有弹性，有利于保护骨骼和内脏。

　　人体像一座火炉，每昼夜产生的热量总量可达 2 400～2 700 卡路里，能把 20 公斤冷水烧开。可是，为什么人的体温能经常保持在37℃左右？这主要是人体内水的作用，而皮肤则是重要的调度员。水在体内循环着，把产生的热量传送到体表，毛细血管就尽量舒张，使流经体表的血流量增多；汗腺也大量分泌汗液，带走多余的热量，再加上排尿、呼吸等方式来降温，以调节到正常水平。身强力壮者，这种调节功能特别好，皮肤往往呈现出冬暖夏凉的特殊状态；而年迈体弱多病者，调节功能就特别差，冬天容易冻僵，夏天容易中暑。

　　皮肤的良好功能，与经常性的锻炼有关。生活在冰天雪地北极的爱斯基摩人，用冰雪漱口、洗脸，甚至赤身裸体地在冰原上过夜也难以感冒。这是什么原因呢？长期锻炼，不断适应，强健的皮肤是身体健康的一个重要标志。当气温降低时，皮肤能作出适当的反应，减少蒸发，保存热量，以维护体温的恒定。为什么一般人不能适应这种北极的高寒气候呢？那是由于祖祖辈辈习惯于单纯用增减衣物来适应气候的变化，促使皮肤的调温作用日趋退化。那些经常坚持冷水浴的人、经常坚持冬泳的人，抗寒能力就比一般人强。

　　综上所述，加强皮肤功能的锻炼，会增强调节体温中枢神经的控制作用，从而提高机体对外界环境温度变化的适应能力。

　　这下您对皮毛中蕴含的道理略知一二了吧。

　　　　　　　　　　　　（原载于 1995 年第 8 期《康复》杂志）

十六、幼儿患病与公共卫生

1996年9月的一天,一对年轻夫妇带着年仅4岁的儿子到医院泌尿男性科就诊。母亲说,儿子一小便就喊痛,短裤也脏兮兮的。笔者为孩子做了检查,发现其尿道口有白色的脓性分泌物。经化验,男孩患了淋病。

年轻父母惊呆了,他们都无性病。

笔者问他们有没有带孩子去过公共浴室?孩子爸爸说去过,而且用了澡堂的公用毛巾。

问题就在这里。谁能保证性病患者不到澡堂洗澡?他们的病菌、病毒可能传播在公共浴室的浴巾上,小孩用那浴巾擦下身就会染上淋球菌。

性病传播一般分直接与间接两大途径。直接途径,即通过不洁性交传播。间接途径,即除性交以外的接触物传播。4岁男孩患淋病的事实,为我们敲响了警钟——重视间接途径传播性病。

因此,人们必须慎用公共或他人的物品,包括澡盆、浴池、马桶、浴巾、毛巾、垫单等;旅馆、公共浴室要加强公共用品的消毒工作;个人旅游、出差尽量自带毛巾,自备衣裤,洗澡方式尽量采用淋浴。

无独有偶,那年笔者为两名4岁男孩诊治了淋病,事实值得我们深思。

(原载于 1997 年 4 月 28 日《新民晚报》)

十七、预防前列腺炎八项注意

一饮：多饮干净的水，水可促进肾脏代谢，将体内的毒素排出体外，完成"体液排毒"。

二食：保证每天必需的营养，多吃蔬菜、水果，特别是多吃番茄。

三性：保持正常性生活，前列腺液是精液的重要组成部分，占精液的 60% 以上，如果不及时排泄，就会滞留在前列腺内，产生病变。

四卫：讲究卫生，勤换内衣内裤，不用他人的毛巾、脚盆、衣裤，出差旅游尽量淋浴。

五通：小便保持畅通，不能硬憋。长时间憋尿，易在膀胱内滋生细菌，刺激尿道前列腺部，产生血尿、尿道痛，甚至尿潴留，诱发前列腺炎。

六动：适当活动，长时间坐着或远距离骑车会使前列腺受挤压，血流不畅，充血水肿。

七戒：戒烟、少喝酒，以免刺激前列腺。

八静：头脑冷静，不要听信江湖游医的话，否则，疑心重重，更加容易诱发非细菌性前列腺炎。

（原载于 2005 年第 6 期《自我保健》杂志）

十八、穿鞋有讲究

穿着不合适的鞋子会有损健康,甚至会引发多种疾病。如果经常穿过紧的鞋子会造成脚部红肿、足底疼痛,严重的还会导致踝、膝、臀及背部等出现问题。当穿上不合脚的鞋子走路,脚会很快疲劳,那么支配脚的神经元——腰的相应部位也会随之疲劳,而且会通过脊髓传到大脑。由于脚上有许多穴位,脚上的病必然会给内脏器官造成影响。

健康穿鞋应注意三点:鞋后跟高度要合适,在2~3厘米为宜;鞋的松紧要恰当;鞋的用料要讲究透气。

(原载于 2010 年第 7 期《家庭医药》杂志)

十九、玉洁冰清一荷花

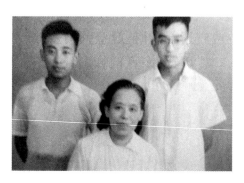

笔者的母亲姓白，名玉洁，天津人。她是一个正直、善良、平凡而伟大的女性，如池中荷花玉洁冰清，笔者非常敬重她，热爱她，怀念她。她微笑时往往露出两个酒窝，穿着旗袍的苗条身影，常常萦回在笔者的脑海。

（一）就读南开、协和

母亲白玉洁，曾就读于南开大学，与周恩来是同学。那时南开大学分男校和女校。在母亲眼中，周恩来先生是学生会干部，非常活跃。年终时，南开大学男女同学才能一起开全校联欢会，周恩来先生都会表演鼓舞人心的进步文娱节目。女同学们背后都啧啧称赞这位多才多艺的"小白脸"。

南开大学毕业后，母亲又考进了北京协和医院。协和医院是教会医院，进校学生，一要信奉基督教，二要会说英语。形势逼人，笔者的母亲会说流利的英语，而且能区别美国人和英国人发音的区别，美国城里人与农村人发音的区别。要留校的必须终身不嫁，笔者的母亲和父亲谈恋爱,故毕业后离校而去,私人开业当妇产科医生。学友林巧稚则留校任教。

(二) 肩扛抗日重任

西安事变后,国共合作共同抗日,抗日烽火燃遍全国。笔者的母亲在南京一面行医,一面东奔西走,积极参加抗日活动。她的威望极高,被中华妇女卫生抗日救国会全体会员选为理事长,冯玉祥将军的爱人李德全女士被选为副理事长。母亲经常在笔者面前赞扬共产党人徐特立同志慷慨激昂的抗日演讲,说他像一把火点燃了人们爱国的心。

母亲非常同情被压迫的劳苦大众。她爱用英语吟唱美国黑人歌手罗伯逊一举成名的《黑奴之歌》,声泪俱下,十分同情奴隶的悲惨遭遇,痛恨奴隶主的剥削和压迫。

(三) 探望陈独秀

1937 年初,笔者的母亲出于好奇心,出于要破难解的谜,出于寻求事实的真相,经过当时国民政府特批,带领中华妇女卫生抗日救国会理事们,到国民党政府特殊监狱去探望陈独秀先生。这时候,陈独秀被国民党政府软禁。

看到陈独秀,笔者母亲好奇地问道:"您曾是中国共产党的创始人。后来,由于某种原因被共产党开除了。国民党把您抓住,关进监狱,给您官做,您不高兴做。您现在既不是共产党,又不相信国民党,您究竟信仰什么?"

陈独秀沉默了一下,然后对笔者母亲和理事们笑了笑,平静地说:"不管怎么样,各有各信,我仍旧相信马克思列宁主义,相信共产主义必胜。"

母亲告诉笔者,当时一出门,她和理事们议论纷纷,觉得陈独秀的回答不可思议,觉得他是一个"怪人"。

她说,当她多次聆听徐特立关于救国救民和宣传马克思列宁主义的演讲,觉得很有道理。徐老还劝笔者母亲入党。琢磨徐老精彩的演讲,母亲才开始对陈独秀的话有所了解。

(四) 寓教于故事

母亲教育子女,不是干巴巴的。她主要的手段是讲故事。

例如,笔者6岁时贪玩,在私塾读书不认真,不是打架就是爬树掏鸟窝蛋,熊老师布置的背诵四书五经的作业没有按时完成。因此,常常被熊老师用戒尺打手心,甚至于关夜学。母亲知道了,也不责怪笔者,叫笔者坐下来听故事。什么头悬梁、锥刺股呀,什么凿壁偷光呀,什么李白看老妇人“只要功夫深,铁杵磨成绣花针”呀……一个个古代刻苦好学的故事激励着笔者,从此笔者学习用功了,成绩上去了。

再如,有一次,笔者稀里糊涂地把一位同学的毛笔带回家,告诉了母亲。母亲面色一沉,又给笔者讲了一个故事,大意如下:一百年前,有个7岁的小孩到菜场顺手牵羊,在菜场里乘着鱼贩不注意,偷了一条小鱼,悄悄地拿回家。他妈妈知道了,非但没有批评,反而表扬儿子。儿子胆子越来越大,长大成人了,居然变成了一个抢劫银行的大盗,被法院判了死刑。临死前,跪在刑场地上的他,对法官提出要求说:“要吃口奶,才死而无怨。”法官同意了。妈妈答应儿子的请求,解开衣服,把奶头塞到儿子嘴里。没想到儿子吧嗒一声,把妈妈的奶头咬掉了,鲜血流了一地,痛得妈妈大喊救命。他儿子说:“妈妈,都怪你不好。我当初小时候偷了1条鱼,你不指责我,反而说我聪明,有出息,害得我胆子越来越大,变成江洋大盗。今天,我就要人头落地,我也不让你好过!”母亲讲完故事,语重心长地对笔者说:“德子,小洞不补,大洞吃苦。一个人一辈子都要做好事,不要做坏事。”听了这个故事,笔者第2天就把毛笔物归原主。母亲的话,永远铭记在笔者心中,指导笔者一生。

(五) 暗中支持红舅舅

母亲的弟弟叫白恩弟,是上海市江南造船厂的中共地下党员,也是江南造船厂的第一位党员。新中国成立前夕,他任护厂纠察队队长;新中国成立后,任该厂第一届党总支书记。

新中国成立前夕,舅舅为了摆脱国民党特务的盯梢,经常到乍浦路笔者家,关起门来和父母亲秘密谈论国家大事。他们一致谴责国民党政府贪污腐败,榨取民脂民膏,搞得民不聊生,怨声载道,母亲指出其"不垮才怪了!"酒逢知己千杯少,话不投机半句多。母亲和舅舅很谈得拢,经常留舅舅在笔者家住,和笔者一起睡。1948年的大热天,笔者和舅舅拿一张席子睡在笔者家门口的马路上。天一亮,笔者和舅舅共同盖的一条毛毯不见了。看到满街穿得破破烂烂的乞丐,笔者告诉舅舅可能是他们偷的。舅舅说:"他们也怪可怜的! 不必去追究。他们身无分文,不是饿死,就是冻死,或者生病而死。即使他们偷,也是没有办法呀! 是社会造成的! 他们拿了我们的毛毯,说不定还可多活几天。"笔者把舅舅的话告诉母亲,母亲笑了笑说:"舅舅说得对,我们生活毕竟比叫花子好嘛!"

(六) 送子参军保家卫国

新中国成立后,笔者的母亲已是苏州著名的妇产科医生。那时笔者家已有九个兄弟姐妹。笔者的母亲积极鼓励大哥周大正、大姐周琴妮参加中国人民志愿军,"雄赳赳,气昂昂"保家卫国,鼓励二哥周新参加中国人民解放军陆军铁道兵团,见山挖洞,见河搭桥,建设宝成铁路和成渝铁路。

几年后,初二的笔者,瞒着母亲报名申请参加东海舰队海军军官学校,结果征兵办公室审查批准了笔者的报名请求。当征兵办公室头头征求笔者母亲的意见时,这一次,母亲却舍不得了,说万一哥哥姐姐牺牲后要留一个儿子传宗接代,要笔者读大学,在不同岗位上为国为人民效力。

(七) 箱子内盖的照片

朋友,只要您打开母亲箱子的内盖,就会看到一张张照片贴得满满的。笔者很奇怪,问母亲:"贴这么多照片,干什么?"

"我擅长看不孕症。对好多结婚多年生不出小孩的妇女,我采取中西结合的办法给她们治疗,个个都有了小宝宝。"妈妈语重心长地说道,"他们要送重礼,我都拒绝了,只问她们要一张宝宝的照片。这比奖章都好,是给我的最高奖赏。每当我打开箱子,就给我一个激励,给我一个幸福感,鞭策我不断提高技术。经过我的钻研,就有了新突破。例如,有个结婚20年不育的农妇为没有后代而发愁,我花1年的时间给她治疗,终于解决了问题,她给我送来了红蛋,又给我送来一张宝宝的照片"。

经常半夜三更有人敲门,要母亲接生。她会毫不犹豫地起床,马上出诊。由于晚上急促而猛烈的敲门声,受了惊吓,笔者母亲常常心慌不已。就是这样几十年如一日,毫无怨言,兢兢业业,为人民做贡献。

母亲行医的足迹,除苏州外,还走过四川省成都、重庆、泸州,走过云南省楚雄彝族自治州,走过上海市、南京市……

(八) 卫生部寄来的大信封

新中国成立初期的一天,邮递员送来一个大信封,真是好气派!哦,是中华人民共和国国务院卫生部寄来的,是寄给母亲的。拆开来一看,原来是昔日好友——如今担任新中国第一届卫生部部长的李德全女士写的亲笔信。李德全部长邀请笔者母亲到中央卫生部任职,协助她的工作。

笔者母亲和父亲考虑再三,因苏州九个子女的拖累,故婉言拒绝了。同时,母亲去信祝贺李部长工作顺利,身体健康,并表示在苏州立足本职,全力支持她的工作。

在"文化大革命"时期,笔者母亲倍受煎熬。30多个手持木棒的造反派批斗笔者母亲,笔者母亲的书信有的被没收,有的当"四旧"被焚毁,房产证被充公。不久,笔者母亲因心脏病发作而不幸逝世。

笔者敬爱母亲,怀念母亲,赞美母亲。作为一名医务人员,作为一名老年大学的教师,笔者要继承并发扬她未竟的事业,继承并发扬她全心全意为人民服务的精神,为人民做个好医生,为中老年人做个中医保健的好教师。

(原载于 2012 年第 3 期《老年文艺》杂志)

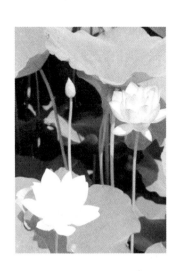

二十、"上工治未病"浅释

目前,我国全民健康形势十分严峻,高血压患者 2 亿,糖尿病患者 1 亿,肝炎患者占总人口的 10%,每年新增心脑血管疾病患者 300 万,每 12 秒钟有一人中风,每 21 秒钟有 2 人中风死亡。据统计,2/3 的疾病和过早死亡是可以避免的,引起人类死亡的因素中有 70% 以上是能被人所控制的。中医对防病、养生有独特的优势,古人早有"上工治未病"的名言,其精髓在于,为了人类健康长寿,我们要始终坚持预防为主的方针,防病于未然。

(一)治未病的真谛

"上工治未病"出自《素问·四气调神大论》:"是故圣人不治已病治未病,不治已乱治未乱,此之谓也。"另外,《灵枢·逆顺》上也载:"上工刺其未生者也;其次,刺其未盛者也……上工治未病,不治已病,此之谓也。"古人也指出忽视预防的危害性"夫病已成而后药之,乱已成而后治之,譬犹渴而穿井,斗而铸锥,不亦晚乎!"(见《素问·四时调神论》)。

"上工治未病"中所指的预防包括哪些内容呢？主要包括三句话:未病先防、既病防渐、重病防变。这就要求人们不但要治病,而且要防病。不但要防病的发生,而且要注意阻挡病变发生的趋势,并在病变未产生之前就采取疗救之法,这样才能掌握疾病的主动权,达到"上工之术"。中医之辨证论治的精髓在于动态地观察疾病的变化,十分重视标本先后缓急之治。

1. **未病先防** 指在没有疾病而又可能得某种疾病的时候采取措

施,积极预防疾病的发生。记得笔者儿时有一天淋了雨,受了风寒,奶奶就赶快让笔者喝生姜红糖汤以预防感冒。如果我们平时多做艾灸足三里穴、中脘穴,或者按摩这些穴位,可以预防胃肠病。

2. **既病防渐**　指已经发生的病要防止进一步地发展。例如,患了浅表性胃窦炎就不能吃过酸、过甜、过辣之物,就不能吸烟酗酒,就不能吃饭不定时,以防止病情逐渐加重。

3. **重病防变**　指患病久拖不愈,日益严重,要采取积极措施预防它从量变到质变,继续恶化进而诱发其他重病的发生。例如,萎缩性胃窦炎久治不愈,肠系化生增多,三个"+",可能转化为胃癌。再如,糖尿病日久恶化,会并发心脑血管疾病、肾衰竭、尿毒症、中风、白内障等。我们就要事先采取多种积极措施预防它们的发生。

故朱震亨在《格致余论》中说:"与其求疗于有病之后,不若摄养于无疾之先,盖疾成而后药者,徒劳而已。是故已病而不治,所以为医家之怯;未病而先治,所以明摄生之理。"

《金匮要略》第一条就开宗明义地提出了"上工治未病",揭示诸病当预防于早,勿等病成再治。清代新安医家程云来说:"治未病者,谓治未病之脏腑,非治未病之人也。"

"上工"又称"大医""良工",是指良医。上工即"见色知病,按脉知病,问病知处"的高明医生。张隐庵说:"能参合而行之者,可以为上工。"所谓"参合而行之",是指脏腑阴阳色脉气血、皮肤经脉内外相应,能参合而行之。即周详诊察,精细判断,能洞悉色脉、皮肤、异气、顺逆、生克制约。这样认真负责的医生,治疗效果高,所谓"上工十全九"即是。

所谓"治未病",多数注释"未病"为"无病"。笔者认为,无病之常人,有何治之必要?可见,此"未病"与平常健康之人"无病"有别,即有患病的因素存在,或将病未病。高明的"上工"能够预见和分析出"将病"的各方面因素,从而防其病发作,防其病重,防其病变。故而"治未病"中"未病"二字,应理解为"病将作""病将重""病将变",这样方为确切。

在此,笔者建议读者去仔细阅读《韩非子·喻老》篇所载的《扁鹊见蔡桓公》一文,这对讳疾忌医者敲起了警钟,对防病的意义会有更深的理解。

随着我国进入老龄化社会,心脑血管疾病、肿瘤及呼吸系统疾病的发生率显著增高,治疗这些疾病的医疗费用也呈高速增长态势。我们在进一步提高疾病诊治水平的同时,更要将视点前移,把关注的重点放在预防上面。降低发病率,提高生存质量,延长寿命,进而为国家与人民分忧,同时降低医疗卫生总体费用,显得非常必要。

脏腑之间,有相互联系、互相制约的作用。一脏有病,可以影响他脏。治病时必须照顾整体,治其未病之脏腑,以防止疾病之传变。如见肝之病,应该认识到木克土,肝病最易传脾,在治肝的同时,当先调补脾,这就是治其未病。其目的在于使脾正气充实,不受侵袭。反过来说,见肝之病,不知道实脾,惟治其肝,这是缺乏整体观的治疗方法,自然不能得到满意的效果。"见肝之病,知肝传脾,当先实脾",这是"上工治未病"原文治法的举例。治病在于迅速、及时。要做到"见微得过,用之不殆",就是指在疾病初起的时候,便能知道病邪之所在,及时进行治疗,就不至于使病情发展到严重或危险的境地。

(二) 治未病的途径

"上工治未病"要求重视疾病的预防,强调在"未病"时、在疾病发生前采取积极措施。中医学在长期医学实践的积累过程中,对"治未病"逐步形成了样式多种、角度各异、廉便验快的干预手段。中医学除了使用中药或中成药保健预防外,更重视通过经络养生来调畅情志,规律而适度运动,辨体质施膳食,辅以针灸、拔罐、刮痧、推拿、耳针、手针、头针、足浴、熏洗、导引等方法内外综合调整身心。正如《黄帝内经》所言:"其知道者,法于阴阳,和于术数,饮食有节,起居有常,不妄作劳,故能形与神俱,而尽终其天年,度百岁乃去。"中医的养生理论核心是"调和阴阳",通过协调阴阳、保阳益阴,重视保养"精、气、神",坚五脏,通经络,调气血以达养生之目的。经络属于内在的运动,是调节阴阳、运行气血、防治疾病、强身健体的十分重要的方面。

　　研究治未病,就要研究决定健康的因素。世界卫生组织指出,遗传、环境、医疗、生活方式为决定健康的四大因素。遗传,即遗传基因,这是天生具有的,但是可以引起重视,尽量减轻与避免,占15分;环境,包括社会环境和生活环境,占17分;医疗,包括中西医等,占8分;生活方式,内容甚多,包括饮食、运动、心理、生活习惯、生物钟等,占60分。21世纪的病主要是生活方式病。而饮食是否适当,也是生活方式中极其重要的一环。目前不少人的生活方式很不健康。君不见,有些人吞云吐雾,吸烟酗酒;有些人过食肥甘油腻之品,很少吃蔬菜水果;有些人偏食、厌食、吃饭不定时、不定量,饱一顿、饿一顿;有些人吃东西高糖、高盐、高脂肪……

　　古人云"民以食为天"。《黄帝内经》对食疗有非常卓越的理论。现存最早的两千多年前的中草药物专著《神农本草经》中,就已将许多食物作为药物记载了,其中包括谷、米、果、木、草、鱼、禽、兽等。孙思邈的《千金要方》收载食物有150种之多,他说"夫为医者,当需先洞晓病源,知其所犯,以食治之,食疗不愈,然后命药。"历代流传的食物疗法专著有《食疗本草》《食性本草》《食医心境》《食物本草》《食鉴本草》《饮膳正要》《随息居饮食谱》等300余部之多,现存的约有16部。中医素有"药食同源"之说,实际上,饮食的出现比医药要早得多。因为人类为了生存、繁衍后代,就必须摄取食物,以维持身体代谢的需要。经过长期的生活实践,人们逐渐了解了哪些食物有益,可以进食;哪些有害,不宜进食。通过讲究饮食,使某些疾病得到医治而逐渐形成了药膳食疗学。食物疗法是中医学的重要组成部分,不但历史悠久,且临床运用都极其广泛,不但能治病,而且能防病。如以食物疗法为基础的药膳、药茶、药粥、药饮、药酒等,都是食物疗法的组成部分。药膳是中医学知识与烹调经验相结合的产物,是以药物和食物为原料,经过烹饪加工制成的一种具有食疗作用的膳食,它"寓医于食",既将药物作为食物,又将食物赋以药用;既具有营养价值,又可防病治病、强身健体、延年益寿。

古人云"春夏养阳,秋冬养阴"。冬病夏治或者夏病冬治,就是"上工治未病"理论的优秀实践范例。

总之,"上工治未病"是中医学的精华,其义高深,其光无限,对防治疾病、促进健康长寿有极其重大的指导作用。

(原载于 2016 年第 2 期《科学生活》杂志)

二十一、从史学天才的自杀谈起

——向抑郁症宣战

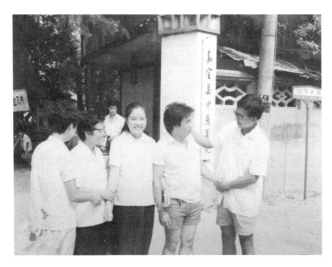

1985年周德带领科室人员汤克芬、沈树萍等欢送经半年导平疗法治愈的抑郁症患者邱小姐出院。周德医生正在给邱小姐的男朋友嘱咐出院后注意事项。

（一）抑郁症易导致自杀

西安中学正在备战高考的学生林某,是一个出版了两部几十万字历史学著作的史学天才,却因患抑郁症跳楼自杀。

据中国心理卫生协会资料显示,抑郁症是自杀的头号杀手,在自杀人群中,有近80%的人患有抑郁症。目前,我国中小学生心理障碍患病率在21.6%以上,3 000万17岁以下的儿童和青少年受到情绪障碍和心理行为问题困扰。在普通人群中,特别是18岁以上的成年人中,抑郁症的患病率占到6%~8%,其中有10%~15%的抑郁症患者自杀,即使不自杀,也有一部分人发展为精神分裂症,不能等闲视之。抑郁症患者身体功能差,丧失劳动力是非抑郁症患者的5倍。在抑郁症患者中,有一半以上的人完全丧失了工作和生活能力。一个人的精力毕竟有限,不能给自己太大压力,把精力耗尽。林某既要研究史学,又要准备高考,负担过重,压力得不到释放,极易患抑郁症。作为教师和家长,必须正确引导。

(二) 抑郁症的五大精神障碍

抑郁症又称抑郁障碍,以显著而持久的情绪低落为主要临床特征。

1. **感情障碍** 显著而持久的抑郁、悲观、焦虑和精神运动性激越,兴趣减退,甚至痛不欲生、悲观绝望,感觉度日如年、生不如死。患者会出现自我评价降低,产生无用感、无望感、无助感和无价值感,常伴有自责自罪,有的还出现罪恶妄想和疑病妄想,幻听,幻视。严重者从闷闷不乐到悲痛欲绝,自卑抑郁,甚至悲观厌世,企图自杀。

2. **思维障碍** 患者思维联想速度缓慢,反应迟钝,思路闭塞,言语减少,语速减慢,声音低沉,对答困难,严重者与他人无法进行正常交流。

3. **意志障碍** 患者意志活动呈显著持久的抑制。行为缓慢,生活懒散,不想做事,不愿与周围人接触交往,常独坐一旁,或整日卧床,闭门独居,疏远亲友,回避社交。经常蓬头垢面、不修边幅,甚至发展为不语、不动、不食,称为"抑郁性木僵"。但仔细进行精神检查,发现患者仍流露出痛苦抑郁情绪,坐立不安、捶胸顿足、踱来踱去。严重的患者常认为"结束自己的生命是一种解脱""自己活在世上是多余的人",并会使自杀企图发展成自杀行为。

4. **认知障碍** 记忆力下降,注意力障碍,反应时间延长,警觉性增高,抽象思维能力差,学习困难,交流障碍,空间知觉、眼手协调及思维灵活性等能力减退。

5. 躯体障碍 胸闷气短、心慌、腹胀、头痛、尿频尿急、失眠或者嗜睡、乏力、经常打哈欠、食欲减退、体重下降、便秘、阳痿、闭经、恶心、呕吐、盗汗等。自主神经功能失调的症状比较常见。少数患者可出现食欲增加,身体发胖。

（三）千方百计攻克抑郁症

1. 治疗抑郁症要达到三个目标

（1）提高临床治愈率,最大限度降低病残率和自杀率,逐步彻底消除临床症状。

（2）提高患者生存质量,恢复社会功能。

（3）防止复发。

2. 抑郁症的治疗

（1）药物疗法和物理疗法

（2）心理疗法:对明显受心理社会因素影响的抑郁症患者,在药物治疗的同时常需进行心理治疗。常用的心理治疗方法包括支持性心理治疗、认知行为治疗、人际治疗、婚姻和家庭治疗、精神动力学治疗等,其中认知行为治疗对抑郁发作的疗效已经得到公认。心理医生或至亲好友应当与患者多多沟通,必须坚持有的放矢和正面鼓励的原则,有针对性地启发诱导,多表扬,少批评;多鼓励,少指责;多交流,勿自闭;多笑颜,勿横眉。可以适当应用暗示疗法,增强患者战胜疾病的信心。

（3）音乐疗法:大脑边缘系统和脑干网状结构,对人体内脏及躯体功能起主要调节作用,而音乐对这些神经结构能产生直接或间接影响。经常放一些轻松愉快、患者所喜爱的音乐,有助于疾病康复。

（4）运动疗法:研究发现,运动在加强新陈代谢的同时,能疏泄负性心理能量,防止抑郁症的发生。运动在增强体质的同时,还能产生积极的心理感受,消除抑郁症状。人在跑步时,大脑会大量分泌内啡肽,也被称为快乐激素或者年轻激素,它能让人产生欢乐、愉快、满足的感觉,可以帮助人排遣压力和忧郁,每周至少跑步 3 次;跳绳一方面能增强人体的协调性,另一方面在跳绳过程中,头部需要上下快速移动,能有效加强前庭功能。这些都能产生良好的心理感受,提高自信心。跳绳隔天一次,每次持续 10 分钟;尽量选择在优美、安静的环境中散步,能在改善心肺功能及提高摄氧量的同时,使人感到愉快。开始散步应坚持每天步行 1 500 米,以后逐渐加大散步距离,直到 45 分钟走完 4 500 米;打羽毛球或打乒乓球可以营造出一种快乐、友爱、分享、互助的良好氛围;跳交谊舞既欣赏到了美妙的音乐,又活动了身心。

（5）经络疗法:根据笔者的临床经验,深深感到这是没有不良反应、安全有效、简便易行的治法,其原则是疏肝解郁、宁心安神、补益气血、调和阴阳。主要按以下经络取穴。

① 肝经　太冲:足背,第 1、2 跖骨结合部之前凹陷处。原穴,属脏会。用拇指指尖掐之。章门:腋中线直下,第 11 肋端。用手掌由后向前摩擦之。期门:乳头直下,第 6 肋间隙。用手掌由外向里摩擦之。

② 胆经　风池:胸锁乳突肌与斜方肌上端之间的凹陷处。疏风通络,清肝明目。用拇指指腹摩之。环跳:股骨大转子高点与骶骨裂孔连线之外 1/3 处。治下肢瘫痪。用肘尖按揉之。阳陵泉:腓骨小头前下方凹陷处。属筋会。以拇指指尖掐按之。

③ 心经　神门:腕横纹尺侧端,尺侧腕屈肌腱的桡侧凹陷处。治头昏,失眠,心悸。食指指尖掐按之。通里:神门穴上 1 寸。食指指尖掐按之。极泉:腋窝正中,动脉搏动处。四指扶肩,大拇指弹拨之。

④ 心包经　内关:手内侧,腕横纹中间大陵穴上 2 寸。宁心安神,治心慌、胸闷、失眠。食指指尖掐按之。间使:内关上 1 寸。既养心,又疏肝理气。食指指尖掐按之。郄门:大陵穴上 5 寸。急救心梗、心绞痛。拇指指尖掐按之。

⑤ 任脉　膻中:前正中线与两乳头连线之交点。属气会。疏肝理气。右手手掌擦之。中脘:脐上 4 寸。属腑会。健脾益胃。用手

掌顺时针摩之,也可用艾条灸之。关元:脐下 3 寸,丹田所在。治疗泌尿生殖系统疾病和肠道疾病。可以按摩之,也可用艾条灸之。

⑥ 督脉　人中:在人中沟的上 1/3 与下 2/3 交界处。醒神定志。拇指指尖掐按之。百会:头顶正中线和耳尖连线之交点。治头痛头晕。手掌摩之。命门:第 2 腰椎棘突下。肾阳之火。治四肢厥冷。以艾条灸之。

⑦ 肾经　涌泉:足底(去趾)前 1/3 处,足趾跖屈时呈凹陷处。引火下行。艾灸之,行足浴,生姜擦之。太溪:内踝高点与跟腱之间凹陷处。肾经原穴。益肾填精,聪耳明目。用指尖掐按之。复溜:太溪穴直上 2 寸。滋肾利水,治疗盗汗,腰酸头晕。

⑧ 膀胱经　背俞:第 2 腰椎棘突下旁开 1.5 寸。治腰背痛、失眠,调节五脏六腑。可以走罐、刮痧、艾灸、推拿。

采用推拿、针刺(包括电针)、经络导平、艾灸、走罐等方法作用于太冲、章门、期门、膻中、间使、内关、风池、足三里、三阴交、涌泉等穴位,也可以取得很好的效果。

(四)"防"字当头

1. 应控制七情,宽宏大量,情绪稳定,笑口常开。

2. 应均衡营养,饮食有节,食物要清淡,以素为主,适当吃荤,适当多吃甜的食物,少吃酸、辣、咸的食物。多吃富含 B 族维生素的食物,多吃粗粮、鱼等。

3. 应劳逸结合,起居有规律,可减少消耗,怡神健体。千万不要再担任一大堆职务,不要对很多事情大包大揽。二便要保持通畅。

4. 应适度运动,可活动筋骨,疏通气血。生活中尽量多参加一些活动,尝试着进行一些轻微的体育锻炼,看电影、电视或听音乐等。可以参加不同形式和内容的社会活动,如演讲、参观、访问、唱歌、跳舞等,但不要太多。

5. 应学习并应用经络防治疾病。

6. 应正视各种压力。青春期是一个艰难的时期,在高傲和自卑间徘徊,既想摆脱家庭的束缚,又未完全独立。家长的压力、学校的压力、身边朋友的压力、社会舆论的压力等,都易使青少年对重大的挫折产生严重的情绪反应。中年人是家里的支柱,肩负着家庭的重担,既要照顾家庭又要奔波于外,面临着空前激烈的竞争,许多人因为现实的残酷而患了抑郁症。作为家长、教师、亲友、医护人员、媒体等,不要增加他们的压力,要多与他们沟通,想方设法帮助他们排除压力,跳出精神陷阱。

总之,全社会要联手,向抑郁症宣战,争取取得丰硕战果。

(原载于 2016 年第 6 期《科学生活》杂志)

二十二、注射器之歌

经受炎炎蒸汽、滚滚沸水的洗礼，
保持着身体的贞操——无菌。
你笑我体圆身长嘴尖，
可我是白衣战士手下忠实的尖兵。

我吸进营养之精华，
把它们奉献给病弱的人们。
我射出杀敌的利箭，
让病魔在人体内凋殒。

（原载于 1990 年 5 月《青春与健康》杂志）

二十三、医院短歌

（一）救护车

汽笛声声中送走危重患者，
十字路口总是开绿灯放行。

（二）处方笺

白求恩式的医生抬高我的身价，
有些医生却败坏我的声誉。

（三）药

医生是我的总司令，
用得好活命，用得差丧命。

（原载于1987年12月第4期《嘉定卫生科普》杂志）

二十四、醒狮颂

鸡啼朝阳，
云拥雁行。
越过千山万水，
东亚健儿聚一堂。

两桥飞架，
浦东引航。
捧起东海琼浆，
沪嘉高速谱华章。

赏不尽的桃李芬芳，
数不清的豪华楼房。
曾记否，
这里曾是冒险家的天堂？

黄皮肤，钢脊梁，
黑头发笑迎奥运的曙光。
人生能有几回搏？
试看醒狮题金榜。

（摘自 1993 年 6 月《嘉定盟讯》报）

图书在版编目(CIP)数据

食经药秘典:周德科普文集/周德主编. —上海:
上海科学普及出版社,2019.10
ISBN 978-7-5427-7645-7

Ⅰ.①食… Ⅱ.①周… Ⅲ.①常见病—防治 Ⅳ.①R4

中国版本图书馆 CIP 数据核字(2019)第 205908 号

责任编辑 陈星星
整体设计 张 烨

食经药秘典
——周德科普文集

周 德 主编

上海科学普及出版社出版发行

(上海中山北路 832 号 邮政编码 200070)

http://www.pspsh.com

各地新华书店经销 上海盛通时代印刷有限公司印刷
开本 787×1092 1/16 印张 26.25 字数 360 000
2020 年 1 月第 1 版 2020 年 1 月第 1 次印刷

ISBN 978-7-5427-7645-7 定价:49.00 元
本书如有缺页、错装或坏损等严重质量问题
请向工厂联系调换
联系电话:021-37910000